成人神经障碍的物理治疗
管理理论与实践

Physical Therapy Management for Adult Neurological Disorders:
Theory and Practice

高 强 张艳明 杨 磊◎主编

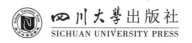
四川大学出版社
SICHUAN UNIVERSITY PRESS

图书在版编目（CIP）数据

成人神经障碍的物理治疗管理理论与实践 / 高强，
张艳明，杨磊主编. -- 成都：四川大学出版社，2025.4
ISBN 978-7-5690-5917-5

Ⅰ．①成… Ⅱ．①高… ②张… ③杨… Ⅲ．①神经系
统疾病－康复医学－教材 Ⅳ．① R741.09

中国国家版本馆 CIP 数据核字（2023）第 015631 号

书　　名：成人神经障碍的物理治疗管理理论与实践
　　　　　Chengren Shenjing Zhang'ai de Wuli Zhiliao Guanli Lilun yu Shijian
主　　编：高　强　张艳明　杨　磊

选题策划：王　军　周　艳
责任编辑：周　艳　倪德君
责任校对：周维彬
装帧设计：墨创文化
责任印制：李金兰

出版发行：四川大学出版社有限责任公司
　　　　　地址：成都市一环路南一段 24 号（610065）
　　　　　电话：（028）85408311（发行部）、85400276（总编室）
　　　　　电子邮箱：scupress@vip.163.com
　　　　　网址：https://press.scu.edu.cn
印前制作：四川胜翔数码印务设计有限公司
印刷装订：四川煤田地质制图印务有限责任公司

成品尺寸：185 mm×260 mm
印　　张：24
字　　数：583 千字

版　　次：2025 年 4 月 第 1 版
印　　次：2025 年 4 月 第 1 次印刷
定　　价：98.00 元

本社图书如有印装质量问题，请联系发行部调换

扫码获取数字资源

四川大学出版社
微信公众号

编 委 会

前言

在物理治疗教学中，"成人神经障碍的物理治疗管理理论与实践"是将康复医学理论知识过渡到临床实践技能的重要桥梁课程，该课程的目的在于加强医学生对神经障碍物理治疗的理解，并提高他们的临床实践技能与临床思维能力。为满足我国康复医学教育不断发展的需要，推动我国康复治疗专业高质量教材建设，四川大学华西临床医学院牵头启动了《成人神经障碍的物理治疗管理理论与实践》教材的编写工作。

本教材根据校院教材编写的总体指导思想和原则，对神经系统常见疾病的物理治疗理论基础、实践操作技术及临床基础知识进行统筹编写。本教材根据课程设置包含基础知识、神经系统疾病的物理治疗管理、常用的物理治疗技术、案例分析四部分内容，以神经障碍物理治疗为基本框架，以物理治疗技术为中心，以神经系统疾病案例分析为特色，重点突出神经障碍物理治疗的临床思维，旨在提高医学生对神经障碍物理治疗的临床思维能力与临床实践技能。

本教材重点阐述了神经障碍物理治疗的基本理论，以及对运动的观察和分析，将既往的临床治疗经验以科学客观的中枢原理进行解释和说明，以便医学生更好地理解中枢神经系统损伤后的恢复特点；以神经系统常见疾病为重点，综合临床基础知识和常见物理治疗技术，从科学的角度对训练方法和内容进行讲解，让医学生能够更好地理解治疗技术的原理及临床应用的原则；最后则将本教材所有内容的临床综合应用以病例的形式展示，让医学生更好地掌握和巩固物理治疗的内容，同时在课堂讲解中，也有助于教师随时调取病例，结合相应的

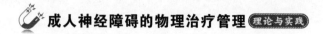

内容讲解，让医学生可以更加直观地将治疗技术与患者实际的功能障碍相结合，从而培养医学生临床思维，提高他们的临床实践技能。

　　本教材的编者均为临床第一线的物理治疗师，在完成繁重的临床工作后，克服困难高质量地完稿，我们在此对所有编者致以崇高的敬意。本书的编写与出版还得到了四川大学华西临床医学院、四川大学出版社以及全国同行专家的支持和帮助，在此一并表示感谢！但由于时间紧迫，编写水平有限，本教材的内容难以全面反映国内外神经系统疾病的物理治疗管理内容及最新的物理治疗技术，错误也在所难免，恳请读者批评指正。

目录

第三篇 常用的物理治疗技术

第四篇　案例分析

第一篇　基础知识

第一章 神经康复的基本理论

第一节 神经功能重塑

一、概述

结构可塑性是指其调整或改变的能力。神经可塑性，体现在儿童神经回路的发育、成人脑损伤、学习新技能、建立新记忆以及整个生命过程中对损伤的回应。神经可塑性变化可维持数天、数周、数月，甚至数年，其效能保留在运动表现和运动学习之中。

神经功能重塑是一个通用术语。脑卒中等损伤引起的神经损伤和脑损伤会引起各种各样的神经可塑性变化。神经损伤导致受损神经纤维的改变，以及大脑和脊髓中神经元回路的功能重组。神经损伤和截肢后发生的自发性变化不会导致显著的功能恢复，特别是在严重损伤后，更可能引起适应不良，导致神经性疼痛，或"幻感"和截肢者所经历的疼痛。相比之下，脑卒中后发生的自发性变化一定程度上可以帮助大脑代偿已出现的损伤。

二、神经功能重塑的机制

（一）适应性

适应性（habituation）是最简单的神经可塑性形式之一，也是一种非联想式学习，是对重复的良性刺激的反应性降低。19 世纪后期进行的动物姿势控制和运动相关的研究中，神经科学先驱 Charles Sherrington 发现某些反射性行为（如轻微疼痛刺激引起的肢体回缩），在多次重复相同刺激后不再出现。Sherrington 认为，反应性降低是由于通向运动神经元的受刺激通路突触有效性降低。后来的研究证实，回缩反射的适应性降低是由于感觉神经元和中间神经元之间突触活动减少。导致适应性的细胞机制尚不完全清楚。然而，随着适应性的形成，包括谷氨酸在内的兴奋性神经递质的释放会减少，细胞内游离 Ca^{2+} 可能也会减少。经过一段时间休息后，适应性的作用不再存在或部分消失，且可以对感受器刺激做出反应来诱发动作。

随着重复、长时间的刺激，神经连接可能会发生部分永久性的结构变化，如突触连接的数量减少。适应性被认为通过让人们关注重要的刺激，而忽略不那么重要的刺激，从而允许其他类型的学习发生。例如，一边听讲座一边注意后背上衬衫的触感是非常困难的。

在物理治疗中，适应性一词适用于旨在减少对刺激的神经反应的技术和训练。例如，一些儿童对作用于皮肤的刺激反应非常强烈。治疗师通过轻轻刺激儿童的皮肤，然后逐渐增加刺激强度来治疗这种感觉障碍。该治疗旨在实现对触觉刺激的适应性。患有特异性前庭功能障碍的人群，可能会通过反复进行引起头晕和恶心的运动来治疗，同样是基于适应性的原理。

（二）依赖于经验的可塑性：学习和记忆

与适应性的短期、可逆效应不同，学习和记忆需要依赖于经验的可塑性（也称为使用依赖或活动依赖的可塑性）。这个复杂的过程涉及神经元之间和神经网络突触强度的持续变化。功能性磁共振成像（functional magnetic resonance imaging，fMRI）显示，在运动学习的初始阶段，大脑的广泛、弥散区域处于活跃状态。随着任务的重复，大脑活跃区域会减少。当学会一项技能后，在执行任务期间，大脑中只有很小的区域会显示活动增加。例如，学习一种乐器的初始阶段需要大量皮质区域激活。随着技能熟练度的提高，所需注意力降低，运动控制得到优化，被激活的区域会进一步减少，且只有有效执行任务所需的大脑区域才会被激活。最终，演奏乐器只需要几个小的、特定的皮质区域激活即可完成。由于乐器演奏家的手指接收到的感觉信息比非乐器演奏家的手指更多，所以大脑皮质手功能区的激活可能会扩大。

依赖于经验的可塑性需要新蛋白质的合成、新突触的生长以及对现有突触进行修饰。随着重复的特定刺激或突触前和突触后放电配对，蛋白质的合成会改变神经元的兴奋性，促进或抑制新突触的生长，尤其是在树突棘处。依赖于经验的可塑性发生的可能机制取决于突触的类型和所在位置。这些机制包括通过离子通道的功能变化来改变神经元固有兴奋性的可塑性、抑制 γ-氨基丁酸（GABA）能突触的可塑性、稳定神经回路的稳态可塑性等。

常见的学习和记忆形成的可塑性类型是兴奋性谷氨酸能突触的长时程增强（long-term potentiation，LTP）和长时程抑制（long-term depression，LTD）。LTP的机制是将静默突触转化为活跃突触。静默突触缺乏功能性谷氨酸 α-氨基-3-羟基-5-甲基-4-异噁唑丙酸（AMPA）受体，在正常条件下表现为不活跃。通过高度相关的突触前和突触后放电，静默突触可以转换为活跃突触。一组移动的AMPA受体在细胞质和突触膜之间循环。当移动AMPA受体插入突触膜时，静默突触变得活跃，因为突触间隙中的谷氨酸可以与暴露的受体结合。LTD则是通过AMPA受体从细胞膜进入细胞质中，将活跃突触转化为静默突触。

研究者在海马和大脑皮质对LTP和LTD进行了深入研究。位于颞叶的海马对于处理容易用语言表达的记忆至关重要。例如，海马在记住名字和事件方面（陈述性记忆）很重要，而在记住如何执行像骑自行车这样的运动记忆（程序性记忆）方面的作用则相对较弱。LTP和LTD发生在运动、躯体感觉、视觉和听觉皮质及小脑中，可促进运动、躯体感觉、视觉和听觉学习。依赖于经验的可塑性对于损伤后的神经恢复至关重要。

（三）损伤后神经功能重组

损伤或切断轴突会导致退行性改变，但可能不会导致细胞死亡。一些神经元具有再生轴突的能力。与轴突损伤不同，神经元细胞体的损伤可能会导致细胞死亡。当神经元死亡时，中枢神经系统通过改变特定突触、功能性重组中枢神经系统和改变神经递质释放以响应神经活动来促进恢复。

成人大脑中，皮质区域通常会调整处理信息的方式，也保留了发展新功能的能力。单个突触的改变可能使大脑功能区重组。研究者通过记录神经元对感觉刺激的反应或肌肉收缩时的皮质活动来绘制大脑皮质功能区。大脑皮质功能区可因为感觉输入、经验、学习、外周损伤或脑损伤发生改变。如果一个人有规律地执行一项熟练的运动任务，该皮质功能区也会扩大。大脑皮质可塑性和重组可能是脑卒中后功能恢复的重要机制。fMRI 研究显示，脑卒中后皮质双侧感觉−运动皮质及其他皮质区域的活动增加。随着时间的推移和损伤恢复，可观察到大脑活动向更正常的调节模式转变。

神经元活动调节神经递质的产生和释放。躯体感觉通路的重复刺激会导致抑制性神经递质的增加，减少感觉皮质对过度刺激的反应。而刺激不足则会产生相反的效果，导致大脑皮质对微弱的感觉输入更加敏感。提高对神经可塑性细胞机制的理解可能有助于改善儿童和成人的外周神经系统（central nervous system，CNS）和中枢神经系统（peripheral nervous system，PNS）疾病的康复。

三、康复对可塑性的影响

目前认为，迄今为止脊髓损伤和脑卒中后功能恢复唯一有效的方法是康复训练。有效的康复关键在于通过训练增强神经可塑性，以改善肌肉的激活状态和功能。研究显示，脑卒中后中老年人确实具有神经可塑性和学习能力。治疗师必须提供能够促进神经功能重组和学习的治疗方案。要使神经可塑性产生积极的结果，就需要让患者在强化训练的基础上进行感觉输入、认知和运动活动，并提供丰富的治疗环境。近年来研究表明，运动学习的原理对于运动任务的再学习、神经损伤后的神经可塑性和中枢神经系统的功能重组具有重要意义。一个基本要素是重复。应在持续解决问题的情况下进行重复练习，并实现有意义的目标，促使患者训练。研究显示，训练强度对康复的最终效果有着重要影响。在脑卒中发生后 6 个月内，仅进行 16 小时的额外训练，就能对患者的预后产生微小但可衡量的改善。

脑损伤后的康复训练强度和从损伤到康复开始的时间间隔长短均会影响神经元功能的恢复。皮质损伤后长时间缺乏主动运动可能会导致相邻未受损大脑区域的功能丧失。而康复训练可以防止相邻未受损大脑区域的继发性损伤。动物研究显示，在脑损伤 5 天后开始手功能训练时，相邻未受损的皮质区域功能没有丧失。在某些情况下，发生了神经功能重组，皮质手功能区扩展到同侧肩、肘功能区。由于功能重组与精细手指运动的恢复相吻合，因此一些研究者认为，康复对相邻未受损大脑区域的功能完整性和重组有直接影响。

早期康复是改善康复效果的关键。研究者对感觉运动皮质卒中的大鼠在损伤后 5 天或 30 天进行强化康复训练。训练包括在一个笼子里放置 4~6 只老鼠，笼子里有各种各样的物品，旨在鼓励（不是强迫）受损前肢的协调使用。同样治疗 5 周后，在损伤后 5 天开始康复训练的大鼠使用受损前肢获得的食物颗粒是在损伤后 30 天开始康复训练的大鼠的两倍多。早期康复是至关重要的，而 fMRI 和经颅磁刺激（transcranial magnetic stimulation，TMS）研究表明，接受上肢训练的慢性脑卒中患者（脑卒中后超过 6 个月者），大脑皮质会发生功能重组。此外，诸如 TMS 的神经调控技术与康复相结合可以诱导神经功能重塑，以改善慢性脑卒中患者的上肢功能。TMS 或经颅直流电刺激可能通过三种机制激活中枢神经系统疾病患者的神经可塑性：①对部分受损或功能失衡的患者神经功能网络的重新激活；②代偿神经网络的募集，主要是对侧皮质同源区域；③病灶周围区域的募集（详见第十五章神经调控技术）。

提供的治疗方式对中枢神经系统损伤患者的康复效果也有重要影响。针对特定任务的训练对于运动学习至关重要。TMS 和 fMRI 研究表明，特定任务训练能促进被激活的大脑区域产生持久的皮质重组。与一般的上肢训练相比，特定任务训练诱发了更正常的脑激活模式。为了增强神经可塑性，任务应该具有一定的趣味性和激励作用。治疗师必须能够找到促进患者程序性记忆的任务，以促进运动反应。任务导向治疗可以用来治疗诸如躯干不稳、姿势控制降低、平衡障碍、手眼协调障碍、上肢功能障碍和下肢功能障碍等。治疗的强度及任务本身必须由治疗师制订和监督。

积极参与也是康复重要原则，这需要注意力和专注力。在可能的情况下，引导患者主动改善自身功能水平是至关重要的。患者往往非常依赖照护者和医务人员，因此需引导患者主动参与日常生活活动。

第二节　基于中枢的运动优化

基于中枢的运动优化是应用神经科学理论解释与分析患者的功能障碍，以姿势控制的中枢神经下行传导通路内在机制与外在表现为核心，以中枢激活和抑制为基本方法进行姿势调控，改善患者功能。

一、中枢神经系统结构概述

神经系统可以分为中枢神经系统和外周神经系统，主要起收集信号、记录和处理信号以及产生动作的作用。中枢神经系统包括大脑和脊髓，外周神经系统主要用来连接中枢神经系统和遍布全身的效应器和感受器。神经系统包含两种类型的细胞：神经细胞（神经元）和胶质细胞。其中，神经元是功能性细胞，对于中枢神经系统是独一无二的，而胶质细胞是非神经细胞，对神经元起到支持和保护作用。中枢神经系统包含了大约1000 亿个神经元，胶质细胞的数量是神经元的 10 倍。胶质细胞对于神经元发挥正常功能是必需的。

神经元是通过化学信号和电信号快速接收和传导信息的细胞，其胞体含有一个细胞核及多个细胞器。胞体延伸出两种类型的突起——树突和轴突。树突主要接收和传导信号至细胞体，不同神经元的树突分支结构会有所不同，这与神经元的功能紧密相关。轴突（即神经纤维）的作用是将信号从细胞体向外传递。每个神经元只有一个轴突，长度从 1mm 至 1m 以上不等。轴突末梢会有大量分支，从而可影响多个细胞。轴突末端被称为终末扣结或轴突终末，神经元通过此结构与其他神经元形成突触联系。中枢神经系统内，一群轴突可形成传导束，而在外周神经系统内则形成周围神经。

胶质细胞主要分为三种类型：星形胶质细胞、少突胶质细胞及小胶质细胞。星形胶质细胞是胶质细胞的主要类型，主要位于神经元附近，紧密包绕着神经元，对神经元和血管起到稳定的作用。少突胶质细胞是中枢神经系统的髓鞘形成细胞。小胶质细胞是维持中枢神经系统内环境稳定的细胞，又被称为"清洁细胞"，可通过吞噬作用，吞噬和消灭老化的细胞和微生物。

二、中枢神经系统损伤后的生理结局

（一）上运动神经元损伤

上运动神经元是定位于大脑初级运动皮质（M1 区）的锥体神经元，连接大脑和脊髓。各类原因所致的脑损伤均被划分为上运动神经元损伤，其损伤后的运动功能障碍可表现为各种阳性体征和阴性体征。阴性体征，如无力或瘫痪、灵活性丧失、疲劳等，是中枢神经系统损伤后的直接结果；阳性体征，如腱反射亢进、痉挛、运动时共同收缩出现了协同困难等，与继发改变有关。

1. 阴性体征

脑卒中后患者大部分功能障碍是功能受限所致的阴性运动功能障碍。与阳性体征相比，阴性体征更影响患者的功能恢复，因此，在神经康复中，阴性体征应该成为最主要的治疗目标。

单侧脑卒中会导致对侧肢体偏瘫，双侧躯干肌受累。中枢神经系统损伤导致神经活性减少或改变，无力是最先出现的症状。随着肌肉活动的减少甚至丧失，肌纤维萎缩。此外，肌肉力量减小也是由于功能性运动单元减少以及不能像以往那样激活运动单元。

（1）无力或瘫痪：在中枢神经系统损伤后，中枢神经系统执行运动指令的能力受影响，将导致无力或瘫痪。运动指令的缺乏导致机体不能同时募集大量的运动单元和（或）产生足够的放电频率。

（2）灵活性丧失：灵活性是机体迅速适应需求并根据姿势控制调整以稳定身体的能力，或定义为机体针对环境变化，精确、迅速、合理和熟练地完成运动任务的能力。中枢神经系统损伤后会导致肢体和躯干的灵活性丧失。

（3）疲劳：疲劳指个体意识到身体和精神缺乏活力的状态。许多患者在中枢神经系统损伤后会出现疲劳的症状。在多发性硬化的患者中，疲劳是最为重要的症状之一。

2. 阳性体征

上运动神经元损伤后的阳性体征主要有腱反射亢进、阵挛、痉挛、原始反射出现、联合反应及共同运动模式等。

（二）自主神经系统损伤

自主神经系统调节和协调身体的内脏功能，分为交感神经系统和副交感神经系统，接收来自内脏传入神经元的传入信号，有时也与躯体反射相互作用。交感神经系统和副交感神经系统的传出信号使用同一条双神经元通路，由位于中枢神经系统内的节前神经元和位于中枢神经系统外的节后神经元组成。交感神经纤维在胸腰段离开中枢神经系统，副交感神经纤维在颅骶段离开中枢神经系统。一般来说，交感神经系统和副交感神经系统对内脏功能起到相反的作用。下丘脑是大多数自主神经系统功能的主要控制中心，与内脏传入和自主神经系统传出活动相关的局部反射回路是脊髓和脑干的一个综合控制系统。中枢神经系统损伤也会引起自主神经系统功能障碍。

三、中枢神经下行传导通路

调控姿势控制的中枢神经下行传导通路是基于中枢的运动优化的核心，因此，在进行运动优化之前需要掌握对姿势和运动进行调控的下行传导通路的作用。

调控姿势与运动的下行神经系统分为内侧运动系统与外侧运动系统。人体收集外界环境信息，为了适应外界环境进行姿势与运动控制时，两个下行神经系统会相互协调产生作用。

（一）内侧运动系统

内侧运动系统有着调节姿势张力，以及调整腰腹部、肩胛带、骨盆带等躯干及四肢近端肌群的作用，主要为双侧支配，参与身体中枢部的"位移"。因此，内侧运动系统主要起姿势调节的作用，是个体运动的"稳定相关系统"。

内侧运动系统主要包括以下传导通路：皮质脊髓前束、脑桥网状脊髓束、延髓网状脊髓束、内侧前庭脊髓束、外侧前庭脊髓束、顶盖脊髓束。各传导通路的起止点及作用如下所述。

（1）皮质脊髓前束：起自中央前回，通过内囊，不进行锥体交叉，沿脊髓前索下行，与运动神经元相连。皮质脊髓前束的部分纤维在脊髓水平终止于对侧。作用：与近端肌和腰腹部相关肌肉的运动调节相关，参与躯干和骨盆的随意、半随意及自主运动。

（2）脑桥网状脊髓束：从脑桥的网状结构同侧下行的纤维约为80%，双侧性纤维约为20%。作用：参与骨盆带、躯干、肩胛带的翻正运动，姿势张力的调整，步行的平衡控制以及呼吸的中枢模式发生器的活动。脑桥网状脊髓束的重要作用为核心控制，包括多裂肌、腹横肌、腹斜肌、膈肌、盆底肌群和腰背腱膜等腰腹部肌群。

（3）延髓网状脊髓束：从延髓网状结构双侧下行，以非交叉型纤维居多，由于其纤维走行在背外侧部分终止的倾向，所以延髓网状脊髓束也被分类到第三运动系。作用：作用于四肢的近端至远端，与脊髓水平的步行模式发生器及上肢的够取运动相关；部分纤维支配手内肌。

（4）内侧前庭脊髓束：起自延髓的前庭神经内侧核和前庭神经下核，通过内侧纵束，在脊髓中从颈髓到上段胸髓的前索下行，终止于中间神经元处。作用：与头颈部和胸廓上部的平衡有关。

（5）外侧前庭脊髓束：起自延髓的前庭神经核，于同侧下行，分布于脊髓全长。作用：促进上下肢伸肌的收缩，抑制屈肌的收缩；与同侧上下肢的平衡密切相关；也具有在步行和站立的重心转移过程中激活同侧伸肌的作用。

（6）顶盖脊髓束：于中脑的上丘部交叉，在脑干内侧部、脊髓前索下行；同时也有同侧性的下行纤维。交叉性纤维分布于脊髓中间带的内侧部并终止于中间神经元处。作用：在视觉追踪运动中协调颈部运动与眼球运动。

（二）外侧运动系统

外侧运动系统在协调四肢的近端与远端肌群的够取运动，以及手指的精细运动中有着重要的作用，也与步行的启动和停止有关。因此，外侧运动系统主要参与四肢的运动调节及手足的精细运动，是个体上下肢的"运动相关系统"。

外侧运动系统主要包括皮质脊髓侧束和红核脊髓束两个传导通路。各通路的起止点及作用如下所述。

（1）皮质脊髓侧束：起自中央前回，通过内囊在锥体交叉，于脊髓侧索下行与运动神经元连接。作用：与上肢的够取运动、手指抓握物体之间的构型等精细运动相关，也与足部的随意运动有关。

（2）红核脊髓束：起自中脑的红核并立即交叉，经脑干腹外侧部、脊髓侧索下行。红核脊髓束与人体随意运动相关的神经元较少，仅有 150 个左右。作用：部分调节手的选择运动。

四、姿势控制理论

基于中枢的运动优化是以中枢激活和抑制为基本方法进行姿势调控。因此，理解身体正确的力线，掌握系统理论及运动学习理论对促进患者的功能恢复至关重要。

（一）身体力线

健康个体可以以身体中心为基准感知身体各部位在空间中的相应位置，进而形成正确的身体力线，产生相应的运动。身体力线是长期的感觉输入和运动输出的过程中形成的身体运动的记忆，均有瞬间改变的特点，通常根据经验而产生变化。通过脊髓—丘脑—大脑通路及脊髓—小脑—丘脑—大脑通路传入的意识性和非意识性本体感觉是身体力线产生所需的主要感觉输入。身体力线调整的过程之中，前庭、肌梭、腱器官、关节感受器等收集本体感觉信息作为中枢神经系统对姿势控制的主要知觉，并进行预期性姿势调节，中枢神经系统整合信息后发出指令到运动系统进行姿势控制，其中顶叶、基底节、小脑是身体力线信息的主要存储部位。中枢神经系统损伤后，身体重心发生偏移，身体力线出现偏差，患者身体在空间的位置及身体各部分的相对位置混乱，进而导致平衡、协调及一系列运动功能障碍。因此，了解身体力线的形成，恢复正确的身体力线是康复训练的基础。

身体力线的形成过程与运动学习的三阶段模型有关。第一阶段即认知阶段（cognitive stage），该阶段理解运动课题并决定运动策略，是使用内语言的认知决定运动策略的阶段。这种通过内语言进行的运动学习与额叶区、运动前区、颞叶、顶叶区、小脑和基底节有关。第二阶段即联结阶段（associative stage），该阶段在一定程度上获得了灵活性和运动模式，对运动过程的自问减少，在认知方面的控制尚不充分，但可以通过反馈向预测方向发展。在此阶段制订运动计划的前额叶和感觉运动皮质选择性地开始兴奋。第三阶段即自动化阶段（autonomous stage），该阶段是灵活运动的自动化阶段，身体近端的稳定性增加且运动模式成型，易于转移。在此阶段，运动开始在基底节进行调整，联合区的活动减少。以上三阶段逐步进展的理论背景是恢复身体正确力线，实现核心控制和姿势控制的基础。

（二）相关理论

1. 系统理论

个体在进行运动时，自主神经系统、呼吸系统、肌肉骨骼系统等各大系统相互协作、相互关联。分析这些成分之间的关系，对现象进行解释的理论为系统理论。人体的运动通过系统理论形成及改善。

系统理论特别是动态系统理论，是将作用和功能随时发生变化的系统体系化而形成的。根据内外环境及个体需要解决的问题，主导的系统不断发生变化，这就是动态系统理论。动态系统理论应用于运动控制。

2. 运动学习理论

人类的运动系统有能力通过实践和经验来学习。运动学习是一个定义广泛的术语，包括运动适应、技能获取和决策。在运动适应过程中，运动系统对改变的环境条件做出反应，以在新环境中恢复原来的性能水平。例如，当一个人第一次戴上棱镜护目镜并试图到达目标时，目标的实际位置和视觉感知位置之间存在偏差，从而导致到达误差。通过运动适应，手臂在到达运动结束时的预测位置与观察到的手臂位置之间的差异逐渐减小，直到可以达到目标，就像戴上护目镜之前一样。因此，运动适应可以理解为学习良好的运动和新的空间目标之间的新关系。相比之下，技能获取（如学习骑自行车或打网球）涉及获得新的肌肉激活模式，并通过减少错误而不降低运动速度来实现更高水平的表现。

运动学习理论是指为了形成希望的或需要强化的运动，通过练习改变运动的正确性和效率的理论，需要个体、环境和课题的相互作用，强调患者的积极参与、强化练习。其中，强化练习仍然是促进运动学习的最重要组成部分之一。

第三节 多学科诊疗模式

一、概述

多学科诊疗（multi-disciplinary treatment，MDT）模式，又称为多学科协作诊疗模式、多学科综合诊疗模式、多学科联合诊疗模式等，即多学科专家以团队的形式，围绕某一种或某一系统疾病的病例，通过定期、定时、定址地进行会议讨论，在综合各个学科意见的基础上为患者制订出最佳诊疗方案的治疗模式。

MDT 模式的核心理念是以患者为中心，依托多学科团队并针对特定的疾病制订规范化、个体化、连续性的综合治疗方案。在 MDT 模式下，多学科专家可以在第一时间综合分析患者病情，确保考虑到所有可能的治疗方案，为患者制订最合理的治疗方案，从而可以避免误诊、漏诊，提高医疗效率和质量。

二、神经康复的 MDT 模式

（一）神经康复概述

神经康复是一项针对患有神经损伤或神经系统功能紊乱的患者而制订的诊疗方案，是康复诊疗手段专科化的产物，主要针对神经系统疾病所致的运动、感觉障碍进行康复评定和治疗，通常可以改善患者功能，减轻患者症状。神经及神经肌肉系统的相关疾病往往是导致患者持续性、进行性残疾的常见和潜在原因，而神经康复可以改善患者的功能障碍，并提高日常生活活动能力（activities of daily living，ADL）及参与能力。因此，神经康复对于所有神经及神经肌肉系统疾病相关的医疗保健过程都很重要。

神经康复是一个过程，也是一系列的多方面的诊疗计划，并不是单一的某一种或某一系列的治疗方式。并且，神经康复主要针对功能障碍而不是疾病本身，患者在神经康复过程中的关键也是学习和适应的过程，通过改善功能障碍而实现提升日常生活活动能力的目标。同时，神经康复的过程涉及不同的方面，必须做到全面考虑，除了需要患者、参与诊疗的专业人士、专业机构组织参与，更需要非专业人士、非专业机构和组织（医疗系统之外的机构和组织）参与。神经系统是几乎所有人类技能和活动的控制中心，神经系统一旦受到损伤，导致的功能障碍类型较多，因此参与神经康复过程的诊疗团队需要具备较广泛的专业知识及技能。这时，一个涵盖不同领域的神经康复 MDT 团队的加入便非常关键。

（二）MDT 模式在神经康复中的运用

1. MDT 团队结构

由于不同的神经损伤可能存在多方面且不一致的影响因素，在 MDT 团队中，并没有统一指定的专家领域。但在神经康复的 MDT 团队中，部分核心成员是必需的，如临床医师（涉及神经系统疾病的相关领域临床专家，如神经内外科医师）、护理人员（不仅是住院患者的 MDT 团队中的核心成员之一，也是门诊、社区运行 MDT 团队中的核心成员之一）、物理治疗师、作业治疗师、言语治疗师、临床神经心理学家、社会工作人员（保险从业者、社区工作人员等。因为患者最终需要回归家庭与社会，这些人员与社会服务的联系很密切）。在某些特殊情况下，也需要以下专家加入 MDT 团队：营养师、矫形师、视光师。

部分研究提出，康复是一个需要患者主动积极参与诊疗计划的过程，因此在神经康复的 MDT 团队中通常应该加上患者及其家属。但目前对于这一点业内仍存在争议，可在临床实际运用时灵活调整。

神经康复中，MDT 团队应该由医疗机构提供核心成员。该团队应该包括足够多的成员，他们具有足够广泛的知识和技能，能够处理至少 80％的患者所产生的问题，且在诊疗过程中不再需要寻求团队以外人员的帮助。因此，诊治大部分患者的大多数团队内部成员应该在同一医疗组内共同工作，只有在出现相对罕见的问题时才会邀请外部人员进入团队内讨论。当团队内部进行分析或讨论患者病情时，团队成员应该使用单一的疾病分析模型，如国际功能、残疾和健康分类（international classification of functioning，disability and health，ICF）框架、生物－心理－社会模型等。并且，在组建 MDT 团队时，也需要确定固定不变的会议场地，以及团队内部应该保证统一的管理和预算安排。

2. MDT 团队特点

在以 MDT 模式为内核所构建的团队中，包括许多角色不同的医务人员，其知识技能、所属机构、业务覆盖范围等存在一定的差异，因此在合作过程中，MDT 团队必须协调业务顺序以高效开展康复诊疗、及时交流沟通以动态调整诊疗方案。高效的 MDT 团队应该具有以下特点。

（1）善于跨学科、多学科的合作：在临床康复实践中，某些患者的病况比较复杂，康复诊疗在处理人体这个综合的系统时，只能依靠各个细分领域的专家。如在神经系统疾病的处理中，人脑的复杂性及疾病种类的复杂性决定了神经系统疾病的处理不可能仅靠某一领域内的团队。在各自细分领域内深耕的团队成员需要根据患者情况给出正确的处理方向，以期给患者带来最好的结果。

（2）具有清晰的组织架构：在团队协作为患者提供诊疗服务时，为了避免混乱，各专业的子团队应该明确各自的职责，全方位覆盖患者诊疗的全周期。在 MDT 团队之外，各专业子团队可能还隶属于其他部门，这时需要一个核心的团队来管理，只有具备清晰的组织架构才能协调好各团队的业务范畴、任务分配等。

（3）具有高度容错性：一个好的团队应该有一定的容错性，这就要求各专业子团队在知识技能和业务逻辑上有一定的重合之处，以期在某个团队缺位时，能协调其他团队的力量来维持 MDT 模式的运行。

（4）信息交流顺畅且动态而及时：在患者诊疗的全周期中，患者的情况可能受多种因素单独或综合影响而呈动态变化的趋势。MDT 团队必须在患者病情沟通方面动态而及时。这可能需要从制度上来保证，如定期开展患者病情交流会，团队成员的工作空间比较接近而方便沟通。

（5）目标设定具有科学性：MDT 团队在对患者康复目标的设定方面必须达成一致意见，康复目标的设定必须是激励性和循序渐进的。研究已经证明康复目标设定在患者康复中具重要作用，因此在进行实际治疗时，MDT 团队必须朝着共同的目标努力。

在此必须强调且需要注意的是，在神经康复中 MDT 团队的所有成员都应具有神经康复知识和技能，并具有适当程度的神经肌肉系统疾病临床诊疗经验。另外，每个团队成员都需要熟悉并可以识别和管理可能给患者或其他人带来风险或痛苦的情绪问题和行为。

3．MDT 团队协作的具体内容

（1）设定神经康复目标。神经康复目标的设定可以增加整个 MDT 团队成员（包括患者及其家属）的机动性和参与程度。一个有效的目标通常具备如下特点：①对于患者而言重要且关键；②被团队内其他相关人员认为是可以完成的（如富有经验的治疗人员等）；③具备挑战性；④是阶段性的，包括长期目标、短期目标；⑤容易被衡量（如使用团队内部统一过的定量评估工具），并且是详细具体的目标；⑥经过 MDT 团队讨论后一致同意。

值得注意的是，MDT 团队成员在跟患者及其家属进行神经康复目标设定方面的沟通时，应该以询问患者及其家属的主观意愿为主，而不是以医疗团队认为哪一项治疗对患者更好为主。比如在沟通时，MDT 团队成员应询问患者"想要我们帮助你实现的目标是什么"或"你最想解决的问题是什么"，在这个基础上再根据实际情况与患者沟通并制定最终的神经康复目标。当然，患者及其家属的期望很重要，但也不可完全遵照患者及其家属意愿，需要向患者及其家属详细解释整体康复方案的思路等。另外，计划和目标不可能准确预测患者的情况变化，所以应该根据患者的具体情况进行阶段性评估，然后及时调整整体康复方案及神经康复目标。神经康复中可能会遇到一些无法完全恢复的功能障碍，此时可能需要在诊疗过程中设计让患者能够更加关注自己目前残余功能的训练，让患者保持更良好的心态及训练的主动性。

（2）基于 MDT 模式的神经康复评价指标。在基于 MDT 模式的神经康复过程中，团队成员需要对评价指标进行统一，以方便成员内部的沟通交流，以及及时调整康复方案。通常评价指标的选取是根据团队内部统一的疾病评价系统或模型而定的，如针对日常生活活动能力进行评价一般选择日常生活活动量表（activity of daily living scale）。

第四节　基于 ICF 框架的神经康复路径

ICF 框架是世界卫生组织（WHO）颁布的用以描述健康及其相关状况的理论框架和分类体系。ICF 框架补充了 WHO 国际疾病分类（international classification of diseases，ICD）的不足，因为 ICD 中只包含了疾病诊断与健康条件的信息，却没有对功能性状态的描述。而 ICF 框架提供了一种新的理论与应用模式，它不仅可以对疾病进行诊断，也能够对组成健康要件的功能状态与失能程度进行描述，并且建立了一种国际性的术语系统，有利于促进多学科合作及国际性的比较研究。

一、ICF 框架的主要内容

ICF 框架从多个层面获取与健康和残疾有关的资料，不仅适用于残疾人，也适用于健康人。ICF 框架具体从功能、残疾和健康的角度，评估身体结构与功能、活动和参与、环境因素以及个人因素，并应用字母数字编码系统对每一项进行评估与记录。

ICF 框架示意图如图 1-4-1 所示。

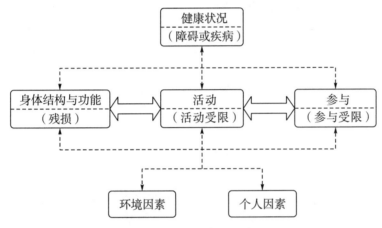

图 1-4-1　ICF 框架示意图

（1）身体功能是身体的生理或心理功能，包括视觉、听觉、心血管功能、呼吸、骨骼肌肉功能以及认知和情感等。

（2）身体结构是身体的解剖部分，如器官、四肢及其组成部分，包括食管、胃、肝脏及大脑、脊髓和脑脊膜等。

（3）残损是指身体结构或功能上的问题，如呼吸衰竭或肢体缺如等。

（4）活动是个体执行一项任务或行动，如举起和搬运物体等。

（5）活动受限是个体在执行活动时可能遇到的困难。

（6）参与是对日常生活活动的执行，如有偿工作等。

（7）参与受限是个体在参与日常生活活动中可能遇到的困难。

活动和参与共同构成了个体功能状态，能够使用以下词语进行描述：学习和应用知识、日常任务和需求、沟通、自理、家庭生活、人际互动和关系、主要生活领域和社区、社会和公民生活等。

（8）环境因素构成了人们生活和行为的物理、社会和态度环境，并且包括一些不受个体控制的因素，如工作、卫生和社会护理机构、立法和社会规范等。

（9）个人因素包括种族、性别、年龄、受教育程度、事件应对方式、价值观和信仰等。由于不同群体间的文化差异，个人因素未在 ICF 框架中分类编码，然而它们被包括在整体 ICF 框架中。因为尽管个人因素独立于健康状况外，但却很可能会对个体功能产生影响。

二、神经康复路径

中枢神经系统和外周神经系统损伤是导致患者出现残损或残疾的主要原因之一。在过去的几十年里，虽然诊断和治疗技术的进步提高了神经系统疾病患者的生存率，然而，这类患者常常会留下永久性的残损或残疾，导致患者活动受限和对社会角色的履行困难。这些功能性的变化可以使用 ICF 框架进行评估与分类。在 ICF 框架中，残损是任何心理、生理或解剖结构或功能上的受损或异常。常见的神经系统疾病残损的症状包括失语、身体虚弱、不自主运动、共济失调、感觉丧失和视力丧失等。基于 ICF 框架的评估也可以辅助进行针对性的康复方案制订。目前，神经康复已成为神经系统疾病患者管理的核心部分，主要分为四个步骤：评估、设定目标、干预和结局指标评定等。在每个步骤中，均可以参考 ICF 框架来制订康复方案。ICF 框架帮助建立了一种针对神经康复患者制订康复方案的国际框架和通用语言。

下面具体介绍神经康复的四个步骤及 ICF 框架在其中的应用。

（一）评估

神经康复的第一步是评估，评估过程中需要进行康复诊断，并就患者的功能障碍向患者及其家属进行描述。如果缺少深入、准确的评估，就无法为患者制订合适的康复方案。在这个过程中，需要依靠 MDT 团队合作来对患者进行整体评估，包括物理治疗师、作业治疗师、医师、神经心理学家及言语治疗师等，他们能够从各个专业的角度评估与判断患者存在的问题。考虑到多学科交叉的复杂性，ICF 框架能够提供一种通用的语言方便各专业人员的沟通交流，进而对患者进行综合全面的评估。

在评估中，首先要确定残损或残疾发生的原因，MDT 团队需通过 ICF 框架准确地判断患者残损与活动受限、参与受限之间的因果关系。活动和参与受限之间的关系是评估的重点，仔细寻找和分析阻碍患者功能恢复的内在和外在因素、有利与不利因素，方能为患者设定合适的康复目标及康复方案。其次，借助 ICF 框架，MDT 团队需要准确地掌握患者现存功能障碍发生的层面、种类以及严重程度等信息，包括从 ICF 框架的三个层面进行评估，为结局指标评定建立基线。除了判断病因与功能障碍程度外，MDT 团队也要通过 ICF 框架判断患者预后。由于损伤部位、范围或程度不同，同一种损伤或疾病的康复进程和结局可以不同，治疗后期患者存在的功能障碍也不尽相同。通过对患者损伤初期的功能障碍进行全面评估，MDT 团队可以对患者的康复结局进行预测，为制订更加切实可行的康复目标和康复方案提供依据，也使患者及其家属对未来有一个预期值和心理准备，既不悲观，也不盲目乐观，使患者更积极地参与和配合治疗。

（二）设定目标

神经康复的第二个步骤是设定目标。在康复方案中，需要依照最初的评估结果，为患者设定总体康复目标，并与患者一起制订具体的短期目标和长期目标，再选择合适的干预措施及执行干预的医务人员。

设定目标是一项有挑战性且关键的步骤，需要明确患者在规定时间内通过治疗和活动所需达到的功能水平，包括完成的具体事项（能力）、完成的程度（表现）及该事项与实际生活的一致程度（参与），这也能够通过 ICF 框架中的活动与参与模块进行表示。通过评估阶段对患者活动与参与受限程度的记录，MDT 团队能够设定对患者有意义的、现实的、有挑战性且可测量的具体目标，即通过"SMART"原则（明确性、可衡量性、可实现性、相关性、时限性）设定目标。

当前康复目标常被分为短期目标和长期目标。长期目标是患者通过康复治疗可能达到的最佳状态，即患者在康复治疗结束或出院时所能达到的功能水平，可以通过 ICF 框架的活动与参与能力进行描述。短期目标是实现长期目标过程中的阶段性目标。比如将独立完成某一日常生活活动设置为长期目标时，可以将该活动分解成各简单动作，并将完成这些简单动作设置为短期目标。随着康复进展，短期目标不断出现并被完成，最终实现长期目标，以提高患者的功能水平。切合实际的短期目标与长期目标来源于正确的评估。评估结果的模糊和不准确，可能会使医师在设定目标时发生根本性的错误，如安排严重残疾的患者完成一项需要高度自理能力的活动，患者很可能会因无法实现目标而意志消沉。因此，严格按照 ICF 框架对患者设定短期目标和长期目标是十分必要的。

在这个过程中，对患者及其家属进行 ICF 框架相关的康复教育是非常必要的，能够让患者了解 ICF 框架，并借助该框架为自己设定相应的活动与参与目标。如果患者可以接受，其照护者也应参与整个康复过程，包括目标的设定。因为对于神经系统疾病患者来说，他们通常需要依赖照护者提供精神和身体上的支持，包括运动、自我照顾、沟通、认知等方面，帮助他们完成目标设定的活动与参与任务。因此在为严重终身残疾患者设定康复目标与制订康复方案时，必须考虑其照护者的意见。

（三）干预

在确定目标后，神经康复的下一步计划即进行干预。基于 ICF 框架，干预常由医师、护理人员、物理治疗师、作业治疗师、言语治疗师、心理学家等组成的 MDT 团队制定与执行。然而，非 MDT 团队的人员常常不清楚具体的干预措施，神经康复常被认为是恢复功能的"训练"。康复的首要目标确实是改善"功能"，但是使用的干预措施包括提供辅具、使用代偿性策略、教育与自我管理、症状管理及控制并发症等诸多方式，而不仅仅是训练。比如对于一些进行性神经系统疾病（如多发性硬化、帕金森病及肌营养不良症）及神经重症等，考虑训练之外的干预措施（代偿性策略、控制并发症等）也是非常必要的。

依照作用机制，神经康复干预可分为主动干预和预防性干预。主动干预包括促进残损修复的恢复性干预、应对活动与参与受限的代偿性策略。而预防性干预包括维持现有功能和控制并发症。

1. 主动干预

对于不同恢复阶段的患者，干预的目的也会有所不同。损伤早期，患者的恢复潜能最大，此时的干预重点应放在恢复功能上。但神经系统疾病患者的恢复往往是不完整的。损伤后期，患者恢复速度放缓，干预重点应从恢复功能转向代偿性策略，帮助患者实现活动与参与水平的最大化。根据干预目的，主动干预可分为恢复性干预和代偿性策略。

（1）恢复性干预。恢复性干预是通过修饰神经网络和激发活动促进患者恢复，减轻神经损伤后的功能障碍。这类干预措施的干预水平是在 ICF 框架的身体结构与功能，以及活动水平上。根据干预机制可分为三类：①启动性干预，主要通过激发患者大脑皮质的兴奋性以达到改善患者功能的效果，包括想象疗法、镜像训练及重复经颅磁刺激（repetitive transcranial magnetic stimulation，rTMS）等方式；②增强性干预，通过引发患者肢体活动并提供反馈等方式增强康复干预效果，包括功能性电刺激（functional electrical stimulation，FES）与生物反馈疗法等；③针对性干预，注重基于运动控制等神经生理学原理促进患者的自然康复，包括使用本体感觉神经肌肉促进技术（proprioceptive neuromuscular facilitation，PNF）、Bobath 技术、Brunnstrom 技术和 Rood 技术等。除了神经生理学方法，重复执行特定任务也可增强经验依赖性的皮质重塑，有助于患者运动学习和改善功能表现。

（2）代偿性策略。代偿性策略是通过训练、使用辅具或改变环境等方式促进功能恢复。康复的主要目标之一是恢复患者功能独立。例如，对于穿衣障碍的患者，可以教授一些代偿性的穿衣技巧，如魔术贴、套头衫等。有些患者还需要进行环境改造，如借助电梯和坡道等。在代偿性策略中，作业治疗师可以培训患者使用各种辅具并通过训练提高患者的日常生活活动能力，以增强患者的活动与参与功能。

2. 预防性干预

56%~95% 的住院康复患者会出现并发症。这些并发症会对患者预后产生不利影响并延长其住院时间，主要包括压疮、深静脉血栓形成、肩痛和挛缩等。这些并发症大部分是可以预防的。适当的良肢位摆放和被动活动等均有助于预防并发症。因此在康复方案中，应提前制定并着重关注对常见并发症的早期监测和预防性干预措施。

（四）结局指标评定

神经康复的最后一步是评定结局指标，近些年得到了极大的发展。结局指标评定有助于 MDT 团队间的沟通，评估干预措施的有效性，以及为患者制订出院计划。评定工具必须是有效的、可靠的、对变化敏感的，简单且适用于康复团队的所有成员。

ICF 框架是结局指标评定的重要组成部分，通过 ICF 框架，结局指标可以被归纳成三个层次（结构与功能、活动、参与）。不同的评定工具用于评定不同类型的结局指标。对于肌力、张力、感觉、关节活动度等身体结构与功能指标，常用评定工具包括英国医学研究理事会肌力评级、格拉斯哥昏迷量表（Glasgow coma scale，GCS）和改良 Ashworth 量表等。对于日常生活活动能力、社交能力、智力等活动指标，常用评定工具包括 Barthel 指数、功能独立性量表和脊髓损伤独立性评估量表等。用于衡量参与受限的评定工具包括 Ghent 参与量表、WHO 残障评定量表及自主参与问卷等。

由于神经康复的主要目标是改善功能，因此结局指标评定也应更关注患者功能的恢复程度。目前结局指标评定更关注 ICF 框架中的身体结构与功能模块，并且可以是客观的（通过医务人员评估），也可以是自我报告的（依靠患者的主观感知）。但在神经康复过程中，我们需要重点关注患者视角的康复结局，因此需要更多地使用依靠患者主观感知的评定工具评定患者的活动与参与能力。但是目前关于活动与参与能力的主观评定工具仍较少，这也是一个需要进一步关注与发展的领域。

（高强 江汉宏）

参考文献

［1］ Nahum M，Lee H，Merzenich M M. Principles of neuroplasticity－based rehabilitation ［J］. Prog Brain Res，2013，207：141－171.

［2］ Mellow M L，Goldsworthy M R，Coussens S，et al. Acute aerobic exercise and neuroplasticity of the motor cortex：A systematic review ［J］. J Sci Med Sport，2020，23（4）：408－414.

［3］ Hamaide J，De Groof G，Van der Linden A. Neuroplasticity and MRI：A perfect match ［J］. Neuroimage，2016，131：13－28.

［4］ Fuller D D，Mitchell G S. Respiratory neuroplasticity－overview，significance and future directions ［J］. Exp Neurol，2017，287（Pt 2）：144－152.

［5］ De Pittà M，Brunel N，Volterra A. Astrocytes：Orchestrating synaptic plasticity? ［J］. Neuroscience，2016，323：43－61.

［6］ Alanko T，Karhula M，Kröger T，et al. Rehabilitees perspective on goal setting in rehabilitation－a phenomenological approach ［J］. Disabi Rehabi，2019，41（19）：2280－2288.

［7］ Groeneveld I F，Goossens P H，van Braak I，et al. Patients' outcome expectations and their fulfilment in multidisciplinary stroke rehabilitation ［J］. Ann Phys Rehabil Med，2019，62（1）：21－27.

［8］ Jimenez X F，Aboussouan A，Johnson J. Functional neurological disorder responds favorably to interdisciplinary rehabilitation models ［J］. Psychosomatics，2019，60（6）：556－562.

［9］ Ajimsha M S，Kooven S，Al－Mudahka N. Adherence of physical therapy with clinical practice guidelines for the rehabilitation of stroke in an active inpatient setting ［J］. Disabil Rehabil，2019，41（15）：1855－1862.

［10］ Stephen C D，Brizzi K T，Bouffard M A，et al. The comprehensive management of cerebellar ataxia in adults ［J］. Curr Treat Options Neurol，2019，21（3）：9.

［11］ Zasler N，Haider M N，Grzibowski N R，et al. Physician medical assessment in a multidisciplinary concussion clinic ［J］. J Head Trauma Rehabil，2019，34（6）：409－418.

［12］ Meng X，Chen X，Liu Z，et al. Nursing practice in stroke rehabilitation：

Perspectives from multi－disciplinary healthcare professionals ［J］. Nurs Health Sci, 2020, 22 (1)：28－37.

［13］ Ni X, Lin H, Li H, et al. Evidence－based practice guideline on integrative medicine for stroke 2019 ［J］. Nurs Health Sci, 2020, 22 (1)：28－37.

［14］ Street A, Zhang J, Pethers S, et al. Neurologic music therapy in multidisciplinary acute stroke rehabilitation：Could it be feasible and helpful? ［J］. Top Stroke Rehabil, 2020, 27 (7)：541－552.

［15］ Cohen N, Manor Y, Green Y, et al. Multidisciplinary intensive outpatient rehabilitation program for patients with moderate－to－advanced Parkinson's disease ［J］. NeuroRehabilitation, 2021, 49 (1)：47－55.

［16］ 燕铁斌, 章马兰, 于佳妮, 等. 国际功能、残疾和健康分类（ICF）专家共识 ［J］. 中国康复医学杂志, 2021, 36 (1)：4－9.

［17］ 吴文婷, 张继荣. ICF 核心分类组合在临床实践中的应用进展 ［J］. 中国康复, 2017, 32 (5)：414－417.

［18］ Tempest S, Jefferson R. Engaging with clinicians to implement and evaluate the ICF in neurorehabilitation practice ［J］. Neuro Rehabilitation, 2015, 36 (1)：11－15.

［19］ 燕铁斌. ICF 康复组合中国应用模式探讨 ［J］. 康复学报, 2018, 28 (6)：1－6.

第二章 对运动的观察和分析

第一节 神经系统与运动控制

一、概述

运动控制是一个非常复杂的过程，整个运动序列需要中枢神经系统的不同结构参与，包括脊髓、脑干、小脑、基底节和大脑皮质等。

运动神经元接收到的信号有三个主要功能：诱发随意运动、调整身体姿势、促使运动平稳准确。从大脑皮质直接投射的运动纤维包括皮质脊髓束和皮质核束。这两者为随意运动控制的解剖学基础。随意运动模式由大脑进行计划，指令主要通过皮质脊髓束和皮质核束发送到肌肉。不仅在运动出现之前，而且在运动过程中，姿势会通过脑干下行通路和外周传入的信息不断进行调整。此外，基底节和小脑在运动控制中起着重要作用。小脑中间部（脊髓小脑）及其连接纤维调节运动的平稳和准确。基底节和小脑外侧部是运动前皮质和运动皮质的反馈回路的一部分，其与随意运动的计划和组织有关。从脑干的不同层面可形成许多运动通路，并下行至脊髓。通过这些运动通路，脑干相关结构对脊髓运动神经元的活动产生不同的调节作用。后面将详细描述与这些运动通路相关的解剖结构和功能特点。

二、初级运动皮质

初级运动皮质（M1区）接收来自几个重要区域的间接输入信息，这些区域主要功能是调节运动控制，包括小脑和苍白球。这些信息均先投射至丘脑腹外侧核（ventrolateral nucleus，VL），然后再投射至M1区。这些信息并非均投射至丘脑腹外侧核内的相同细胞上，而是到丘脑内的不同核团。因此，这些输入信息的整合发生在M1区，而不是丘脑。对猴子进行的相关研究表明，在进行有目的的运动之前，基底节和小脑神经元会放电，而这发生在运动皮质神经元放电之前。此外，运动皮质神经元放电也先于运动反应。这些研究结果表明，小脑和基底节输入信息为运动皮质提供了启动和调节特定反应模式的计划机制。

M1区也接收躯体感觉输入。躯体感觉输入的分布特点使运动皮质的特定区域能够接收与该区域神经元功能相关的特定肌群或身体部位的本体感觉及触觉输入。例如，一组与下肢特定肌群运动相关的运动皮质神经元会接收来自该部位的本体感觉和触觉输入。因此，M1 区特定区域的输入信息可能间接地来自丘脑中继核团，如丘脑腹后外侧核（ventral posterolateral nucleus，VPL）。这种解剖特点为 M1 区神经元的第二个特性提供了基础，即它们在运动时放电。此外，皮质中对特定肌肉群的动作做出反应的神经元分布在略微不同的区域，靠近与其他肌群相关的神经元。然而，所有的神经元通常都位于与身体部位相关的区域。因此，皮质神经元放电模式可能表明，这些细胞是对肌群的协同作用做出反应，而并非对单个肌肉的独立收缩做出反应。当从整体的角度来看时，来自基底节、小脑和感觉通路的信号组合提供了必要的信息输入，通过这些输入 M1 区神经元可以产生合理、精确的反应。

三、初级躯体感觉皮质

初级躯体感觉皮质的关键信息输入来自丘脑腹后外侧核，它接收来自背柱－内侧丘系和脊髓丘脑束的信息输入。这些输入信息包括意识性本体感觉、位置觉、疼痛和触觉信息。这些信息输入的重要意义在于将感觉信息实时反馈传递至与运动相关的皮质区域。运动皮质通过上述感觉信息反馈以响应运动的一个或多个层面，如改变肢体的位置及肌肉收缩的程度和方向等。可以想象，如果在走路时无法实时提供双下肢的感觉信息会有什么影响，运动会变得笨拙，出现共济失调，精确度大大降低。这里需要注意的是，将适当的正（感觉）反馈信号传递到与运动相关的皮质区域时，需要同时过滤其他无关的感觉信号。这种过滤作用是在背柱核和背角水平发生的，通过源于躯体感觉皮质的下行皮质脊髓束的抑制作用来实现。这种抑制性反馈机制的丧失将使相关的运动皮质神经元无法对正反馈信号做出适当的反应。

四、辅助运动区和运动前皮质

30％皮质脊髓束纤维源于 Brodmann 6 区，该皮质区域由两个次级运动区组成：辅助运动区（supplementary motor area，SMA）和运动前皮质（premotor cortex，PMC）。传至 Brodmann 6 区的与运动控制相关的信息主要有以下几类。首先是源于基底节的输入信息，其主要通过丘脑核团传入 SMA。虽然目前各种研究中获得的结果并不一致，但总体模式似乎表明，丘脑腹外侧核和腹前核（ventral anterior，VA）接收源于基底节的输入信息并投射至 Brodmann 6 区。Brodmann 6 区输入信息的另一个重要来源是小脑。小脑传出纤维首先与腹外侧核中的中继神经元形成突触连接，接着将这些信号主要传递至 PMC。传入信息的第三个来源是后顶叶皮质（posterior parietal cortex，PPC）。该皮质区向 Brodmann 6 区提供了整合后的躯体感觉和视觉信息，这对于运动序列的生成是必需的。

SMA 重要的功能之一是协调随意运动，临床中该区域损伤后出现的相关障碍进一步证明了其在运动功能中的作用。电刺激 SMA 及 PMC 时需要更强的电流来引起运动反应。与电刺激 M1 区引起的反应相比，这些运动反应的模式更为复杂。刺激 M1 区常常产生一块或几块肌群的不连续抽动。而刺激 SMA 和 PMC 可引起姿势调整、身体定向以及手的合拢或张开。该运动反应可以是单侧的，也可以是双侧的。SMA 可通过至少两条重要的投射纤维来影响轴向和远端肌肉组织。而 SMA 对轴向肌肉组织的作用则是通过源于 SMA 的皮质脊髓束下行至脊髓前角细胞（通过中间神经元）来实现的。

SMA 病变的患者常表现为废用症。废用症是指无法启动特定的、有目的的动作，即使执行动作的感觉和运动通路是完好的。废用症可分为几种类型。意念性运动废用症指无法根据请求执行运动。患者可能表现为无法梳头发和系鞋带。意念性废用症是指患者无法概念化动作，无法识别在对问题做出运动反应时必需的动作序列。通常，当患者被要求同时进行双臂的不同动作时，废用就变得明显。如果要求患者双臂同时做同样的动作，患者通常可以完成。

与 SMA 作用类似，PMC 神经元可直接或间接地激活支配轴向和远端肌肉组织的脊髓神经元。源于 PMC 的皮质脊髓纤维通过下行纤维投射至网状结构，直接或间接地支配内外侧前角细胞。位于脊髓前角内侧的神经元支配轴向肌肉组织，而位于脊髓前角外侧的神经元则支配远端肌肉组织。PMC 在需要视觉引导的运动中起着重要的作用。其中，来自后顶叶皮质的输入是必不可少的。

五、后顶叶皮质

如前所述，Brodmann 6 区的一个重要输入源自后顶叶皮质（Brodmann 5 区和 Brodmann 7 区）。中央后回的躯体感觉输入信息及前庭输入信息被定向传递到 Brodmann 5 区，而 Brodmann 7 区则与视觉信号处理有关。此外，Brodmann 7 区接收来自 Brodmann 5 区的输入，表明该皮质整合了躯体感觉和视觉信号。位于后顶叶皮质的神经元在为目标导向的反应（如伸手抓住一个物体）做准备时放电。在给定的运动任务中，恰当的运动要求个体注意其视野中物体的空间排列，并将该信息与本体感觉信号和其他躯体感觉信号相结合。一般认为，该功能是由后顶叶皮质控制的。

右侧后顶叶皮质病变的患者表现出两种类型的疾病：废用症和感觉忽视（或疾病失认症）。简而言之，患者表现为否认疾病状况或不知道该状况。例如，右侧半球病变的患者可能否认或忽略自己无法移动左腿的事实。此外，如果要求该患者在时钟上绘制数字，则患者将全部在时钟的右侧绘制，而忽略左侧。

六、脑干与运动控制

脑干主要作用是组织各种躯体运动，包括轴向肌肉组织和四肢的近端肌肉组织。这些运动包括平衡维持、姿势调节、运动启动和调节，以及视觉注视的定向，由前庭系统、网状结构和上丘控制。脑干运动中枢通常与控制随意运动的运动皮质协调工作，随意运动包括熟练的（随意的）和支持性的（反射的）运动活动。

前庭系统除了提供头部运动和位置的感觉信息，还具有凝视稳定和姿势调节的作用。眼球稳定主要是通过前庭－眼动反射来实现的。姿势调节是通过前庭神经核与脊髓、网状结构、上丘、第Ⅺ对脑神经核团、前庭大脑皮质和小脑之间的相互连接来实现的。前庭神经核接收来自第Ⅷ对脑神经前庭分支的输入信息，其从三对半规管和耳石器接收感觉信息，这些器官收集头部位置及其旋转和平移运动信息。

位于内侧前庭核的神经元形成内侧前庭脊髓束，止于双侧颈髓内侧前角。内侧前庭脊髓束通过前半规管刺激引起颈部肌肉反射激活来调节头部位置，而前半规管刺激是由头部非预期性地快速向下旋转引起的。例如，当一个人向前跌倒时，内侧前庭脊髓束会调节颈部反射性背屈和手臂伸展，以保护上半身不受伤害。外侧前庭脊髓束源于外侧前庭核神经元。当耳石器发出平衡稳定和直立姿势偏移的信号时，外侧前庭脊髓束将促进下肢伸肌（抗重力肌）的激活。其他位于前庭神经核的上运动神经元投射到局部回路神经元和控制眼球运动的脑神经核（第Ⅲ、Ⅳ和Ⅵ对脑神经核）及支配神经。该通路主要作用是产生眼球运动，在头部运动时保持注视（前庭−眼动反射）。

网状结构是位于脑干内复杂的神经网络，从中脑腹侧延伸至延髓尾部。网状结构在结构和功能上与脊髓灰质局部回路十分相似。与脑神经中明确的感觉核团和运动核团不同的是，网状结构由许多分散、交错的神经元簇组成，因此很难进行解剖学上的再细分。网状结构内的神经元有多种不同功能，包括控制心血管和呼吸、调节多种感觉运动、协调眼球运动、调节睡眠及觉醒、维持肢体和躯干运动的时空协调，尤其是控制节奏化的行为。从网状结构到脊髓的下行传导通路与前庭核的下行传导控制通路相似，终止于灰质中间部，参与协调轴向和近端肌肉的局部回路。

网状结构对姿势控制前馈机制的重要性可从训练用前爪攻击物体的猫身上获得更详细的信息。猫用前爪攻击时常伴随着其他腿的前馈姿势调节，以维持身体稳定。这些调节将猫的身体重量由均匀分布于四肢转变为对角线分布模式。在这种模式下，重量主要由对侧的、不前伸的前肢和同侧的后肢承担。也可通过电刺激猫运动皮质来诱发前爪抬起和其他肢体的姿势调整。然而，当对网状结构进行药理学失活后，电刺激猫运动皮质仅唤起前爪运动，而无伴随性前馈姿势调节。该实验结果可理解为运动皮质神经元通过两种途径调节脊髓回路：直接投射至脊髓和间接投射至脑干网状结构，接着再投射至脊髓。因此，皮质运动神经元既能启动前爪攻击运动，也能启动其他肢体的姿势调节，这是维持身体稳定所必需的。前爪攻击运动是由从皮质到脊髓的直接通路启动的，而姿势调节则是由从运动皮质间接到达脊髓的通路介导的，在网状结构中继（即皮质−网状结构−脊髓通路）。

荷兰神经生理学家 Kuypers 的实验进一步证实了从运动皮质到脊髓的直接通路和间接通路的功能。Kuypers 将恒河猴的运动皮质到脊髓的直接通路在延髓层面进行横断，而保留了从运动皮质到脊髓的间接通路，并观察恒河猴的行为改变。手术后不久，恒河猴能够使用轴向和近端的肌肉进行站立、走路、奔跑和攀爬，但它们很难单独使用肢体远端（尤其是手）。例如，恒河猴可以抓住笼子，但无法伸手并捡起食物，它们会使用整个前臂将食物扫向自己。几周后，恒河猴恢复了部分单独使用手的能力，能够拿起感兴趣的物体，这个动作涉及所有手指的协调合拢。但手指独立、分离运动的能力并未恢复，如通过对指动作来拿起一个物体。

Kuypers 的实验结果表明，运动皮质到脊髓的直接通路在延髓层面被横断，而间接通路完好时，动物依旧有能力完成运动行为，主要是通过使用近端肌肉。相比之下，运动皮质到脊髓的直接通路保障了运动的速度和敏捷性，与孤立使用间接通路相比，使用直接通路进行手指对指等运动的精确度更高。

位于中脑背侧上丘的另一个脑干结构也参与调节脊髓回路。虽然大多数哺乳动物可能存在从上丘深部神经元直接投射到脊髓的通路（上丘脊髓束或顶盖脊髓束），但上丘向脊髓的信号传导主要是由网状结构介导的。上丘运动神经元支配网状结构的神经回路，而网状结构又形成网状脊髓通路。在功能上，该通路主要参与控制颈部轴向肌肉，在产生头部定向运动中尤为重要。

七、小脑和持续运动的协调

与大脑皮质的神经通路不同的是，小脑的传出纤维并不直接投射到产生运动的脑干和脊髓的局部回路中，也不直接联系支配肌肉的下运动神经元。从其他大脑区域（在人类中，主要为大脑皮质）到达小脑的通路通过传入轴突投射至小脑皮质，这些轴突会发出分支到达深部核团和皮质。深部核团神经元是小脑输出的主要来源，它们的活动时空模式是由上方的小脑皮质的下行输入来实现的。通过这种方式，小脑输出得以整合，然后通过丘脑和脑干中继后发送至大脑皮质回路。小脑的主要功能是检测意图运动和实际运动之间的差异或运动误差，并通过其对上运动神经元的作用来减少误差。这些纠正作用既可以在运动过程中进行，也可以作为运动学习的一种形式，纠正记忆存储。当这种反馈被破坏时，就如临床中观察的小脑病变时的表现，患者在执行动作时会持续出现误差。共济失调的具体模式取决于损伤的位置。

小脑内的神经元活动在运动过程中不断变化。例如，执行一项相对简单的任务（如屈、伸手腕），会引发浦肯野细胞和小脑深部核团细胞一种动态的活动模式，这种活动密切跟踪正在进行的运动。这两种类型的细胞在休息时均是活跃的，并在运动发生时改变其放电的频率。神经元反应受到运动各个方面的影响，包括特定肌肉的放松或收缩、关节的位置，以及下一个运动将要发生的方向。所有这些信息均通过浦肯野细胞放电模式的变化进行编码，进而调节小脑深部核团细胞的持续输出。

小脑疾病往往会破坏正在进行的运动调节和协调，而被破坏的特定运动因损伤的位置不同而有所不同。前庭小脑由绒球小结叶组成，与前庭核双向连接，其可能受中部肿瘤的影响，引起眼球震颤。小脑蚓部纤维投射到顶核，协助控制眼球的眼跳运动。脊髓小脑由蚓部（顶核投射区）和旁蚓部（中间核投射区）组成。蚓部投射至网状结构和前庭核，影响头颈部的姿势反射。旁蚓部投射到红核（部分投射到丘脑），调节四肢运动。小脑皮质是小脑最外侧的部分，接收皮质—脑桥—小脑通路输入，投射到齿状核，接着投射到对侧丘脑，最后到达运动皮质。该区域病变导致运动计划和同侧肢体运动不协调，特别是上肢。

小脑损伤患者的特点是难以产生流畅、协调、多关节的运动，称为小脑性共济失调。在执行运动时出现的协调障碍可以解释为小脑纠正错误的机制被破坏，因为正常情况下该机制通常可确保运动被修改以适应不断变化的环境。浦肯野细胞和小脑深部核团细胞通过比较两种细胞类型同时可用的收敛活动模式来识别潜在的错误。然后，小脑深部核团细胞向上运动神经元发送校正信号，以维持或提高运动的准确性。

小脑接收来自大脑皮质区域的输入，这些区域计划并启动复杂和高度熟练的运动。这种信息输入特点可将预期的运动与实际运动进行比较，并减少差异或运动误差。由小脑产生的运动错误的纠正是实时发生的，并且作为运动学习的一种形式在更长的时间内被储存起来。错误纠正是通过从下橄榄上升到小脑皮质的浦肯野细胞树突的攀缘纤维来实现的。大量的苔藓纤维从多处进入小脑，颗粒细胞从这些纤维中接收有关运动意图和实际运动表现的信息。小脑病变患者表现出严重的共济失调，病变部位决定了特定的运动功能障碍，病变部位与身体同侧的运动不协调。

八、基底节与运动控制

基底节是位于大脑半球深处的一组大而功能多样的核团。与大脑皮质和脑干相比，基底节和小脑并不直接影响下运动神经元回路。基底节通过三种途径将信息输出至下运动神经元以参与运动控制。一是通过丘脑，接着到达大脑皮质，通过大脑皮质及相关传导束（皮质脊髓束、皮质脑桥束和皮质脑干束）间接发挥作用。二是通过脚桥被盖核到达网状脊髓束。三是通过中脑运动区到达网状脊髓束。脚桥核激活通过网状脊髓神经元作用于抑制性脊髓中间神经元，调节姿势肌和近端肌群的收缩。中脑运动区激活通过网状脊髓神经元可引起类似于步行或跑步等具有节律性的下肢运动。

基底节有两处主要的输入：大脑皮质广泛区域（皮质—纹状体通路）和丘脑板内核（丘脑—纹状体通路），其均为兴奋性的且止于纹状体。基底节的两处主要输出源自内侧苍白球和黑质网状部，两者均为抑制性的且投射至丘脑。基底节的运动成分，连同黑质和丘脑底核，组成了一个皮质下回路，连接大部分大脑皮质（包括 M1 区和运动前皮质）和脑干。该回路主要在运动序列启动和停止时进行调节，其对上运动神经元的影响是随意运动的功能性调节所必需的。当基底节或相关结构的其中一个组成部分受损时，运动系统就不能在启动、维持和停止运动指令之间流畅切换（如帕金森病患者表现出的步态启动困难）。从尾状核和壳核到内侧苍白球的投射构成了基底节直接通路，主要作用是从张力性抑制中释放驱动上运动神经元皮质回路的丘脑神经元。因此，该通路为基底节提供了促进随意运动的途径。

九、脊髓与运动控制

脊髓内回路接收躯体感觉传入及处理，通过 α 运动神经元和 γ 运动神经元参与姿势和运动控制。由于脊髓运动神经元是肌肉运动前最后一级处理水平，其又称为"运动终路"。

下运动神经元和局部回路神经元在脊髓内的空间分布，以及上运动神经元的最终目标，为了解上运动神经元的功能提供了依据。脊髓腹角的下运动神经元以躯体性的方式分布：腹角内侧部分包含支配轴向肌肉或近端肌肉的下运动神经元池，而外侧部分包含支配四肢远端肌肉的下运动神经元池。局部回路神经元主要位于脊髓中间区，为下运动神经元提供大量的直接输入。因此，脊髓灰质中间带内侧包含了局部回路神经元，主要与腹角内侧的下运动神经元突触连接，而中间带外侧包含的局部回路神经元则主要与腹角外侧的下运动神经元突触连接。

局部神经回路对运动控制的作用并不局限于对感觉输入的反射响应。动物模型的运动和游泳等节律性运动的研究表明，脊髓内的脊髓中枢模式发生器可控制这种复杂运动模式的时间和空间协调，并根据环境变化进行调整。在四足动物或两足动物的步行中，肢体运动可被认为是由两个时相组成的运动循环：支撑相，肢体伸展并与地面接触以推动动物前进；摆动相，肢体屈曲离开地面，然后向前启动下一个支撑相。移动速度增加是由于完成一个周期所需时间减少，而周期时间减少大部分是由于支撑相的缩短；摆动相在较大的运动速度范围内保持相对恒定。在四足动物中，移动速度变化伴随着肢体运动时序的改变。例如，在低速前进时，腿部的运动是前后交替的，先是一侧，然后是另一侧。当速度增加至小跑时，右前肢和左后肢的运动是同步的（左前肢和右后肢的运动也是同步的）。在高速前进（飞奔）时，两条前肢的动作是同步的，两条后肢的动作也是同步的。横断脊髓可导致人类节律性步行的调节能力降低，反映了局部回路对上运动神经元通路及控制和调节其输出的皮质和皮质下回路的依赖性增加。

十、总结

正常情况下，运动计划区、控制回路和下行通路需与感觉信息协同作用，将指令传递至下运动神经元。基底节的大部分输入源于大脑皮质，其对运动控制的作用通过大脑皮质、脚桥被盖核和网状结构来实现。而小脑则从脊髓、前庭系统和脑干接收丰富的信息输入。

第二节　姿势控制与平衡控制

一、姿势控制的神经学基础

姿势控制对维持平衡状态以及稳定、保护脊柱有重要作用。同时，静态和动态的姿势稳定为执行随意运动提供稳定的平台。另外，姿势稳定为功能活动中产生的不稳定因素提供对抗的可能性，并减少损伤的发生。姿势稳定性的增加可有效减少老年人跌倒的次数。正常人体的姿势稳定性通过多节段控制实现。患有慢性腰背痛和核心稳定性较弱的患者会出现多节段控制障碍，且姿势调控的方式较正常更加僵硬。

与姿势控制和稳定性相关的系统主要为内侧运动系统和外侧运动系统，两系统相互协调发挥作用（详见第一章）。

二、核心肌群稳定与姿势控制

（一）核心肌群

核心肌群的分布类似前后上下围成的类圆柱形。其前部为腹部肌群，后部为脊旁肌和臀肌，最上部为膈肌，底为盆底肌和髋周肌群。腹部肌群包含腹横肌和腹内/外斜肌，均为姿势肌，其可增加腹压，以提高姿势稳定性。位于后方的胸腰筋膜也被认为是核心肌群的一部分，其主要作用是通过高效率的活动应对外界干扰。多裂肌共6层，可提供脊柱稳定性，并感知脊柱的活动。在姿势控制中，核心肌群稳定非常重要，而核心肌群的控制也需要依赖内侧运动系统和外侧运动系统的相互作用。

（二）姿势控制与前馈

姿势控制主要通过前馈和反馈两种方式进行调节。前馈调节通常包含两种方式，即预期性姿势调节（anticipatory postural adjustment，APA）和预期性协同调节（anticipatory synergy adjustment，ASA）。两种方式虽然对平衡调节均有作用，但其产生的机制有本质区别。ASA是人体在动作启动前，对可能参与肌群的协同模式提前进行调控，保证在任务完成过程中不受先前肌群协同模式的影响，从而发挥肌群协同的最大效率，并保证姿势的稳定性。而APA指保证完成目标的过程中姿势的稳定性。通常，APA是基于经验和学习的。

人们在日常生活中需要在稳定姿势下完成很多功能活动。在动作过程中各个肌群和关节通常会分为两种成分——目标成分和姿势成分，其中目标成分是为达到某个目标而需要涉及的身体部位，姿势成分是为完成目标运动而需具备的身体部位的姿势稳定性。所有的功能活动都将出现加速度和惯性，也可能引起身体质量中心（center of mass，COM，简称质心）的变化，而APA则有助于抵消加速度和身体质心的变化，使得功能活动平稳顺利地进行。

在所有的功能活动中，姿势稳定性主要指使身体质心维持在支撑面内的能力。坐位向前伸够动作是最早作为APAs进行探讨的。在向前快速举臂过程中，由于主动肌的快速收缩产生一个向前向上的力，动作产生的加速度和位移将影响身体的质心变化，为了维持稳定，姿势肌群则需要产生一个相反方向的作用力以抵消目标动作产生的姿势干扰。经过证实，这一动作产生前激活的核心肌群包括腹横肌、腹内斜肌、腹外斜肌、腹直肌、竖脊肌和膈肌。正常情况下，腹横肌和膈肌的激活先于肩关节或髋关节的实际动作。也就是说，APA涉及的前馈机制中的核心肌群的主要作用为在上肢随意运动时稳定脊柱以对抗内外环境的干扰。偏瘫患者通常会出现APA出现时间的延长或障碍，主要是偏瘫侧竖脊肌、背阔肌、腘绳肌和斜方肌下部肌群的APA激活时间延长。同样是上肢举臂的动作，如果需要完成的目标任务不同，APA中各肌群的激活也是不同的。若受试者在快速举臂过程中，被试手有不同重量的负重，当负重变大时，姿势肌群的预期性肌电产生时间恒定，而主动肌群的肌电产生的时间出现延迟。也就是需要抵消更大的姿势性干扰时姿势肌群激活的时间提前。在完成同样的任务目标时，APA的产生也受到肢体载荷、肢体运动方向以及支撑面的稳定性等因素的影响。在仰卧位进行上举上肢或抬腿动作时，躯干APA激活的幅度和时效性与坐位上举上肢存在差异性，即维持姿势稳定的任务相同而支撑面、肢体载荷等均发生变化。上述实验的结果说明姿势控制受到个体、环境和任务的影响，同时核心肌群的稳定性对于功能活动中APA的产生至关重要。

独立完成坐－站转移是康复训练的基本目标，也是其他更高级活动，如步行、上肢功能恢复的基础。坐－站转移过程中的姿势调控是预期性的，并且可以相对自动完成。正确的坐－站转移过程分为4期，即屈曲动量、动量转移、伸展和稳定，而核心稳定体现在整个过程中。在屈曲动量阶段，通过协调性的躯干和骨盆活动产生质心的前向变化。在正确的力线、下肢肌群的激活、腰背肌和腹肌的协同性收缩产生线性伸展。在动量转移阶段，质心从坐位支撑面转移到双足，支撑面变小，对姿势稳定的要求极高。在正常人中，此阶段先出现胫前肌的激活，随后出现小腿三头肌的激活。而偏瘫患者易出现小腿三头肌先于胫前肌的激活，说明 APA 激活时序和幅度存在显著差异，即偏瘫患者在坐－站转移过程中姿势控制异常。在完成坐－站转移活动时，姿势控制与环境具有相关性，即在不同环境下进行该活动，APA 产生的时序和幅度也存在很大差异。

大多数日常功能活动是以站立姿势为基础的。迈步起始阶段与快速举臂动作不同，快速举臂动作中 APA 的目的是身体对抗外界干扰维持稳定的能力，而迈步起始动作则是要打破原有的稳定姿势的过程，APA 的主要作用是产生步行过程中向前的推进力。在步行过程中，APA 利用地面摩擦力将质心向侧方移动到支撑腿，并逐渐移动至足前部边缘，从而保证人体高效的步行启动动作。在此过程中，人体压力中心（center of pressure，COP）与质心先朝相反的方向移动，再朝相同的方向移动。在步行启动中，可将 COP 分成前后和左右两个方向分别进行研究：COP 在前后方向上先进行向后移动再向前；在左右方向上先移向摆动腿，再移向支撑腿。如果将 COP 的移动轨迹进行细分，可将其分成 5 个阶段：①信号起始阶段到 COP 开始移动；②COP 移动至摆动腿足跟的最远位置；③质心从摆动腿转移至对侧腿的足跟部；④质心从支撑腿足跟部向足中心转移；⑤COP 逐渐从足中心向足尖移动。在这个复杂的过程中，将②③阶段定义为 APA 阶段，而④⑤被定义为迈步阶段。

在迈步起始阶段，由于存在单支撑相，具有较高的跌倒风险。研究显示，若存在对姿势稳定性有威胁的情况下，COP 在左右方向的移动幅度减小、时间延长，其本质是中枢神经系统通过延长移动时间来减小左右方向的晃动幅度，从而减小跌倒的风险。在中枢神经系统的调控中，核心肌群作为姿势稳定肌群参与其中，确保姿势在调控中的稳定性。有研究针对老年人迈步起始阶段的 APA，发现老年人迈步起始阶段的 APA 控制能力下降，因此向侧方跌倒的可能性增大。如果从肌肉协同控制理论进行探讨，认为老年人的躯干和下肢的肌群协同收缩的能力下降，出现协同障碍甚至肌肉僵化的现象，从而出现身体稳定性下降。

（三）姿势控制与反馈

当站立下受到外界环境的干扰，比如，支撑面的突然变化、突然的外力撞击等，或无法预先判断对姿势稳定产生干扰的因素时，人体会采取踝策略、髋策略或跨步策略进行调整。在坐位和站立时，绝大多数的不稳定因素来源于前后方向，因此，大多数研究都针对对抗前后方向上不稳定因素的策略进行探讨。

1. 踝策略

在直立位发生身体晃动时，踝策略和踝关节周围肌群的整合最先出现。踝策略的目的是将质心以踝关节为中心进行稳定性调整。当支撑面发生向后的移动时，受试者出现向前的调控以应对平衡的干扰（展示典型的踝关节周围肌群的整合情况）。在这一过程中，肌肉的激活在干扰产生后的 90～100ms 出现，首先激活的肌群是腓肠肌，20～30ms 之后出现腘绳肌的激活，最后是脊旁肌的激活。腓肠肌的激活产生的跖屈力矩将产生缓慢的、与身体向前运动相反的作用。腘绳肌和脊旁肌的激活主要是使髋关节和膝关节维持在伸展位。当支撑面发生向前的移动时，受试者出现向后的调控以应对平衡的干扰。肌群的激活首先出现在远端肌群，即胫前肌，之后是股四头肌和腹肌。通常情况下，踝策略仅出现在干扰因素较小且支撑面很稳定。正常的踝关节活动度和力量是踝策略的必要条件。

2. 髋策略

另一种在直立位下对抗环境干扰产生的调控为髋策略。其通过髋关节的大幅度、快速运动维持质心的相对位置，同时伴随踝关节的反相旋转。当支撑面发生后向移动时，身体会对抗外界干扰产生向前的身体晃动。其中，当受试者站在较窄的平衡木上与站在水平面上会出现不同的肌群激活。肌肉的激活开始于干扰发生后的 90~100ms，腹部肌群先激活，之后出现股四头肌的激活。研究证实，当对平衡的干扰因素为幅度大、速度快时或支撑面小于足时，髋策略将作为主要的调控方式。当环境的干扰因素发生变化时，调控策略也会发生相应的变化，从单纯的踝策略到踝策略合并髋策略等。

3. 跨步策略和抓握策略

除了支撑面不发生改变的策略，如踝策略和髋策略，还有支撑面发生改变的策略，如跨步策略和抓握策略。跨步策略使得质心重新置于新支撑面之内，而抓握物体维持稳定策略则通过上肢的抓够动作使得支撑面的面积增加以维持稳定。最初，跨步策略和抓握策略被认为是踝策略和髋策略的补偿策略，即当质心位于支撑面之外且踝策略和髋策略不足以维持稳定状态时出现。而现有文献证实，跨步策略和抓握策略也会出现在质心仍位于支撑面内时。同时，跨步策略和抓握策略的调控机制相比于踝策略和髋策略更加复杂，同时将受到环境因素的影响。跨步策略中存在侧向的 APA，即跨步过程中将质心置于支撑腿以对抗摆动腿的跨步动作。

三、呼吸模式与平衡控制

核心稳定与平衡控制的相关性也可以通过呼吸模式进行解释。之前提到过，膈肌是核心肌群之一。其是主要的吸气肌，在吸气过程中膈肌下降同时下部肋骨的上升可增加胸廓的垂直直径和横径。当脊柱稳定性受到干扰时，膈肌也会激活，即膈肌通过增加腹压及与腹肌和盆底肌的共同激活来辅助脊柱的机械稳定性。腹压的增加可通过躯干伸展力矩的产生或腹部肌群的协调性短缩实现，达到辅助脊柱机械稳定性的目的。在进行重复性举臂活动时，膈肌收缩的强度与外界环境干扰强度成正相关关系，同时经膈压力发生变化。在上肢上举的起始阶段，膈肌和腹横肌共同收缩增加腹压，即吸气时膈肌缩短将腹部内容物向下挤压而腹横肌延长。若需要肢体运动和呼吸活动同时进行，膈肌必须调整腹压和胸腔内压力并与肢体运动相吻合。这一过程中，腹部肌群仅有腹横肌发生协同激活。除此以外，肋间肌群和辅助呼吸肌也参与上肢上举过程，用以调整呼吸过程中胸腔和腹腔的变化。腹部肌群中，只有腹横肌在姿势控制中不受干扰方向的影响。在安静呼吸时腹横肌不激活，当呼气时存在化学驱动或弹性载荷时腹横肌才被募集。

盆底肌群也是核心肌群之一,其作用主要为支持腹部和盆腔器官,并在坐位和站立时主动激活。盆底肌群还涉及腹压的控制,即腹压升高时,盆底肌群可预防或限制盆底脱位、维持膀胱颈位置、辅助尿道口和肛门的闭合。综上,盆底肌群与脊柱和骨盆的控制相关性大。盆底肌群还可通过胸腰筋膜的紧张间接起到调控腰椎、骨盆的作用。盆底肌群在结合呼吸的任务中更容易被激活,比如,咳嗽或呼气抗阻。而在咳嗽发生之前,盆底肌群已经激活,而非腹压增加后再发生变化,因此,在特定任务中,盆底肌群也可进行预期性的调整来维持姿势稳定。研究证实腹压对脊柱稳定性有直接影响,因此,盆底肌群对骨盆稳定性也具有直接影响。在老年女性中,盆底肌群影响骶髂关节的僵硬程度,间接证明其对骨盆的控制作用。

多裂肌是重要的姿势控制肌群,位于相邻椎体,对提供脊柱节段稳定性具有重要作用。多裂肌包含浅层纤维和深层纤维,且在静态和动态平衡活动中均被激活。存在脊柱病变或腰背痛时会出现该肌群横截面积减小,从而影响姿势稳定性和功能。多裂肌的废用会导致肌肉萎缩、肌肉激活水平下降、姿势稳定性下降、姿势晃动增加及慢性疼痛和肌肉功能障碍的恶性循环。

上述肌群均在姿势控制中发挥作用,对于平衡的调控均很重要。在正常成人中,核心－姿势链是由膈肌－腹横肌/腹内斜肌－盆底肌－多裂肌共同协调完成的。上下肢的动态运动时,对抗内外环境干扰的姿势稳定由核心－姿势链合并自发吸气膈肌下降和腹压的增加共同实现的。当姿势链的有效性下降时,会产生疲惫,呼吸功能、姿势控制、步态和日常生活活动能力下降。在偏瘫患者中,膈肌运动和腹肌激活水平的下降通常与膈肌和腹部肌群厚度的减少同时发生。

第三节　人体多系统参与下的功能活动

任何功能活动都需要良好的姿势控制,即姿势控制是所有功能活动的基础。而良好的姿势控制离不开感觉系统和运动系统的相互作用,同时认知系统也起到重要作用。

一、运动系统

运动控制的脑部功能分区通常分成多个处理水平,包括运动皮质及脊髓、脑干、小脑等。运动皮质位于额叶,由不同的处理区组成,包括 M1 区和前运动皮质区。M1 区是大脑皮质网络结构的一部分,在自主运动控制中起到非常重要的作用。M1 区是处理指令的最终皮质区域,可以精细调节手指和控制面部分离的自主运动。前运动皮质区包括运动前区和辅助运动区。其中运动前区对于视觉引导的运动具有重要作用,并能调整目标指向性运动以适应外部环境的变化。在进行复杂运动程序时该区激活明显增强。辅助运动区主要参与连续性运动的计划、产生和控制,以及复杂运动的控制。

脊髓是感觉和运动的低级中枢,主要作用是对感觉信息进行接收和初级处理,以及对运动的自主控制。脊髓对功能活动中姿势控制的作用主要为伸肌的抗重力收缩。基底节整合和处理来自所有连接通路的大量信息,其首要功能是参与运动的控制。皮质－基底节回路参与了需要认知和注意力的运动控制。基底节与脑干的相互联系，能够调节肌张力和姿势－步态协同，进一步优化肌张力，以更好地适应行进中的平衡或步态。此外，基底节还参与学习和动机行为。小脑是控制自立姿势的重要组成部分，可参与调节运动过程中的姿势控制。在复杂的运动过程中，主要与调整躯干和四肢运动的前馈或匹配肢体运动的姿势控制相关。在接收、分析和识别某个感觉或运动模式后，将对预期与实际模式进行比较－纠正，使得运动得以协调进行。小脑与脑干网状结构和前庭系统存在神经通路，对个体的姿势和平衡起到控制作用。在个体移动过程中，有多个区域形成网络参与调节，而小脑的作用主要体现在个体躲避障碍物和适应新环境时，包括调整移动时序、步长、协调性控制等。脑干参与运动控制中的诸多方面，包括运动节奏的产生、姿势张力的调节、姿势和平衡的感觉信息整合、自主运动的预期姿势调节。

二、感觉系统

在功能活动时，中枢神经系统需要了解人体在空间中的相对位置关系，以及所处静止状态或运动状态的反馈。为了实现各种功能活动中姿势稳定状态，中枢神经系统需要将各种感觉信息进行有效的整合处理，其中包括视觉系统、躯体感觉系统和前庭系统。在具体的活动中，姿势控制所依赖的感觉系统会发生改变，其影响因素包括年龄、环境因素、任务特征等。这里主要介绍稳定状态的感觉输入和平衡调控中的感觉输入两种情况。

在健康个体稳定状态，中枢神经系统主要依赖视觉、本体感觉和前庭觉的信息输入。其中，以本体感觉的信息为主（约占70%），其次是前庭觉（约占20%）和视觉（约占10%）。当感觉整合能力未受累时，一种感觉信息的增加，会弥补另一个感觉信号的减少或缺失。例如，个体在漆黑的空间仍能维持稳定状态，因为来自本体感觉和前庭觉的信息会增加。

本体感觉主要为中枢神经系统提供身体相对于支撑面的位置信息和运动信息，以及各身体节段间的相互关系。当个体处于稳定支撑面（坚实平整的表面）时，本体感觉主要提供相对于水平支撑面的位置信息和运动信息。经过研究证实，身体所有部位的本体感觉输入均对稳定状态的平衡控制有作用。当支撑面发生变化时，如站在斜坡或移动的平面上时，本体感觉的信息无法准确反映支撑面的位置信息和运动信息，此时对个体本体感觉信息的依赖减少而逐渐向前庭信息转移。因此，本体感觉信息主要在维持稳定状态的姿势控制中发挥重要作用。

前庭系统为中枢神经系统提供头部关于重力和惯性的相对位置和运动信息，尤其是头部旋转和平移的位置变化和运动。在休息时，前庭系统使得个体感受到重力的牵拉，从而确定与地面的垂直状态。在运动时，前庭信息主要作用为保持头部稳定以及凝视控制，为头部提供一个稳定的参照系。前庭觉信号不能单独为中枢神经系统反映身体在运动中的真实情况。

视觉输入主要提供头部在空间中的相对位置和运动信息。姿势控制与视觉之间的相关性可以通过闭眼后姿势晃动幅度的增加得到证实。当个体所处环境发生变化时，如处于黑暗的空间中或者移动的车内，视觉系统提供的信息可能被大脑错误地理解，此时对视觉信息的依赖减少。视觉信息对于预期性姿势调节中神经肌肉的活动水平至关重要，因为其提供的关于任务和环境的信息决定了预先姿势调整的性质。此外，视觉对于环境改变时收集周围环境的相关信息，按需进行神经肌肉水平的调节很重要。

研究证实许多神经系统损伤的患者存在感觉缺陷，且这一类患者过度依赖视觉信息，甚至是错误的视觉信息，而忽视本体感觉和前庭觉信息。多种感觉信息整合能力的下降对平衡控制的恢复有严重影响，这已经在偏瘫后遗症期和晚期帕金森病这两种疾病状况中得以证实。

三、认知系统

越来越多的研究证明功能活动中的姿势控制与认知存在相关性。也就是说，姿势控制与认知功能有很大的相互影响。当我们完成单一活动时，很少涉及注意资源的分配问题，除非增加姿势控制的难度或完成更加复杂的次要任务。而当完成双重任务时，注意资源将在两个任务中（即认知任务和姿势调整之间）相互竞争，从而导致注意下降。有研究证实，在进行双重任务活动时，姿势控制中涉及对注意的需求，且这种注意需求会根据任务特点、年龄和个体平衡功能而存在很大差异性。随着对平衡能力的需求增加，反应时间随之增加，姿势控制中的注意需求也会随之增加。也有研究证明，心理因素可能会降低对姿势控制的改变。综上所述，双重任务中需要注意来维持姿势控制，而当姿势稳定受到很大干扰时，姿势控制将成为首要任务。我们在分析各种功能活动时也要根据任务的性质分为单一或双重任务两种方式。

（江汉宏 张静 魏清川）

参考文献

［1］ Baizer J C. Unique features of the human brainstem and cerebellum ［J］. Front Hum Neurosci, 2014, 8: 202.

［2］ Buckner RL. The cerebellum and cognitive function: 25 years of insight from anatomy and neuroimaging ［J］. Neuron, 2013, 80 (3): 807－815.

［3］ Grimaldi G, Manto M. Topography of cerebellar deficits in humans ［J］. Cerebellum, 2012, 11 (2): 336－351.

［4］ Hicks T P, Onodera S. The mammalian red nucleus and its role in motor systems, including the emergence of bipedalism and language ［J］. Prog Neurobiol, 2012, 96 (2): 165－175.

［5］ MacLeod C. The missing link: evolution of the primate cerebellum ［J］. Prog Brain Res, 2011, 195: 165－187.

［6］ Manto M, Bower J M, Conforto A B, et al. Consensus paper: Roles of the cerebellum in motor control—the diversity of ideas on cerebellar involvement in movement ［J］. Cerebellum, 2012, 11 (2): 457－487.

［7］ Mottolese C, Richard N, Harquel S, et al. Mapping motor representations in the human cerebellum [J]. Brain, 2013, 136 (Pt 1): 330－342.

[8] Delis I, Panzeri S, Pozzo T, et al. A unifying model of concurrent spatial and temporal modularity in muscle activity [J]. J Neurophysiol, 2014, 111 (3): 675－693.

[9] d'Avella A, Lacquaniti F. Control of reaching movements by muscle synergy combinations [J]. Front Comput Neurosci, 2013, 7: 42.

[10] Sternad D, Huber M E, Kuznetsov N. Acquisition of novel and complex motor skills: stable solutions where intrinsic noise matters less [J]. Adv Exp Med Biol, 2014, 826: 101－124.

[11] Krasovsky T, Lamontagne A, Feldman A G, et al. Effects of walking speed on gait stability and interlimb coordination in younger and older adults [J]. Gait Posture, 2014, 39 (1): 378－385.

[12] Feldman A G. Space and time in the context of equilibrium－point theory [J]. Wiley Interdiscip Rev Cogn Sci, 2011, 2 (3): 287－304.

[13] Sayenko D G, Masani K, Vette A H, et al. Effects of balance training with visual feedback during mechanically unperturbed standing on postural corrective responses [J]. Gait Posture, 2012, 35 (2): 339－344.

[14] Xie L, Wang J. Anticipatory and compensatory postural adjustments in response to loading perturbation of unknown magnitude [J]. Exp Brain Res, 2019, 237 (1): 173－180.

[15] Silva A, Sousa A S P, Pinheiro R, et al. Activation timing of soleus and tibialis anterior muscles during sit－to－stand and stand－to－sit in post－stroke vs healthy subjects [J]. Somatosens Mot Res, 2013, 30 (1): 48－55.

[16] Caderby T, Dalleau G, Leroyer P, et al. Does an additional load modify the anticipatory postural adjustments in gait initiation? [J]. Gait Posture, 2013, 37 (1): 144－146.

[17] Mizusawa H, Jono Y, Iwata Y, et al. Processes of anticipatory postural adjustment and step movement of gait initiation [J]. Hum Movement Sci, 2017, 52: 1－16.

[18] Fulk G D, He Y, Boyne P, et al. Predicting home and community walking activity in people with stroke [J]. Arch Phys Med Rehabil, 2010, 91 (10): 1582－1586.

[19] Moore M, Barker K. The validity and reliability of the four square step test in different adult populations: A systematic review [J]. Syste Rev, 2017, 11 (6): 187.

[20] Van Bloemendaal M, Bout W, Bus S A, et al. Validity and reproducibility of the Functional Gait Assessment in persons after stroke [J]. Clin Rehabil, 2019, 33 (1): 94－103.

第三章 功能活动分析与应用

第一节 床上功能活动

桥式运动、翻身是最基本的床上功能活动，在不同神经康复技术中都是被推荐的基础锻炼动作。床上功能活动能力的恢复有助于减轻照护者的负担，对并发症的预防也至关重要。此外，床上功能活动是进行更高级别功能活动（如床椅转移、坐－站转移等）的基础。床上功能活动要求患者具备控制躯干选择性屈、伸、旋转运动的能力，这也是高级活动中的躯干姿势控制能力的先决条件。

一、桥式运动

桥式姿势是一个很重要的体位，在神经系统损伤的早期就需要对患者进行指导。对于患者使用便盆、减轻臀部压力及进行床上转移，桥式运动都是一项必备的运动技能。另外，躯干与髋部保持良好的对位对线是正常站立姿势的基本要求。在桥式运动下可以进一步模仿行走时骨盆与下肢的运动，特别是骨盆后倾、侧向移动及旋转，联合伸髋、屈膝向前运动。中国脑梗死急性期康复专家共识也表明，早期于病床上做桥式运动可提高患者脊柱及骨盆的核心控制能力，并提高运动时由核心肌群向四肢肌群及其他肌群的能量输出，改善肌肉的协调与平衡，增强本体感受，为日后的坐位及站立平衡训练打好基础。

（一）运动分析

正确的桥式运动，患者需要将双手置于身体两侧，上背部与足置于支撑面上，通过髋部的伸肌收缩来对抗身体的重力，这时身体就会形成一个拱桥状，因此称为桥式运动。如果在做桥式运动时增加手臂与腿的使用任务（如试图穿衣），则增加了对躯干肌肉的要求，当手臂或腿抬起来时，腹部的肌肉（腹斜肌）必须兴奋以支撑肢体。

对于神经损伤导致背与髋部伸肌、腹肌兴奋性降低的患者，桥式运动是个挑战。偏瘫患者的下肢伸肌通常先于腹肌恢复，也是导致患者难以维持桥式姿势的另一个重要原因。粗大的运动模式使患侧肢体缺少选择性的肌肉收缩，从而阻碍患者联合屈曲和内收髋关节。患者试图摆放好患侧下肢，但常常会导致髋屈曲、外旋，足内翻的粗大运动模式。当患者尝试桥式运动时可能由于腹肌未被激活而不能稳定骨盆，导致腰弓增加，并伴随健侧用力向支撑面伸展。屈髋肌的短缩是导致神经损伤慢性期患者腰弓增加的另一个可能的原因，但这在中枢神经系统损伤早期并不常见。

仰卧时通过观察以下特征表现可以提示腹肌兴奋性降低。

（1）胸廓向上向外翻：因为腹肌不能牵拉肋骨骨架向下运动，使得患侧肋骨骨架抬得更高。

（2）颈部缩短：肩胛带的提升可能导致患者颈部缩短。

（3）腹部张力低下：通过直接触诊可能发现患者患侧腹部出现明显松弛。

（4）肚脐偏移：肚脐可能因健侧肌肉张力较高而发生偏移。

（5）近端稳定性下降：近端失稳也将影响下肢的运动或稳定。由于交互抑制作用，所有运动中伸肌的兴奋性增加，都将进一步抑制屈肌的控制。

（二）临床应用

对于偏瘫患者，治疗师可以将患者摆放于仰卧下肢屈曲位，鼓励患者用健侧下肢主动屈曲加以辅助，并要求维持这一仰卧下肢屈曲位。患者下肢主动屈曲可以帮助骨盆后倾并激活核心肌群，并反过来促进患侧下肢主动地维持在屈曲位。治疗师可在屈曲的患侧膝关节处施加向下的力，以保证足位置的正确摆放。

主动桥式运动可以改善伸髋肌的选择性运动。当患者将臀部抬离支撑面时，治疗师要确保患者没有利用"过度的伸肌活动"，包括髋关节伸展引起过度拱背和头过度后仰推向支撑面。为了改善选择性运动能力，治疗师首先引导患者进行腹式呼吸，使骨盆后倾。骨盆后倾后，治疗师可指导患者的股骨向足的方向移动，同时用手施加向下的压力，增强下肢的承重（图3-1-1）。

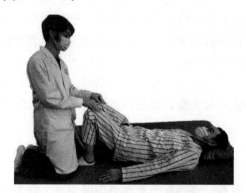

图3-1-1 桥式运动训练

患者能保持这个姿势后，下一步可进阶为单桥运动，即在保持骨盆水平的同时，将健侧足抬离支撑面（图3-1-2）。治疗师应该观察患者的骨盆是否出现不对称运动及旋转活动。治疗师不应该准许患者通过患侧下沉来达到稳定的目的。这个活动对于偏瘫患者来说是有难度的，因为需要腹斜肌的参与。桥式运动可以根据患者对选择性运动的控制能力来分级。足放置的位置离臀部越远，对以维持膝关节屈曲和髋关节伸展的选择性活动程度的要求越高。在保持骨盆水平的前提下，将两足交替地抬离支撑面，要求更高程度的肌肉活动与协调能力。

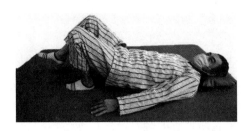

图 3-1-2 单桥运动训练

仰卧位时，桥式运动可以用于床上移动和穿裤子。治疗师应该教授照护者适当的技术，以确保这些运动能够应用到患者的日常生活中。治疗师在训练患者自理活动的同时，也应该将这些运动策略融入其日常生活当中。

二、翻身

翻身不仅是床上运动的一个重要组成部分，也是其他功能活动必不可少的动作。研究证明，正常成人可以使用多种方法从仰卧位翻到俯卧位。

（一）运动分析

从仰卧位翻到俯卧位最常采用的一个方法是"上举和前伸上肢"：头与躯干的运动由肩胛带启动，也会发生一条腿抬起的情况。脊柱的旋转曾经被认为是获得正常模式下翻身的先决条件，但通过对健康人群的观察，并未发现会导致肩胛带与骨盆带分离的脊柱旋转。研究证明成人常用的翻身模式首先出现肩以上水平的抬起，肩胛带前伸，接着一侧下肢抬起，也需要使用单侧下肢的推动（图 3-1-3）。由于个体体型和力量差异及支撑面不同，翻身模式多种多样。

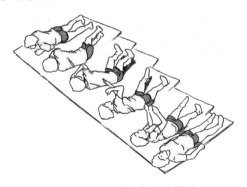

图 3-1-3 成人的翻身模式

但健康成人在日常生活中并不会局限于刻板的运动模式，他们有一套灵活的适合自己的运动方式。对健康成人的试验发现，当健康成人被要求在运动垫上以尽可能快的速度翻身时，受试者所使用的运动方式可能与当时的需要和（或）隐含的后续活动目标有关，单纯为了速度而采取的翻身方法和为了环境中特定的目标而采取的方法是有显著差别的。对于神经损伤的患者，上肢、肩胛带或下肢存在功能障碍可能导致翻身模式发生变化，此时脊柱的旋转为患者的翻身模式提供了更多可能性。

（二）临床应用

治疗师在为神经损伤患者进行翻身训练时，必须考虑到使用的支撑面（环境）、改变体位的目的，以及训练的最终目的，如翻身可能是部分患者完成从仰卧位到坐位转移的必要动作。因此治疗师必须制订最合适的运动顺序，以兼顾安全、实用和效率。

不同类型的神经损伤患者所适宜的翻身策略可能各不相同，以下将主要针对偏瘫患者及脊髓损伤患者介绍翻身训练的方法。

1. 偏瘫患者：向偏瘫侧翻身

因为躯干缺乏屈肌控制及伸肌活动的明显优势，偏瘫患者经常在翻身时利用伸肌模式来触发一系列翻身运动。当向偏瘫侧翻身时，患者习惯利用健侧肢体推支撑面，使脊柱在纵轴方向上发生弓形改变。

在向偏瘫侧翻身前，要保护好偏瘫侧上肢。治疗师可以通过预先摆放好患者偏瘫侧上肢进行保护，帮助患者带动肩与手臂外展，以避免翻身时将偏瘫侧上肢压在身体下方。

在向偏瘫侧翻身时，治疗师应鼓励患者在举起健侧上肢的同时将健侧腿跨过身体中线，如此可以抑制翻身时过度使用伸肌（图3-1-4）。

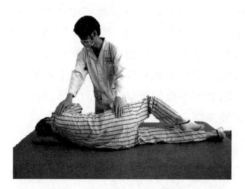

图3-1-4 偏瘫患者向偏瘫侧翻身训练

2. 偏瘫患者：向健侧翻身

对偏瘫患者而言，向健侧翻身会更困难。翻身常以伸肌模式开始，包括头、颈、背的伸展。伸肌模式中，患者依赖背的伸展来带动偏瘫侧下肢越过躯干，这是一种效率很低的代偿性措施。在患者翻身时，偏瘫侧上肢常被留在身体后面（图3-1-5）。

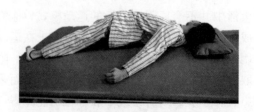

图3-1-5 偏瘫患者向健侧翻身常见异常方式

由于代偿性运动模式常常存在活动不充分，治疗师在训练患者向健侧翻身时，应减少不良的代偿性运动，同时增加更有效、更充分的运动模式。治疗师在提醒患者骨盆和下肢运动的同时，可指导患者利用健侧的手臂来带动偏瘫侧手臂越过身体中线（图3-1-6）。治疗师在帮助患者骨盆旋转到健侧时，要对偏瘫下肢给予辅助。若患者功能较差，可以将翻身进行分解练习，如治疗师辅助患者骨盆旋转到健侧后，辅助患者反复做肩胛带相对骨盆旋转的运动；或者维持肩胛带稳定的情况下，辅助患者反复做骨盆相对于肩胛带旋转的运动。

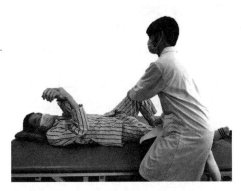

图3-1-6　偏瘫患者向健侧翻身训练

另外，治疗师还应鼓励患者通过骨盆旋转将患侧腿屈髋屈膝跨过支撑面，并在恢复仰卧位后再将腿慢慢放下。这个方法可以抑制翻身时伸肌的代偿。另一个方法是屈曲双腿进行翻身。

3. 脊髓损伤患者的翻身训练

肌力保留在 C_5、C_6 水平的患者，翻身需借助床上方的拉环将一侧身体拉至对侧。肌力保留在 C_7 水平的患者，翻身时可通过一侧手腕勾住床栏，头颈部向对侧旋转，另一上肢伸直将该侧躯干支撑抬高，同时推向对侧的方式来完成（图3-1-7），或者采用双上肢肩前屈肘伸直，利用惯性用力甩向一侧，然后快速甩向目标侧的方式完成翻身，这种翻身方式又叫 Bobath 握手翻身法，需要双上肢巨大的爆发力量及制造较大惯性使身体旋转。患者存在从床上跌落的风险，建议在照护者监护下选择宽床进行训练。

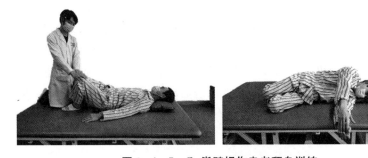

图3-1-7　C_7 脊髓损伤患者翻身训练

T_7以上的胸段脊髓损伤患者可以在翻身前利用布袋将下肢拉至屈髋屈膝、内收内旋位（图3-1-8），减少翻身过程中要克服的身体重量，更容易完成。

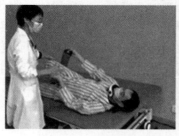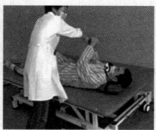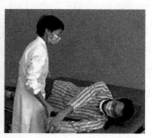

图3-1-8　T_7以上胸段脊髓损伤患者翻身训练

T_8以下脊髓损伤患者如果腹肌肌力保留比较充分，翻身时拉动脊柱向一侧回旋。肌张力产生的共同运动模式会使躯干旋转时下肢内收的肌张力同步增高，有利于一侧下肢向对侧运动。当双下肢肌张力降低时，腹肌带动躯干的旋转需要额外克服下肢重力，需要利用上肢产生更大的躯干晃动幅度以增加惯性助力。

翻身训练会使脊柱产生巨大的旋转应力，因此存在脊柱骨折的患者都应在骨折稳定后进行，并且需要佩戴支具。如果翻身训练增加了脊柱不稳的风险，治疗师可帮助患者完成被动翻身，逐渐增加翻身过程中的主动成分。对于脊柱稳定性较好的患者，还可以翻身为俯卧位，以减少单一的骨突部位长期受压。

其他神经损伤患者的翻身训练也需要考虑疾病的特点，以及患者目前的功能障碍情况和训练的目的，选择适合患者的个性化翻身方式。训练应遵循循序渐进的原则，并教会患者应用在日常生活中。

第二节　体位转移

一、从仰卧位到坐位

（一）运动分析

从仰卧位到坐位的体位转移动作可以通过各种运动方法来完成，健康成人倾向于采用惯冲策略（momentum strategy）（图3-2-1）。当他们从床、沙发或椅子上通过惯冲策略跃起时，动作流畅、快捷且高效。惯冲策略要求躯干产生力量并传递给下肢，以启动翻身等一系列的动作。躯干肌通过向心性收缩启动并推进这个运动进行，通过离心性收缩来加以控制。肌肉交互抑制的收缩保持了躯干的稳定性。

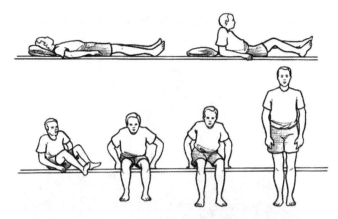

图 3-2-1　从仰卧位到坐位的惯冲策略

许多老年人倾向于使用力量控制性策略完成从仰卧位到坐位（图 3-2-2），体位发生缓慢变化的同时，会将力量从身体的一部分转移到另外一部分：先翻身侧卧，摆动下肢到床边，依靠上肢的推动坐起。这种方法使得稳定性增加，所需的向心性及离心性力量都要增加。故如果缺乏惯冲力，就需用更大的力量来完成这一转移动作。

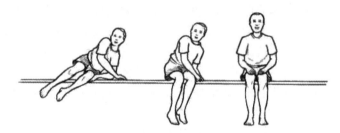

图 3-2-2　从仰卧位到坐位的力量控制性策略

（二）临床应用

从仰卧位到坐位的训练方式有很多，选择何种策略对患者进行训练取决于患者的疾病种类、功能障碍情况、学习能力、发病时期、训练目标、发病前的运动习惯、空间环境等多重因素。重要的是让患者掌握其中适合自己的一些可选策略，使其能在不同的环境中拥有有效移动的能力。这对患者的功能恢复和心理状态都是有益的。以下针对两种常见病种分别介绍从仰卧位到坐位功能活动训练方法。

1. 偏瘫患者：向偏瘫侧侧卧坐起

治疗师帮助患者双下肢屈髋屈膝，靠近胸口，以抑制背部的伸肌；头、颈转向患侧；健侧手臂必须越过身体，放在支撑面上。当患者用手向下推支撑面时，双腿可辅助越过床沿、垂于床边。双下肢的移动为该运动增加了惯冲力，同时腿的重量也能帮助患者达到坐位。治疗师可以将自己的手放于患者肩胛带和骨盆带给予患者支撑，引导患者的重心加载到患侧肘关节处（图 3-2-3）。

患侧上肢负重时，治疗师应该可观察到患者的躯干肌是兴奋的，而不是过多地使用上肢及下肢代偿。而且，治疗师必须提醒患者进行两侧躯干的运动，以促使产生正确的侧向屈伸收缩时序。

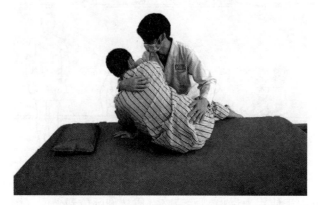

图 3-2-3　偏瘫患者向偏瘫侧侧卧坐起

2. 偏瘫患者：向健侧侧卧坐起

向健侧侧卧坐起的运动顺序与向偏瘫侧侧卧坐起一样，但治疗师辅助患者时手的接触位置发生了变化。在患者翻身至健侧侧卧时，治疗师应引导患者偏瘫侧上肢前伸；在患者抬起头、颈及上胸段超过健侧前臂时，治疗师要帮助患者偏瘫侧下肢向前移动，越过支撑面边沿；在患者健侧开始向下用力推时，治疗师要确保患者偏瘫侧肩保持前倾位。随着患者头、颈、躯干的运动控制能力增强，可以从力量控制性策略改用惯冲策略。

颈部不能侧屈的患者需要进行预备性头控训练：患者取健侧侧卧位，头置于支撑面上。根据需要，患者在治疗师的帮助下先被动抬起头部，然后缓慢降低头部靠向支撑面（图 3-2-4）。这个动作要求侧屈肌离心性收缩，或主动地抬起头部做肌肉向心性收缩。治疗师应辅助或提示患者躯干不要旋转或向前屈曲。

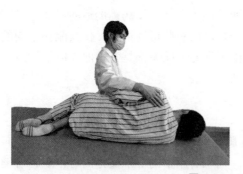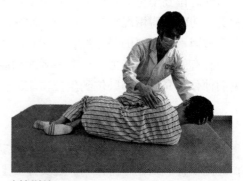

图 3-2-4　头控训练

对于躯干控制较弱的患者，可以考虑利用生物力学方法分解活动，如患者取侧卧位后，治疗师辅助患者将重心加载到肘关节以支撑躯干，嘱患者从该体位转移至坐位。重复以上运动后，再整合到整体运动中，治疗过程中需要关注患者是否有背部伸肌代偿及上肢联合反应。如果发生代偿，治疗师应分析任务是否难度过高，是否需降低难度，以确保运动方式正确，然后逐渐增加难度至患者能独立完成从仰卧位到坐位。

3. 脊髓损伤患者从卧到坐位

根据损伤平面及损伤程度不同，从卧到坐位有仰卧坐起、侧卧坐起两种方式。在撑起过程中，通过借助一侧肘关节伸展时的巨大爆发力将躯干抛向上方，为另一侧上肢伸展创造势能和空间；伸直的双上肢逐渐靠近躯干并将躯干向前推，逐渐将重心前移至坐稳。

侧卧坐起可参照偏瘫患者的坐起方式，对单侧上肢肌力、双手配合及瘫痪下肢位置都有极高的要求。患者先用前述任何一种方式翻身至侧卧位，然后上方手从胸前绕至对侧，上方手伸直将躯干略撑离支撑面，下方手肘到掌指关节依次伸直用力，双手配合用力将躯干充分撑离支撑面后再缓慢移向骨盆处，这时下方手稍向前，将重心控制在下方手及下方腿围成的支撑面内，上方手从胸前绕回另一侧，下方手又向后将重心后移支撑住身体，绕回的上肢将腿由髋屈曲、内收内旋、膝屈曲位调整至髋外展中立、膝伸直位。调节好腿的位置后，双手继续调节躯干位置至坐稳。

腹肌神经支配完整的患者，从卧到坐位可以通过颈前屈肌及腹肌的剧烈收缩完成。

二、床椅转移

床椅转移对于神经损伤患者而言至关重要，可以使患者有更多的活动范围，而不仅仅局限于床上活动。床椅转移的主要目标是从一个支撑面安全有效地转移到另一个邻近的支撑面。这要求患者躯干能够充分前屈越过足，并能以足为支点转动身体，将臀部放置于另一个支撑面上。

由于患者运动控制程度各异，治疗师需要提供安全的训练环境，给予患者足够的保护，保证训练安全和足够的"空间"，让患者在尽可能少的帮助下完成转移活动。这并不容易做到，有些患者不可避免地需要许多帮助才能完成转移活动。不断评估患者需要的帮助程度（如最小、中等、最大），对于评价患者的进步和与其他团队成员交流时讨论患者的功能活动中需要帮助量的大小是很重要的。

对于偏瘫患者来说，在转移和坐站活动中，促进重心转移到患侧下肢是很重要的。治疗师双膝环绕接触患者患侧膝关节，以辅助患者重心前移到患侧下肢，并防止患者膝关节过度屈曲。对于需要少量暗示与保护的患者，在其将重量转移到患侧时，治疗师可以将一只手放置于患侧股骨远端，并轻轻向前拉动，然后朝地面方向下压。

对于功能较好的患者，在床椅转移时，患者常常会使用上肢支撑或拉椅子的扶手来完成转移，然而关于手臂的作用仍存在争议。Bobath 和 Davies 鼓励双手在身体前方交叉相握，以促使重心向前转移，并推荐将上肢放在椅子扶手上。但是，Carr 和 Gentile认为"固定"手臂（研究中受试者通过抓住横杆来固定手臂）具有增加伸肌力量（伸展力）和减弱转移活动中躯干惯冲力的趋势，而伸展力和惯冲力对转移性功能活动是非常重要的。Carr 主张加强下肢力量（特别是伸肌）的训练，以提高床椅转移功能。

三、坐－站转移

（一）运动分析

Shenkman 等将坐－站转移的活动分解为四个阶段。

第一阶段（图 3－2－5A）：屈曲动量阶段，是从动作启动开始到臀部抬高刚好离开座位结束，产生的屈曲动量可用于形成伸展阶段的起始惯冲力。在这个阶段，身体的重心在支撑面内，需要竖脊肌离心性收缩，以控制躯干向前的运动。

第二阶段（图 3－2－5B）：动量转移阶段，开始于患者臀部离开座位，终止于踝关节最大限度背屈。上身向前的惯冲力转换成整个身体向前、向上的动力。身体重心从椅子支撑面内转移到足上。根据其定义，此阶段是不稳定的，要求髋、膝伸肌的协同作用。

第三阶段（图 3－2－5C）：伸展阶段，从踝关节最大限度背屈开始，终止于髋关节充分伸展。该阶段需要通过髋、膝的伸展，使身体从半蹲状态到完全直立。此阶段稳固性的要求不如第二阶段那么高，因为身体重心已经完全落在足的支撑面内。

第四阶段（图 3－2－5D）：稳定阶段，从髋关节停止伸展开始，直至所有运动结束为止。这一阶段是最难界定的阶段，因为它通常紧随着其他功能活动，比如行走。

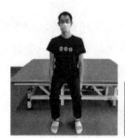 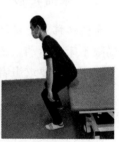

A. 屈曲动量阶段　　　　　　　　B. 动量转移阶段

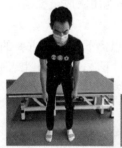 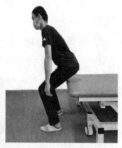 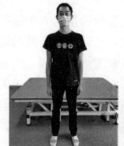 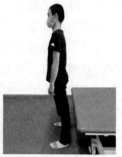

C. 伸展阶段　　　　　　　　D. 稳定阶段

图 3－2－5　坐－站转移

不管研究者是通过什么方式来划分这项活动，理解上述坐－站转移模式的生物力学过程对于理解和解决偏瘫患者可能发生的潜在问题都至关重要。

Carr 和 Shepherd 对影响正常人坐－站转移的关键因素进行了概括。治疗师必须考虑到足的摆放位置、躯干起始位置、运动速度以及上肢在平衡与惯冲力中的作用。在正常人坐－站转移过程中：①当足的起始位置稍靠后时（踝关节大约背屈 75°），坐－站转移最容易。②启动躯干从直立位开始主动屈曲，鼓励患者以合理的速度向前摆动躯干，使进入伸展阶段前能获得最大的惯冲力协助伸展。③增加躯干屈曲的速度，促使下肢伸肌力量产生。④限制上肢活动（如当试图进行坐－站转移时握住偏瘫侧手臂向前伸展）将使下肢产生足以使人站起的伸肌力量所需的时间延长。

　　Janssen 等通过对常提及的决定性因素进行文献检索，综述了影响坐－站转移的关键因素，发现椅子高度、扶手使用和足的摆放位置明显影响患者坐－站转移能力。使用高的椅子，髋、膝处所需要的力矩降低；使用有扶手的椅子，可以减少髋关节所需力矩；将足的位置从前往后移动，可以降低髋关节的最大平均伸肌力矩。

（二）临床应用

　　偏瘫患者长时间倚靠椅背坐在轮椅里，多裂肌弱化造成骨盆过度后倾，多伴有躯干侧屈及旋转（图 3-2-6）。因此，偏瘫患者在坐位难以将骨盆、躯干和头部抗重力伸展以提高重心。这些问题加重了上肢的代偿，即上肢下压床边或拉拽扶手，容易导致全身屈曲模式，影响坐－站转移过程中伸肌的活动。因此治疗师需要调整患者的起始姿势，包括支撑面、足部、上肢等位置，激活多裂肌以促进骨盆、脊柱、胸廓和头部抗重力伸展。

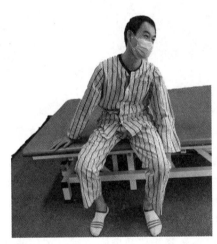

图 3-2-6　偏瘫患者异常坐姿（骨盆后倾伴躯干侧屈旋转到偏瘫侧）

　　对于偏瘫患者来说，在屈曲动量阶段健侧上下肢可能先出现活动，偏瘫侧骨盆和肩胛骨活动延迟。另外髋关节和躯干的代偿性屈曲活动使重心下降（图 3-2-7），重心难以前移到下肢。对于帕金森病患者来说，由于姿势异常、运动减少、运动幅度减小等问题，同样存在重心难以加载到下肢的问题。故治疗师必须调整神经损伤患者姿势，以诱导骨盆抗重力伸展的同时屈曲躯干，使得身体的重心向前向上运动，激活下肢的姿势控制，促进下肢伸肌力量产生，为动量转移做准备（图 3-2-8）。

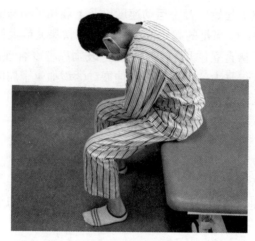

图 3-2-7　偏瘫患者通过躯干屈曲代偿前移

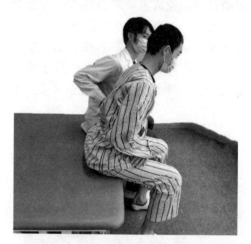

图 3-2-8　治疗师诱导患者骨盆抗重力伸展的同时屈曲躯干

在动量转移阶段，神经损伤患者将身体的重心转移至足底支撑面时，因为躯干及下肢支撑能力下降，容易发生跌倒。另外，偏瘫患者患侧踝关节和足部灵活性下降，特别是足部内翻使重心向踝外侧偏移。因此，患者习惯性将重心向健侧偏移，呈现非对称性的动作。同时坐-站转移与床椅转移类似，患者习惯使用健侧上肢按压床面或拉拽床栏进行代偿，这将影响患者重心充分前移及患侧负重。正如前文所述，研究证明，运动中固定上肢与特定位置有害于正常的运动模式。另外，治疗师需要保持患者踝关节和足部的良好力线和灵活性，以帮助患者在动量转移过程中引导患侧膝关节前移以增加患侧下肢承重。Bobath、Davies、Carr 和 Shepherd 都认为需要加强该阶段和倒序坐下的训练。

在伸展阶段，偏瘫患者多见偏瘫侧伸展不充分，表现为骨盆前倾、髋关节屈曲、膝关节过伸或用小腿后方顶着床沿等异常姿态。膝过伸还会进一步使踝关节处于被动跖屈位而导致背屈受限。治疗师需要诱导正确的伸展方式，包括引导重心继续向前向上运动，诱导骨盆后倾以促进伸髋伸膝运动，维持良好的对位对线。

Carr 和 Shepherd 的研究也阐明了躯干、手臂和足在坐-站转移中的作用，包括主动屈曲躯干训练对患者坐－站转移的重要性，利用惯冲力向前摆动躯干、降低腓肠肌挛缩，先从高于正常的坐位开始训练坐－站转移等。逐渐降低坐位高度的坐－站转移训练实际上相当于一个渐进抗阻的训练过程，既能改善坐－站转移活动中的运动控制，又能改善参与该活动肌群的力量。足后移对坐－站转移十分重要，充分的后移可以减少患者向前移动重心的距离，从而增加活动的稳定性。但是临床上神经损伤患者常常存在踝关节背屈受限及小腿三头肌肌张力过高，导致足后移时足跟无法着地，这时可以通过床上桥式运动训练增加患侧足部承重，或联合牵伸以降低小腿三头肌的张力、改善踝背屈的活动度。

健康的受试者通常在移动活动中利用惯冲力，这种方式能降低能量消耗、提高效率。惯冲模式常用于从床上直接站起，动作改良后可用于脑血管意外患者的训练。利用惯冲力可以为患者站起提供更有效的动力，但对稳定性的要求较高，当患者臀部离开支撑面时，需要注意防止其向前摔倒。因此，躯干控制差或有明显认知功能障碍的患者不考虑使用这种方式。在训练患者使用惯冲模式时，必须具备充分的安全保护措施。

第三节　步行

一、运动分析

人类保持直立双足步行是适应环境而进化发展出来的功能活动之一。人类获得直立双足步行，使得前肢从移动运动中解放出来，提高了用手指操作物体的能力，而手指的灵活运动促进了智力的发育；头颈部可以保持在抗重力体位，保持视野开阔，提高对危险的观察能力；口唇和舌头的选择性运动、喉部的功能也随着智力的发育而进化，进而提高了人类的交流能力；交流能力的提升直接影响了人类社会化的发展进程。恢复步行能力是神经损伤患者最大的目标之一，也是促进患者回归社会的重要因素之一。

步行的一个重要特点是，步行起始阶段为随意运动，而一旦开始就会自动地进行。Shumway－Cook 等通过以下 3 个要点阐述了步行运动的基本条件。

（一）向前上方前进

步行需要身体具备向希望的方向进行移动的能力，即在正常步行中需要身体向前上方移动。但神经损伤患者的患侧骨盆容易后撤，站立时骨盆常常处于前倾的状态，这都导致患者难以满足这个基本条件。

（二）支撑相对抗重力

支撑相需要身体具有对抗重力并持续维持和支撑身体动态稳定（dynamic stability）的能力。而对于神经损伤患者来说，由于下肢张力过高或过低，或者踝关节活动度受限等，在支撑相常常出现膝过伸等代偿姿势。

（三）目标与环境

利用步行达到期望的目标并适应环境，需要具备避开障碍物、根据情况改变速度和方向等适应能力，即步行的基本条件之一为需要保持人体特有的直立位姿势控制（姿势的稳定性和姿势定向）以及步行中的运动控制。另外，针对患者日常生活的具体需求，获得适应其所处环境的实用性步行能力也十分重要。

对神经损伤患者进行步行训练，需要治疗师能够理解正常步行运动的构成成分，具有分析步态的能力以及基于相关的神经科学理论知识形成治疗创意的能力。

二、临床应用

（一）偏瘫患者的步行训练

1. 偏瘫步态

脑卒中患者的步态类型取决于脑损伤部位和所累及的系统。如果皮质运动区或运动传导通路受累，会出现对侧肢体偏瘫或轻偏瘫，脑梗死部位决定了上肢和下肢运动功能受损的严重程度。不是所有脑卒中患者都会出现偏瘫或轻偏瘫，也不是所有患者都出现同等程度的运动功能障碍。大脑前动脉支配区缺血的患者通常下肢功能障碍更严重，大脑中动脉支配区缺血的患者虽然下肢会出现不同程度的功能障碍，但上肢功能障碍更严重。不同部位损伤导致的步态异常类型和程度各异，但通常都会使用"偏瘫步态"来进行统一描述。

偏瘫侧下肢支撑相中，由于踝关节背屈受限、踝部感知觉障碍等，触地初期患者可表现为"平足"或"足尖"触地，而不是在踝充分背屈的情况下用足跟着地。患者也可能表现为首次触地时足尖先触地伴旋后（冠状面观），然后足外侧缘不稳定地负重。这使得源自足底的地面反作用力难以传导至躯干，"腹内侧系"的弱化也使得髋关节伸展肌群难以兴奋，髋关节及躯干容易屈曲。

在承重反应过程中，当患者还处于双支撑相时，体重就已经落在支撑侧下肢了。正常情况下，膝关节需要屈曲 $10°\sim15°$ 以缓冲落地的冲击力和身体重力。而偏瘫步态在支撑相中期，随着身体前移膝关节仍保持伸直甚至过伸位（膝关节反弓）。在此时相，因为踝关节背屈受限，胫骨前移没有越过足，进一步驱使膝关节向后反弓，阻碍人体向前移动，使膝关节的缓冲作用减弱。

支撑相中期开始于单腿支撑。除膝关节过伸，治疗师还可能观察到患者身体重心越过僵直的膝关节时，躯干和髋关节发生屈曲。骨盆回缩使这一问题变得更加复杂。除此之外，有些偏瘫患者在支撑相中期，偏瘫侧下肢活动方式可能恰恰相反，在矢状面上膝关节可能过度屈曲，而同时伴随过度的踝背屈和髋关节屈曲；在冠状面上，支撑相中期躯干的侧向倾斜有可能超出同侧下肢或表现为特伦德伦堡（Trendelenburg）征阳性。这两种情况都表明支撑侧下肢的髋关节外展肌无力。

支撑相末期，仍为单腿支撑时期，重心逐渐转移至足前部，为蹬离地面做准备。治疗师通常可以观察到偏瘫患者无髋关节伸展，膝关节过伸或屈曲，踝关节过度背屈或跖屈，同时对侧下肢首次触地的时间提前。

摆动相前期是第二个双支撑相时期。患者偏瘫侧下肢经常发生膝关节无法屈曲（正常屈曲为30°～40°），并伴随踝关节不能跖屈。

支撑相偏瘫侧肢体出现的各种异常均可导致对侧下肢步长缩短。由于偏瘫侧骨盆、髋、膝或踝关节的运动缺乏或不充分，身体往往不能正常地向前移动，对侧下肢会出现"摆至"而不是"摆过"偏瘫侧下肢，偏瘫侧下肢的步长也会缩短。

在摆动相，治疗师可能会观察到患者迈腿的方式为粗大屈曲运动，而不是序贯的屈曲运动。偏瘫步态在摆动相较为常见的特征为僵直的下肢摆动、髋屈曲程度降低、膝交互屈伸的速度和程度降低。整个偏瘫侧下肢的步速常降低。髋关节屈曲程度降低，同时伴有膝关节屈曲和踝关节背屈不能，常导致划圈动作，表现为患者偏瘫侧下肢以半圆周样摆动向前，在冠状面观察最为明显。患者会通过外旋和外展髋关节以抬高下肢，然后再内收恢复原位。

摆动相前期的膝关节屈曲受限将持续到摆动相初期，并经常贯穿于整个摆动相。摆动相前期出现的足趾拖地持续存在是由膝关节屈曲程度降低造成的，但也可能是髋关节屈曲和踝关节背屈受限的结果。在该时相，患者常通过启动代偿性提髋来辅助下肢前移时完成足廓清。其他克服足趾拖地的代偿方式包括增加髋关节、膝关节屈曲程度或对侧下肢的跳跃性支撑。跳跃性支撑表现为支撑侧足趾踮起，从而使摆动侧下肢易于完成足廓清。

在摆动相中期，患者骨盆可能仍保持后撤，而并未前旋到中立位。提髋和下肢划圈常持续存在，特别是在膝关节屈曲和踝关节背屈持续受限时。踝关节背屈减弱或消失，伴踝关节跖屈位（足下垂），且由于踝关节背屈肌肉功能失衡而出现足旋后。正常情况下，胫前肌和趾长伸肌对称性地收缩使足背屈，有些偏瘫患者胫前肌过度兴奋，而趾长伸肌无力，导致胫前肌肌腱牵拉而出现足旋后。

随着下肢向摆动相末期过渡，许多患者不能在髋关节屈曲和踝关节背屈的同时完成伸膝，反而出现膝关节伸展程度降低，使膝关节在足触地初期呈过度屈曲位。骨盆仍旧后撤或不能旋前超过中立位，还会导致偏瘫侧下肢的步长缩短。一部分患者可能表现为摆动相末期膝关节伸展和踝关节跖屈，而不是正常情况下的踝关节背屈，从而不能为随后的足跟触地做准备。摆动相划圈动作还可能导致在摆动相末期髋内收活动过度，造成摆动侧下肢交叉越过前方支撑的足，从而增加跌倒的风险。

2. 偏瘫步态康复训练方法

对于偏瘫步态的康复训练，治疗师需要在评估时首先识别出引起步态异常的原因，如关节活动度降低、肌力减弱、快速交互运动能力减弱或中枢对肌肉兴奋调控程序的紊乱等。干预措施包括基本的治疗措施和治疗性训练，以及各种致力于改善运动和随意控制缺乏的措施。许多干预措施是以正常运动易化和感觉刺激理论为基础，患者是被动接受治疗。然而，在过去的20多年里，治疗师逐渐由使用更传统的治疗技术转变为使用运动控制。运动控制也是以运动学习理论为基础，但不提倡治疗师对患者实施具体的治疗技术。在运动控制模式中，治疗师的主要任务不是去易化正常运动，而是设置环境让患者以自己的方式主动学习功能活动。

（二）共济失调患者的步行训练

小脑损伤患者表现出与偏瘫患者完全不同的步态异常。步态受前庭小脑和脊髓小脑的影响最多。这些部位的损伤使患者难以维持良好的支撑和行走。前庭小脑损伤会引起头和颈部的共济失调，常伴有严重的躯干震颤。患者经常双足分开站立以增宽支撑面、增加稳定性。脊髓小脑损伤，尤其是内侧面损伤，会造成感觉输入（脊髓小脑束）中断，影响主动肌和拮抗肌兴奋，也会导致下肢共济失调或辨距不良，但通常无上肢共济失调。小脑半球损伤会造成同侧肢体辨距不良或低张力，虽然不会影响姿势的稳定性，但可引起为共济失调和蹒跚步态。

共济失调患者步行训练的重点是学习矫正平衡功能障碍的方法。患者需要学习在空间中身体重心在什么位置最有利于稳定地维持在支撑面上，以及不断地根据支撑面状况调整身体重心的方法。其中，需要患者将身体向前移动使身体重心向支撑面前方移动的动作，对患者而言可能是一项巨大的挑战。

在康复训练初期，可以考虑在前侧放置高桌子，让患者将双手置于桌子上以发挥支撑作用。在此姿势下训练站立位重心前后、左右转移。当患者站立且具有一定的平衡策略时，可将桌子放在健侧（受累较轻的一侧）侧方，当健侧侧方在支撑相中存在辅助支撑时，患者可以更容易地向前移动辨距不良的肢体。在康复训练后期，患者只需健侧使用拐杖就可以预防步行时摔倒，或通过暗示将重心转移到健侧，而不需要使用助行器等辅助器具步行。

（三）脊髓损伤患者的步行训练

这里介绍的步行训练方法主要针对不完全性脊髓损伤患者，完全性脊髓损伤患者的步行训练参见本书第六章"脊髓损伤"。

脊髓损伤患者的步态分析表明：不完全性脊髓损伤患者的步态特点包括双支撑相延长、承重反应期缩短及支撑相末期延长；整个步态周期延长，步长变短，重心移动缓慢，单侧下肢活动能力下降；摆动中期膝关节角度减小，足背伸角度不足，表现为拖步。导致这些异常步态的原因可能包括肌肉痉挛、肌力不同程度减弱及脊髓反射活动障碍等。临床上，即使是损伤节段相同的患者，由于损伤程度和残留肌力不同，步态也可能存在显著差异。

1. 脊髓损伤患者支撑相常见问题及处理

支撑相最常见的问题包括躯干过度屈曲或后伸、臀中肌无力、屈膝跪地趋势、膝过伸及踝关节活动度受限。

（1）躯干过度屈曲或后伸：竖脊肌及节段性多裂肌无力可能导致脊柱后伸无力，脊柱代偿性过度伸展。处理方式为强化脊柱伸肌力量，可通过力量训练、电疗刺激等方法进行矫正。若患者端坐位时上部躯干直立但腹部凹陷，多为腹横肌、腹直肌无力，不能维持正常腹部形态。处理方法为强化腹肌力量，可采用仰卧位桥式运动或直腿抬高保持，坐位下肋骨上提、腹部收缩等训练。治疗师可早期提供肩胛带辅助以降低活动难度。

（2）臀中肌无力：一侧臀中肌无力时，该侧下肢负重无法将骨盆固定于中立位，表现为骨盆向患侧上方过分摆动上移，对侧骨盆相对下降。若患者双侧臀中肌无力，支撑相时双侧骨盆交替向两侧摆动，呈现"鸭步"。对于脊髓或马尾神经不完全性损伤且处于神经损伤最佳恢复期内的患者，应给予臀中肌足够强度的肌力诱发和强化。对于不可逆的肌肉失神经支配患者，应宣教长期"鸭步"行走可能带来的问题，并考虑使用防止髋关节摆动的支具。

（3）屈膝跪地趋势：膝关节伸展无力导致承重相出现屈膝跪地趋势，常见原因包括下肢肌力绝对不足及耐力下降。应结合肌力训练与膝关节控制训练，并考虑体位变化对伸膝负荷的影响。

（4）膝过伸：常见原因包括肌力失衡、肌张力过高或挛缩、骨盆过度前倾等。处理方式包括肌力训练、骨性支撑调整等。

（5）踝关节活动度受限：踝关节活动度受限影响支撑相稳定性。正常步行中，足底压力分布从足跟至全脚掌，再到足尖，脊髓损伤患者踝关节角度变化存在困难。部分患者因早期卧床导致踝关节僵硬，肌张力增高尤其是小腿三头肌痉挛也会引起踝关节背屈障碍。对于有恢复希望的患者，进行踝关节肌力训练及稳定性训练；对于不可逆损伤患者，建议使用踝足支具。

2. 脊髓损伤患者的摆动相常见问题及处理

脊髓损伤患者的摆动相常见问题包括屈髋角度不足、膝关节屈曲受限、踝关节背屈无力、重心过度后移及摆动相时间缩短。

（1）屈髋角度不足：可能由脊髓损伤、L_2马尾神经损伤或肌力下降引起。此外，腘绳肌或臀大肌张力增高也可能导致屈髋耗能增加，臀大肌挛缩也是常见原因，在L_4-S_1马尾神经损伤患者中较为常见。当髂腰肌肌力下降时，患者可能通过提髋、髋内旋来代偿。这种迈步方式降低了脊柱稳定性，增加了跌倒风险。处理方式包括使用助行器并调整其高度以帮助患者前移重心，以及通过软组织牵伸、振动疗法、电疗等方法降低腘绳肌和臀大肌的张力。对于长期痉挛或制动引起的臀大肌挛缩，应给予充分牵伸以改善肌肉延展性。若患者下肢所有肌肉在短时间内张力显著增加至3级以上，应寻找可能的诱因，如膀胱高压潴尿。

（2）膝关节屈曲受限：摆动相中期，膝关节屈曲角度最大。若受限，步长将缩短。常见原因包括L_4马尾神经损伤导致的膝关节屈曲无力或股四头肌强直。代偿方式可能包括利用屈髋增加患侧足离地距离。对于股四头肌强直患者，摆动相中期可能没有明显的屈膝动作。对于完全性马尾神经损伤患者，可以通过增加代偿方式来实现足廓清，避免足部拖地跌倒。推荐使用低频脉冲电刺激股二头肌以增加拮抗肌的交互抑制。

（3）踝关节背屈无力：摆动相从足尖蹬离地面开始，至足跟再次接触地面结束，踝关节需从跖屈位转换至背屈位。踝关节角度决定了下肢长度和能否足廓清。L_4马尾神经损伤患者常见的足下垂增加了下肢长度，可能导致足尖先于足跟接触地面。代偿方式包括增加躯干侧屈和屈髋角度。对于不可逆的马尾神经损伤，建议使用可动式踝足支具或足下垂绷带，而不是改变脊柱力线。对于不完全马尾神经损伤患者，胫前肌和腓骨长短肌的刺激是必要的，踝背屈肌力达到 3 级即可满足步行需求。

（4）重心过度后移：摆动相中期，躯干重心开始后移，足跟着地时达到顶峰。重心过度后移可能超出稳定极限，增加向后摔倒风险，并增加躯干姿势控制难度。常见原因包括骨盆过度前倾，患者可能为了代偿而过度后伸脊柱。颈椎屈曲肌肉力量下降和肋间内肌无力也可能导致颈胸段脊髓损伤患者躯干过度后伸。明确原因后，应强化肌力下降部分，牵伸张力增高及肌肉短缩部分，并进行良肢位摆放以改善步态。

（5）摆动相时间缩短：脊髓损伤患者摆动相可能出现时间缩短，表现为腿快速回到地面。主要原因包括抗重力肌肌力或耐力下降，以及臀中肌无力。摆动相的主要抗重力肌包括髂腰肌、股二头肌、胫前肌等。明确受累肌肉后，可以通过高频短时阻力训练、低频长时耐力训练和关节控制训练来部分改善步态。

（四）其他

帕金森病患者常见的步态有慌张步态，其步行训练重点在于矫正躯干前倾姿势。建议患者行走时抬头挺胸，足跟先着地，可借助镜子进行原地高抬腿踏步和双上肢摆臂训练，以改善上下肢协调性。另外，可通过节律提示如听觉、视觉、本体感觉三种方式，以增大步长、增快步速、跨越障碍物、绕障碍行走和变换行走方向等方法调整步行训练难度。

其他神经系统损伤的步行训练也需要对其步态进行分析，可通过改善躯体功能及步行模式来进一步提升患者的步行能力。

（叶赛青　尹琳）

参考文献

[1] 古泽正道. Bobath 概念的理论与实践　基础篇 [M]. 常冬梅，译. 北京：中国环境出版集团，2019.

[2] 休·雷恩，林齐·梅多斯，玛丽·林齐－埃林顿. Bobath 理念：神经康复的理论与临床实践 [M]. 卞荣，高强，译. 南京：江苏凤凰科学技术出版社，2020.

[3] 励建安，许光旭. 实用脊髓损伤康复学 [M]. 北京：人民军医出版社，2013.

[4] 许光旭，蔡可书. 脊髓损伤物理治疗学 [M]. 北京：电子工业出版社，2019.

[5] Consortium for Spinal Cord Medicine. Outcomes following traumatic spinal cord injury：Clinical practice guidelines for health-care professionals [J]. J Spinal Cord Med，2000，23（4）：289-316.

[6] Kim E H，Lim T H，Park S H，et al. Effect of hip abduction exercise with manual pelvic fixation on recruitment of deep trunk muscles [J]. Am J Phys Med Rehabil，2015，94（3）：201-210.

[7] 刘建宇. 腋拐长度预测法研究 [J]. 中国康复理论与实践，2003，9（10）：587-588.

第二篇　神经系统疾病的物理治疗管理

第四章　脑卒中

第一节　概述

一、定义与流行病学

脑卒中也称脑血管意外（cerebrovascular accident，CVA），WHO 将其定义为突然发生的、由脑血管病变引起的局限性或全脑功能障碍，持续时间超过 24 小时或引起死亡的临床综合征。

脑卒中是危害中老年人生命与健康的常见病，我国城乡脑卒中年发病率为 200/10 万，年死亡率为（80~120）/10 万。17%~34%脑卒中患者在发病后 30 天内死亡，25%~40% 在第 1 年死亡。近年来，随着急救医学的发展，脑卒中死亡率逐渐下降。存活患者中 70%以上有不同程度的功能障碍，其中 40%为重度残疾，脑卒中的复发率高达 40%。

二、类型

脑卒中可分为缺血性脑卒中（占脑卒中的 75%）和出血性脑卒中（脑内出血和蛛网膜下腔出血占 15%）。由于病因学、死亡率、复发率与治疗选择息息相关，准确的诊断尤为重要。

三、危险因素

WHO 提出脑卒中的危险因素包括：①可调控的因素，如高血压、心脏病、糖尿病、高脂血症等；②可改变的因素，如不良饮食习惯、大量饮酒、吸烟等；③不可改变的因素，如年龄、性别、种族、家族史等。近年来，随着临床诊疗水平的提高，脑卒中急性期死亡率大幅下降，但人群总患病率和致残率明显升高。

四、临床特点

由于发生脑卒中时脑损伤的部位、大小和性质不同，其临床上可表现为：①感觉和运动功能障碍；②言语功能障碍，表现为失语、构音障碍等；③认知功能障碍，包括记忆力障碍、注意力障碍、思维障碍、失认等；④心理障碍，包括焦虑、抑郁等；⑤其他功能障碍，如吞咽困难、二便失控、性功能障碍等。

大多数脑卒中患者的活动水平和总体生活质量都有所下降。脑卒中患者社交活动较少，兴趣和爱好较少，乘坐公共交通工具和完成家务的能力较低，从事职业活动的可能性较低。一般来说，他们在运动、日常活动、沟通、神经心理功能方面都有残疾。按照WHO 的 ICF 框架，脑卒中患者功能受损的程度可分为三个水平：①器官水平的功能障碍，即身体结构与功能的损害；②个体水平的功能障碍，即活动受限（日常生活活动能力受限）；③社会水平的功能障碍，即参与受限（参与社会生活的能力受限）。

第二节　物理治疗评定

临床决策的第一个步骤是检查，包括一系列完整的检查及特殊项目检查。完整的检查包括两个部分：主观检查与客观检查。检查的目的：①为诊断与治疗提供线索；②评估康复情况；③决定患者最合适的康复场所与康复训练方式；④制订个体化的康复方案；⑤定期评估治疗进展是否达到设定目标；⑥判断是否需要转介至其他康复机构；⑦为结束治疗计划提供依据。

一、主观检查

依据患者的年龄、病情严重程度、病程时长、社会角色等情况，全面收集患者过去与目前的相关资料，了解患者此次为何前来寻求物理治疗。主观检查内容包括主诉与现病史、既往史、家族史、一般健康状态和社会史。

（一）主诉与现病史

（1）病史与现状：本次脑卒中的诊断与分类等。对于脑卒中，常依据病理种类、病灶部位的不同而采取不同的处理方式（表 4-2-1）。例如，若是突然发病且有强烈头痛及昏迷则首先考虑出血性脑卒中，有心脏病则怀疑血栓性脑卒中，长期高血压又有运动功能障碍则优先考虑腔隙性梗死等。

表 4-2-1　脑卒中常见分类方式

维度	分类
病理种类	缺血性脑卒中：血栓性脑卒中与栓塞性脑卒中； 出血性脑卒中：颅内出血、蛛网膜下腔出血等
病灶部位	大脑前动脉：主要症状为对侧感觉、运动异常，且下肢比上肢严重，双手模仿困难、废用综合征、尿失禁、失语症等； 大脑中动脉：最常见，易引发严重脑水肿。主要症状为对侧痉挛性偏瘫与感觉障碍，且上肢比下肢严重，若为优势半球卒中则易伴随失语症，若为非优势半球卒中则易伴随感觉缺失、废用综合征等； 大脑后动脉：主要症状为中枢性疼痛、偏盲、视觉缺失、面部认识不能、皮质性眼盲、失忆症等； 腔隙性脑梗死：表现为单纯运动功能障碍、单纯感觉障碍、构音不良-手笨拙综合征等，通常不会发生意识、言语或视野障碍； 椎-基底动脉系统：通常出现同侧与对侧的各类小脑、脑干、脑神经、前庭系统等的功能障碍，闭锁综合征等
管理模式	短暂性脑缺血发作、轻度脑卒中、重度脑卒中、恶化脑卒中、青年人脑卒中等

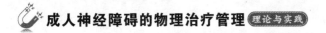

（2）此次来寻求物理治疗的主要原因与期望：治疗师必须了解患者及其家属最关注的问题，才可制订以患者为中心的治疗计划与预期治疗目标。

（3）目前接受的相关治疗及治疗反应：是否接受过手术治疗，发病至今有无并发症，有无鼻饲管、气管插管、留置尿袋或其他管路，是否接受中医或其他疗法，是否接受入院治疗等。

（二）既往史

了解患者是否有过脑卒中史或短暂性脑缺血发作史，是否接受过其他物理治疗，成长过程中有无特殊状况。

（三）家族史

询问家族成员相关疾病的发病状况，如高血压、糖尿病、心脏病、脑卒中等。

（四）一般健康状态

询问发病前的日常生活活动能力。了解患者的吸烟、饮酒、饮食偏好、服药情况及运动频率与种类等。将这些资料和家属与患者期望一并考虑，有助于形成以患者为中心的治疗计划。

（五）社会史

社会史包括家庭支持情况、社区环境、预期出院后居住场所等。

二、客观检查

此处依据 ICF 框架将客观检查项目分为身体结构与功能水平、活动水平及参与水平。

（一）身体结构与功能水平

1. 一般意识状态

一般意识状态通常分为清醒、嗜睡、昏迷三类。昏迷患者可以使用格拉斯哥昏迷量表（Glasgow coma scale，GCS）来评定，评定内容包括睁眼反应、言语反应和运动反应。

2. 认知功能

认知功能是大脑的高级处理功能，通常包括警觉度、注意力、定向力、记忆力及执行功能等项目。评估认知功能时，应参考患者脑卒中前的认知功能状态，且应考虑家属或其他照护者意见，纳入综合评估。

3. 感觉

感觉评估内容一般包括浅感觉、深感觉（即本体感觉）及皮质复合觉三类。评估时，先向患者说明即将进行的步骤，然后请患者闭上眼睛或遮住患者视线，分别比较身体两侧的感觉状态。

4. 肌张力

由于脑卒中初期的脑休克现象，脑卒中急性期患者肢体通常有软瘫或低张力表现，持续数天或数周。脑卒中后对侧肢体与躯干痉挛或高张力的发生率约为90%，多发生于抗重力肌群。痉挛会造成肌肉变紧或僵硬，甚至会引起躯干向偏瘫侧弯曲的现象。中重度痉挛患者常常出现持续性痉挛姿势，即上肢屈曲握拳、下肢膝关节伸直且踝关节跖屈内翻。持续性痉挛姿势可能造成肌肉痉挛性疼痛或紧缩、肌纤维退化及关节挛缩。临床上常用改良 Ashworth 评估量表（modified Ashworth scale，MAS）（表4-2-2）来评估痉挛的严重程度。

表4-2-2　改良 Ashworth 评估量表

分级	评估标准
0	无肌张力增加
1	肌张力略微增加，受累部分被动屈伸时，在关节活动范围末端呈现最小的阻力或出现突然卡顿和释放
1+	肌张力轻度增加，在关节活动范围后50%内出现突然卡顿，然后在关节活动范围后50%均呈现最小阻力
2	通过关节活动的大部分范围时，肌张力均明显增加，但受累部分仍能较容易被移动
3	肌张力严重增加，被动关节活动困难
4	僵直，受累部分被动屈伸时呈现僵硬状态，不能活动

5. 运动功能

（1）Brunnstrom 分期。Brunnstrom 等将脑卒中后的肢体运动功能从初期最严重的状态到逐渐恢复正常控制能力的过程分为6期，称为 Brunnstrom 分期。Brunnstrom 分期各期描述及评定方法见表4-2-3。

表4-2-3　Brunnstrom 分期各期描述及评定标准

分期	上肢	手	下肢
1	无任何运动	无任何运动	无任何运动
2	仅出现联合运动模式	仅有极细微的屈曲	仅有极少的随意运动
3	可随意发起协同运动	可做钩状抓握，但不能伸指	在坐位和站立位，有髋、膝、踝的协同性屈曲
4	出现脱离协同运动的活动：肩0°，肘屈90°，前臂可旋前旋后；在肘伸直的情况下肩可前屈90°；手背可触及腰骶部	能侧捏及伸展拇指，手指有半随意的小范围的伸展	在坐位上，可屈膝90°以上，可使足后滑到椅子下方；在足跟不离地的情况下踝关节背屈

分期	上肢	手	下肢
5	出现相对独立于协同运动的活动：肘伸直的肩可外展90°；在肘伸直、肩前屈30°~90°的情况下，前臂可旋前旋后；肘伸直、前臂中立位，臂可上举过头	可做球状和圆柱状抓握，手指可集体伸展，但不能单独伸展	健腿站，患腿可先屈膝后伸髋；在伸直膝的情况下，可背屈踝关节，可将足放在向前迈一小步的位置上
6	运动协调接近正常，手指指鼻无明显辨距不良，但速度比健侧慢（≤5秒）	所有抓握均能完成，但速度和准确性比健侧差	站立位，可使髋外展到超出抬起该侧骨盆所能达到的范围；在坐位，伸直膝的情况下可内外旋下肢，合并足的内外翻

（2）Fugl-Meyer运动功能评分量表。该表是专用于偏瘫患者的评估方法，由四部分组成：运动、平衡、感觉、关节活动度及疼痛，总分为226分，其中运动占100分（上肢66分、下肢34分）、平衡占14分、感觉占24分、关节活动度及疼痛占88分。Fugl-Meyer运动功能评分量表的优点是内容详细且可量化，信度和灵敏度高，有利于学术研究；缺点是项目过多、评估费时，且分数并不能直接反映患者的功能状况，限制了其在临床上的应用。

6. 平衡功能

临床常用Bobath三级平衡检查、Berg平衡量表（Berg balance scale，BBS）、特定活动平衡信心量表（activities-specific balance confidence scale，ABC）等来评估平衡功能。

（1）Bobath三级平衡检查。一级平衡：属静态平衡，受试者在不需要帮助的情况下能维持所要求的体位。二级平衡：自动态平衡，受试者能维持所要求的体位，并能在一定范围内主动移动身体重心后仍能维持原来的体位。三级平衡：他动态平衡，受试者在受到外力干扰而移动身体重心后仍能恢复并维持原来的体位。

（2）Berg平衡量表。Berg平衡量表为综合性功能检查量表，通过观察多种功能活动来评价患者重心主动转移的能力，对患者坐位、站立位下的动态、静态平衡进行全面检查。Berg平衡量表是一个标准化的评定方法，已广泛应用于临床，也是国际上评定脑卒中患者平衡功能最常用和最通用的评定量表，显示出较好的信度、效度和灵敏度。Berg平衡量表包含14个动作项目，每个评定项目分为0、1、2、3、4五个功能等级予以记分。4分表示能够正常完成所检查的动作，0分表示不能完成或需要中等或大量帮助才能完成。最低分为0分，最高分为56分，分数越高代表平衡功能越好。

（3）特定活动平衡信心量表。特定活动平衡信心量表用于评估平衡功能，要求患者在不失去平衡的情况下，对完成所列16项日常任务的信心进行评分，从0%（绝对没有信心）到100%（完全有信心），计算平均分数。评分越高说明平衡功能越好。

7. 协调功能

协调功能是指产生平滑、准确、有控制的运动的能力，要求有适当的速度、距离、方向、节奏和肌力。临床协调功能评估常用指鼻试验和跟－膝－胫试验，分别评估上肢和下肢的协调性，评估结果记录为正常或减退。

8. 其他

根据实际情况还可以进行其他方面的评定：①如关节活动度异常，需检查被动与主动关节活动度，明确是否存在关节活动过度或不足、软组织异常（如水肿、炎症或长度限制）；②如有严重的肌肉萎缩或肢体肿胀等情况，可分别测量双侧肢体周径；③如有疼痛，可使用视觉模拟评分法（visual analogue scale，VAS）评定疼痛的严重程度；④可根据需要进行心肺功能评定、心理评定等。

（二）活动水平

1. 步行能力

脑卒中患者的步态评估常用肉眼观察法。首先观察步行环境与辅具，如平行杆、拐杖或助行器的使用等。其次观察运动学参数，先进行全身整体动作观察，进而观察下肢、踝关节、膝关节、髋关节在站立期与摆动期的动作。除了肉眼观察，运动学分析还包括以秒表及量尺测量步态的空间与时间参数，尤其是步频与步速。步频与步速的评估常用10m步道。步行能力分析还包括步行耐力、功能性行走能力等方面的评估。一般使用6分钟步行测试评估步行耐力，对于脑卒中急性期患者可以使用较为简短的2分钟步行测试。步行功能方面，可使用功能行走分类（functional ambulation category，FAC）量表进行评估，将脑卒中患者根据行走能力分为三大类：生理性行走者、居家行走者及社区行走者（表4-2-4）。

表4-2-4　功能行走分类

类别名称		分类依据
生理性行走者		仅能在家或者物理治疗室中以运动为目的行走
居家行走者	有限制居家行走者	能以行走来完成某些居家活动； 某些行走活动受限或需使用轮椅
	无限制居家行走者	所有居家活动均能以行走方式完成而无需依赖轮椅； 遇到高低落差地面或楼梯等处行走有困难； 独立进出家门可能有困难

类别名称		分类依据
社区行走者	极有限能力社区行走者	可独立上下一节楼梯； 可独立进出家门； 能够有限度地上下楼梯； 能独立完成至少一项中度困难社区活动（如到餐厅与人见面），有至少一项中度困难社区活动项目受限（如到社区活动中心、访友等）
	略有限能力社区行走者	能独立上下楼梯； 可独立，不需使用轮椅完成所有中度困难的社区活动； 可独立于家庭附近商店或不拥挤的购物中心购物； 可独立完成至少两项中度困难的其他社区活动
	完全社区行走者	可独立完成所有居家及社区活动 独立活动，不受到拥挤环境或高低差地面的限制 独立购物毫无困难

注：需满足所有较低类别的分类依据才能被分类于较高类别。

2. 日常生活活动能力

日常生活活动能力分为基础性日常生活活动能力（basic activity of daily life，BADL）和工具性日常生活活动能力（instrumental activity of daily life，IADL）。基础性日常生活活动能力包括进食、个人清洁、穿脱衣物等能力。工具性日常生活活动能力则包括沟通与家务等活动能力。日常生活活动能力的评估方法主要有 Barthel 指数（Barthel index，BI）和功能独立性评定量表（functional independence measure，FIM）。

Barthel 指数总分 100 分，分值越高表示日常生活活动能力越高，总分≤40 分属于重度依赖，总分 41~60 分属于中度依赖，总分 61~99 分属于轻度依赖，总分 100 分为不需要依赖。

FIM（表 4-2-5）包括两项，即运动功能（91 分）和认知功能（35 分），最低分18 分，最高分 126 分。126 分为完全独立，108~125 分为基本独立，90~107 分为有条件的独立或极轻度依赖，72~89 分为轻度依赖，54~71 分为中度依赖，36~53 分为重度依赖，19~35 分为极重度依赖，18 分为完全依赖。

表 4-2-5　FIM

项目			评分
运动功能	自理能力	进食	
		梳洗修饰	
		洗澡	
		穿裤子	
		穿上衣	
		如厕	

项目			评分
运动功能	括约肌控制	排尿管理	
		排便管理	
	转移	床、椅、轮椅间转移	
		进入卫生间	
		盆浴或淋浴	
	行走	步行/轮椅	
		上下楼梯	
认知功能	交流	理解	
		表达	
	社会认知	社会交往	
		解决问题	
		记忆	

注：每项评分分为7级，6、7级为独立，5、4、3、2、1级为不同程度的依赖。

（1）7分：完全独立。不需任何辅助器具、任何帮助，在合理的时间内安全地完成所有要求的动作内容。

（2）6分：有条件的独立。完成动作内容需要下列一个或以上的条件：活动中需要辅助器具、需要比正常时间更长的时间、有安全方面的考虑。

（3）5分：需要监护或从旁协助。需要他人从旁协助、提示、说服，帮助者和患者之间没有身体的接触或帮助者仅需要帮助准备必需用品，或帮助带上矫形器。

（4）4分：需要少量身体接触的帮助。患者所需的帮助只限于轻轻接触，自己能付出75%或以上的努力。

（5）3分：需要中等程度身体接触的帮助。患者需要中度的帮助，自己能付出50%～75%的努力。

（6）2分：需要大量身体接触的帮助。患者付出的努力小于50%，但不低于25%。

（7）1分：完全依赖。患者付出的努力小于25%。

（三）参与水平

1. 重新融入正常生活指数

重新融入正常生活指数评估6个不同领域的社会重新融入满意度：移动能力、自我照顾、活动能力、家庭角色、关系舒适度和处理生活事件的能力。每个项目满分4分，评估时，将每个项目的分数汇总并标准化为百分制。

2. 健康调查简表（the MOS item short from health survey，SF-36）

SF-36是美国医学结局研究（Medical Outcomes Study，MOS）开发的一个普适

性测定量表，共有 8 个维度、36 个项目。每个维度满分为 100 分，最低为 0 分，8 个维度评分之和为综合得分，得分越高代表功能损害程度越轻，生活质量越好。

第三节　物理治疗

一、时机的选择

脑卒中后最初几周功能恢复最快，基本上 3 个月达到康复平台期。脑卒中 6 个月后瘫痪肢体的运动和步行功能进一步改善的可能性减小，但言语和认知功能在 2 年内还有进一步恢复的可能性。研究表明，早期康复有助于改善脑卒中患者受损的功能，减轻残疾的程度，提高生活质量。通常主张在生命体征稳定 24 小时后，原发神经系统疾病无加重或有改善的情况下，开始进行康复治疗。对伴有严重合并症或并发症者，如血压过高、严重的精神障碍、重度感染、急性心肌梗死或心功能不全、严重肝肾功能损害或糖尿病酮症酸中毒等，应在治疗原发病的同时，积极治疗并发症，待病情稳定 24 小时后方可逐步进行康复治疗。但是脑出血患者脑水肿程度相对较重时，一般在发病后 1～2 周，病情稳定后开始康复治疗。

二、物理治疗目标

物理治疗目标是改善脑卒中后受损的各种功能（如运动、感觉），积极预防脑卒中后可能发生的并发症（如压疮、坠积性或吸入性肺炎、泌尿系统感染、深静脉血栓形成等），提高患者的日常生活活动能力和参与社会生活能力，使患者更好地回归家庭，重返社会。

三、急性期的物理治疗

急性期的物理治疗能加速脑侧支循环的建立，促进病灶周围组织或健侧脑细胞的重组或代偿；有利于预防压疮、呼吸道和泌尿系统感染、深静脉血栓形成及关节挛缩和变形等并发症；尽快从床上被动活动过渡到主动活动，为主动活动训练创造条件，促进功能障碍尽早恢复。脑卒中物理治疗应在患者生命体征稳定后尽早进行。

（一）良肢位摆放和体位适应性训练

对于意识障碍或处于镇痛、镇静但不能配合康复治疗的脑卒中患者，急性期需要进行良肢位摆放，让患者处于舒适、抗痉挛、防止挛缩的体位。抗痉挛体位包括仰卧位、健侧卧位和患侧卧位，一般每 2 小时转换 1 次体位。可用调整病床床头或起立床两种方式进行体位适应性训练，缓慢递增角度，使患者逐渐适应。

（二）翻身技巧训练

床上任何一种体位若持续时间过长，都可能引起继发性损伤。患者可以主动配合治疗后，应当早日教会患者翻身技巧。训练内容包括床上前后移动、床上左右移动、向健侧翻身和向患侧翻身。

1. 向健侧翻身

先旋转上半部躯干，再旋转下半部躯干。治疗师一只手放在患者颈部下方，另一只手放在患侧肩胛骨周围，将患者头部及上半部躯干转成侧卧位；然后，一只手放在患侧骨盆将其转向侧方，另一只手放在患侧膝关节后方，将患侧下肢旋转并摆放于自然半屈位。

2. 向患侧翻身

治疗师先将患者患侧上肢放置于外展 90° 的位置，再让患者自行将身体转向患侧。若患者处于昏迷状态或体力较差，则可采用向健侧翻身的方法帮助患者翻身。

体位变换应注意以下几点：①每隔 2 小时变换 1 次体位，在特殊情况下亦不应超过 3 小时。②变换体位时不要在肢体远端牵拉，必须对肢体远端及近端均进行支撑并缓慢进行活动。③出现下列症状时，应暂时停止体位变化：血压明显下降，收缩压在 100mmHg（13.33kPa）以下；头部轻度前屈时瞳孔散大；患侧瞳孔散大和对光反射消失；呼吸不规则；呕吐频繁；双侧弛缓性麻痹；频发性全身痉挛；去大脑强直状态。翻身训练时需注意患者的安全和保护生命支持管道。

（三）感觉训练

感觉障碍会影响动作的控制，对于出现感觉障碍的患者，建议加强患侧躯干与肢体的感觉输入。进行感觉训练时，患者集中注意力于受刺激的肢体以及进行中的动作是治疗的关键。感觉训练的原则如下。

1. 刺激重复且足量

提供重复且足量的刺激是增加感觉训练密度的重要原则，重复刺激之间应有一定间隔，刺激拟增进运动功能的肢体部位。

2. 刺激种类多元化

感觉刺激种类繁多，听觉、嗅觉、味觉、本体觉（轻抚、轻拍、牵张、表浅压力、深层压力、关节挤压等）、视觉、前庭觉等均可配合环境情境适当选用。

3. 刺激强度无害

感觉刺激的强度应以有效但无害为原则。向家属宣教时，应强调感觉刺激与预防伤害的重要性。

4. 利用意念练习

可利用意念练习来配合训练，如要患者用眼追踪地上横线时，可以建议患者想象自

成人神经障碍的物理治疗管理 理论与实践

己是个转动的灯塔。

5. 利用功能活动训练

把治疗融入患者的日常生活中。

6. 集中注意力

治疗师应提醒患者注意训练的部分，提供适当反馈与增强物以及对忽略患者提供线索等。

（四）关节活动度维持

针对脑卒中患者，应该注意维持患者的关节活动度，可采取主动与被动关节运动、摆位、关节松动术及辅具等方法，在脑卒中发生后及早进行以预防关节挛缩等问题的发生。脑卒中患者上肢容易出现屈曲共同运动的现象，因此应确保手肘关节完全伸直；患者下肢容易出现跖屈现象，因此应确保踝关节维持背屈的角度。活动关节应该至少每天进行一次，如果出现痉挛，则应该增加每天关节活动的次数，并且在活动到关节活动度的末端时维持一段时间，从而维持正常的关节活动度。

（五）床上活动训练

当肢体肌力部分恢复时，可进行早期的助力运动。急性期的主动训练主要是在床上进行，目的是使患者独立完成从卧位到床边坐位的转移。

1. 功能性手部姿势训练

手腕关节伸直 20°～30°、掌指关节屈曲 40°～45°、指间关节屈曲 10°～20°、拇指对掌，双手十指互扣进行自我被动上肢关节活动。其目的之一是增加独立性，避免患侧上肢长久不动的后遗症。然而此种握法容易使患侧手部长时间瘫痪者手腕与手指关节过度拉扯而受伤，因此患者可以健侧手捧患侧手的方法来进行上肢活动与协助转位。

2. 双手交叉上举训练

患者取端坐位，双手十指交叉，患侧拇指放在健侧拇指之上（Bobath 握手），用健侧上肢带动患侧上肢在胸前伸直肘关节，然后再弯曲肘关节，双手往返置于胸前，反复进行。在上举的过程中，应该保证肩胛骨前伸、肘关节伸直，患者还可以将上肢高举过头。

3. 双手交叉摆动训练

在完成双手交叉上举的基础上，进行上举后左右摆动的训练。摆动的速度不能过快，但是摆动的幅度应该逐渐加大，并伴随躯干的转移。

4. 利用健侧下肢辅助抬腿训练

患者仰卧，将健侧足从患侧腘窝插入并沿小腿伸展，将患侧足置于健侧足上方。患者利用健侧下肢将患侧下肢抬起，尽量抬高，患侧下肢不得屈曲，然后缓慢放回床面，如此反复进行。

5. 桥式运动

详见第三章"功能活动分析与应用"。

6. 床上移动

一般的电动床分为床头、床尾两个部分，在床上往床头上方平行位移，使坐起后臀部正好在床头、床尾间的关节处。治疗师应嘱患者采用平躺屈膝踩床的姿势，双脚一起用力伸直，把上半身往床头推动，家属需协助保护患者头部以免撞到床头栏杆，并协助抬高患者上半身以免摩擦力过大造成皮肤伤害。除了往床头移动，患者在翻身前也可能需要往床缘移动，如往左侧翻身时，先需往床的右缘移动以免翻身后太靠近床缘而发生跌落。若需往床的右缘移动，治疗师可以指导患者双足向右摆放且屈膝踩床，抬臀后自然放下，此时臀部就会自然地往右移动位置。治疗师再协助患者移动上半身，便可轻松地达成平行位移的目的。练习抬臀或床上位移动作时，双手可摆放于身体两侧、抱于胸前或互握置于头顶、协助推床将上身抬起等。这些不同的上肢姿势有助于促进上下肢的协调及完成训练的动作。

（六）物理因子治疗

物理因子治疗指应用天然或人工物理因子的物理性能，通过神经、体液、内分泌等生理调节机制作用于人体，以达到预防和治疗疾病的目的。物理因子治疗目前被广泛用于脑卒中患者的康复治疗。

四、恢复期的物理治疗

脑卒中恢复早期为发病后的 3~4 周，相当于 Brunnstrom 分期的 2~3 期。患侧肢体由原来弱的屈肌与伸肌共同运动模式变为痉挛明显，患者能主动活动患侧肢体，但肌肉活动均为共同运动。此时康复目标除预防常见并发症和脑卒中二级预防以外，还包括抑制肌肉痉挛，促进患侧肢体分离运动，加强患侧肢体的主动活动并与日常生活活动相结合，减轻偏瘫肢体肌肉痉挛的程度，避免加强异常的上肢屈肌痉挛模式和下肢伸肌痉挛模式。

（一）床上活动与体位转移

1. 床上活动

（1）分离运动及控制能力训练。患者仰卧，治疗师支撑患侧上肢前屈 90°，让患者上抬肩部、手伸向上并保持一定的时间，或患侧上肢随治疗师的手在一定范围内活动，并让患者用患侧手触摸自己的前额、对侧肩部等部位。

（2）屈曲分离训练。患者仰卧，上肢置于体侧。治疗师一只手将患侧足保持在背屈位、足底支撑于床面；另一只手扶持患侧膝关节，维持髋关节呈内收位，嘱患侧足不离开床面完成髋关节、膝关节屈曲，然后缓慢地伸直下肢。如此反复练习。

（3）伸展分离训练。患者仰卧，患侧膝屈曲，治疗师用手握住患侧足（不应接触足尖），使其充分背屈和足外翻，随后缓慢地诱导患侧下肢伸展。让患者不要用力向下踢，避免髋关节出现内收、内旋的现象。

（4）髋关节控制能力训练。摆髋是早期髋关节控制能力的重要训练方法。患者仰卧，屈髋、屈膝，足支撑在床上，双膝从一侧向另一侧摆动。同时，治疗师可在健侧膝内侧施加阻力，加强联合反应以促进患侧髋由外旋回中立位。

（5）踝关节背屈训练。患者仰卧，屈髋、屈膝，双足踏在床面上。治疗师一只手夹住患侧踝关节的前上方，用力向下按压，使足底保持在床面，另一只手使踝关节背屈、外翻。当被动踝关节背屈抵抗消失后，让患者主动保持该位置，随后指示患者主动背屈踝关节。

2. 由卧到坐和由坐到卧

患者应该练习由双侧卧到坐的能力。由患侧卧位起床时，由于健侧上肢可以有效施力推床协助起身，因此通常比较容易学会。

3. 坐位活动

在床上的坐姿可以分为两种，一种是利用电动起立床而患者双足仍在床上的姿势，另一种是双足垂在床沿外的姿势。无论哪一种坐姿，均强调躯干对称性，患者双手可以摆放于承重姿势。例如坐在床上双手肘支撑于早餐桌上、坐在床边时双手伸直支撑在床上。此外，坐位训练的原则为由不稳定姿势向稳定姿势，最后再加上上肢的主动动作。坐在床边时，应注意控制双足下支撑面大小。

4. 坐—站转移

根据动作分析，坐-站转移分为屈曲期和伸直期两个主要阶段。训练目标是患者可以一口气完成坐-站转移，口令为"起身向前，用力站起"。如果患者无法做到，可以先使用较高的床面或椅子来训练站起部分。屈曲期部分可以让患者双手互握平举向前伸直触摸治疗师在前方的手，或者练习推大球的动作。随着患者逐渐进步，椅子的高度可以逐渐降低。下肢离心性收缩控制差而无法正常坐下、跌坐回椅子的患者，则可以使用背靠墙半蹲位的静态姿势练习或由站姿背靠墙蹲下。使用轮椅与助行器站起与坐下时，应注意教患者将双手支撑在轮椅的扶手上站起，站起后再将手放在助行器或拐杖的把手上。

5. 垫上运动

垫上运动可以提供很好的学习经验，促进动作控制与功能恢复。垫上运动包括以肘承重的趴姿、狗趴姿、高跪姿、半跪姿、侧坐姿等。对于没法支撑体重的患侧上肢，可以考虑滚筒、助行器等工具来协助支撑。由平躺至趴姿的方法，建议由健侧转身以免拉伤肩关节，转身前可以在胸腹位置放置一个枕头提升高度以利于翻身后将上肢撑起，以肘支撑。狗趴姿可以由以肘承重的趴姿变换而来，先以肘承重，然后变为健侧足弯曲向前似爬行的姿势，随后治疗师协助由骨盆部位位移抬高臀部成为跪在健侧的姿势，之后再将患侧臀部抬高支撑于患侧下肢，患者双手此时伸直支撑于肘部，就可成为狗趴姿。另一个方法则是由侧坐姿改为跪姿，再改为狗趴姿。要由平躺变换为跪姿，可以由狗趴姿立起，或者由侧坐姿变换。由侧坐姿变换跪姿，首先由平躺翻身为健侧卧位，之后由健侧坐起，以健侧手支撑体重成为侧坐于健侧的姿势，将双脚并拢放好，患侧脚需置于健侧脚后方，患者身前放置一张椅子或助行器，以健侧手支撑于椅子上，治疗师在患者身后由骨盆部位协助拉高并控制髋关节使之伸直承重于健侧膝关节上，使患者上半身坐起，再协助患者患侧下肢摆放于承重位置，即可完成姿势转换。趴姿、狗趴姿与跪姿都可进行姿势控制训练，包括稳定性、稳定限度与平衡活动等。跪姿前的椅子可以换成滚筒、球或悬吊运动系统等来增加姿势控制的难度。

6. 转移

脑卒中患者病情稳定后应该及早下床，这样才能更好地促进功能康复。提倡患者尽早进行转移训练。通常先教患者从健侧转移，这属于一种代偿性训练。家属学会每天协助患者上下床后，治疗师就应该训练患者由患侧转移了。由健侧转移无法满足不同环境需求，因此应该更多地促进由患侧转移。早期练习由健侧下床转移到轮椅上时，应先把床降低到患者坐在床边时健侧足刚好能够踩在地面。轮椅与床成45°斜角，刹住手刹，抬起脚踏板，轮椅尽可能离患者近一点。患者从床边坐起，移动臀部向前到双足可以踩到地面的位置，此时健侧腿应稍向前并移向患侧。让患者手放在身旁自然下垂，健侧手向前扶在轮椅远侧的扶手上。治疗师或家属站在患侧床旁，一只手放在患者身后拉住腰带，另一只手扶住患者肩关节，双足分开站稳，一足控制患侧足尖与膝关节位置帮助患者转移时不跌倒。由轮椅转移到床时，将床降低到与轮椅同高，患者双手互握，或患者将健侧手扶在床面上，帮助患者转移到床面后，治疗师或家属用双足抵住患者双膝关节，帮助患者移动臀部到床面，并使患者可以在床上坐稳。

患者学会由健侧上下床坐入轮椅后，还可以学习从不同高度的床上下轮椅、坐便器，从轮椅至马桶，从轮椅至一般椅子等不同环境的移动。对于较为严重的患者，无法完成转移训练时，可以考虑利用悬吊系统完成转移动作。

7. 站立活动

(1) 站立训练。通过重心转移，进行下肢站立和躯干运动控制能力训练。开始时治疗师应在偏瘫侧给予髋、膝部支持，酌情逐步减少支持。注意在站立起始位双下肢应同时负重，并且站立时不能出现膝关节过伸。患者能独立保持静态站立后，让患者重心逐渐向患侧转移，训练患侧腿的负重能力。

（2）偏瘫侧下肢负重（单腿负重）训练。健侧腿屈髋、屈膝，足踏在矮凳上，偏瘫侧腿伸直负重，其髋、膝部从有支持逐步过渡到无支持。

8. 上下楼梯

偏瘫患者上下楼梯应该遵循健侧先上、患侧先下的原则。上楼梯时，治疗师站在患者患侧后方，一只手协助患者控制膝关节，另一只手扶持患者健侧腰部，帮助重心转移到患侧，健侧足先上一级台阶。下楼梯时，治疗师站在患者患侧，一只手放在患者膝关节上方，稍向外展方向引导，协助完成膝关节的屈曲及迈步，另一只手放在患者健侧腰部。患者健侧手扶住楼梯扶手提高身体稳定性。

（二）平衡训练

神经诱发模式中，平衡反应的测试包括卧位、侧卧位、坐位、站立位与跪位等不同体位下的测试，平衡能力包括卧位、坐位、站立位等不同体位下维持平衡的能力。因此，平衡训练可从仰卧位的床上运动开始。

平衡训练包括稳定性训练、转移训练和动态平衡训练三项主要内容。患者需先练习负重状态下稳定的站姿，再练习左右重心转移，尤其是患侧下肢的负重能力，然后再增加转移的幅度，即确定稳定极限。

1. 平衡训练要素

（1）支撑面：由多到少依次为卧位、坐位、跪位、半跪位、双脚并拢站立位、一字步站立位等，治疗师可通过逐渐减少患者双手或双足间的距离、减少上肢负重、逐渐伸直躯干等减少支撑面的方法来增加训练难度。

（2）支撑面材质：水泥地、软垫、空气垫、球面等。

（3）上下肢动作与躯干转移程度：例如以手或头转移来碰触目标物体，将躯干旋转看身后物品，进行动态姿势活动（从坐到站、转身、由地板坐起）等。

（4）感觉输入：睁闭眼、摇头、抬头、晃动站立版、虚拟现实等。除了一般环境下的平衡训练，还需训练不同感觉输入下的感觉整合平衡能力。

（5）辅助器具与环境：可考虑使用踝足支具、拐杖、平行杆或悬吊系统等。可让患者在封闭静态环境或开放动态环境里训练等。平衡训练仪器也可用于协助平衡训练，但在使用各类仪器时应牢记"仪器不能取代双手"。治疗师的指导、干扰与反馈等才是训练成功的关键。

2. 平衡策略

平衡策略包括踝策略、髋策略和迈步策略。踝策略包括让患者主动前后轻微摇晃身体，治疗师轻微推拉患者躯干，站在小型平衡板上前后晃动躯干，轻拉患者骨盆做踝关节背屈动作等。髋策略通常在较大干扰刺激下会自然出现，也可通过站在窄小支撑面或穿戴踝足支具来进行练习。迈步策略应包括前后左右及斜向的练习，可先进行主动训练再进行被动干扰下的反应训练。治疗师应注意"平衡训练始于放开双手"，患者躯干与下肢的平衡反应策略仅在双手不扶持的情况下才会出现，所以应鼓励患者尽早放开手部支撑，如在平行杆内通过放开健侧手的支撑、双手互拍、双手互握等技巧来减少健侧手支撑的程度，这样才能训练出平衡策略。

3. 倾斜综合征患者的注意事项

倾斜综合征患者需要特别注意训练强度与适宜的反馈。治疗师应尽量坐或站于患者健侧，避免静态持续地扶持患者患侧躯干，提醒患者转移至健侧而保持对称性平衡。对称性的负重姿势越早练习越好，包括坐于床上、床头摇高时以双肘支撑于桌上，坐在床沿时以双手肘伸直支撑体重，由床沿站起时等。

倾斜综合征患者若由患侧翻身坐起，则坐位平衡很难控制，若改由健侧翻身坐起，则通常可立即观察到坐位平衡明显改善。早期可利用此规律，协助患者维持较久的稳定坐姿。侧坐于倾斜床也是一个有效的训练方法。治疗师首先协助患者坐于倾斜床上，再将倾斜床头抬高约20°，口头提示患者通过重心转移来维持平衡。

倾斜综合征患者的感觉反馈除了倾斜坐面，还可让患者以健侧坐或靠着墙面站，用一个小球放于健侧与墙面之间使小球不滑落，运用这些感觉信息提醒患者重心向健侧转移。

（三）步态训练

1. 步态准备

基本原则包括屈曲共同运动与伸直共同运动的分解与组合，以及不同姿势下的单关节控制。在站立中期，患者需在伸髋、伸膝状态下进行髋外展与踝关节背伸。髋膝伸直是下肢伸直共同运动的一部分，而髋关节外展与踝关节跖屈是下肢屈曲共同运动的一部分。因此，为了正确完成站立中期的动作，患者需将屈曲共同运动与伸直共同运动分解与组合。常用下肢控制训练方法如下。

（1）髋外展、踝背伸合并髋膝伸直训练：可用 PNF 技术中下肢 D1 模式、仰卧时控制下肢不被弹力带拉向内收或外展、站立时侧向踩高负重训练。侧向踩高负重训练一般使用 5～12cm 高的台阶或小凳子，每天可做 60 次。

（2）髋内收合并屈髋、屈膝训练：可反复练习在坐位下患侧下肢跷二郎腿、站立向前踩高的动作。

（3）伸髋、屈膝训练：此动作出现于足趾离地期。卧位时可练习桥式运动，站立时可练习由后方将脚提高离地。

（4）骨盆训练：脑卒中患者骨盆往往会回缩与抬高，因此常常需要训练前倾与下压等动作的控制能力。训练方法：侧坐于患侧，平躺屈膝踩床姿势下略微抬臀与回缩动作，双膝高跪姿或站姿，坐在治疗球上进行各项活动等。

（5）膝关节控制能力：可在仰卧位反复练习患侧下肢屈曲与伸直，坐位下训练足在地面来回前后滑动，由高椅子略微站起再坐下，背靠墙略微蹲下再站起等。主要目的就是训练膝关节反复屈曲与伸直的控制能力。

（6）踝关节背伸训练：可先在坐位下将趾抬高离地，维持此姿势，然后慢慢放下（离心性收缩），此后再进行将趾抬高做背伸动作的向心性训练，最后进行站姿下的训练。

（7）踝关节外翻训练：可在搭桥训练时配合臀部向两侧摆动，这样可牵拉外翻肌群。也可配合使用冰刺激、电刺激和镜像治疗。

2. 步行训练

根据任务导向模式，患者不需步态准备完成或平衡训练完成后才开始步行训练。任务导向模式鼓励及早开始动作功能训练，并且强调训练的特异性。以下举例说明一些步行训练的方法及原则。

（1）步行辅具的选择。在患者能安全独立自行行走以前，建议绑上安全腰带。患侧上肢可使用环式肩悬吊带，或由治疗师将上肢支撑于外旋、手肘手指伸直位。若选用四脚助行器或减重系统，则患侧上肢也可扶于扶手上，增加患侧上肢负重及身体两侧的对称性。长期使用脑卒中专用四脚助行器、四脚杖、单脚杖等助行辅具可能会造成患侧不对称性增加，影响患者学习正常的平衡反应，增加躯干向前弯曲的倾向，增加健侧负重，行走速度较慢等不良后果。因此，治疗师应尽量协助患者减少辅具的使用，且以能够不使用辅具为最终目标。

（2）步行速度的选择。患者刚开始练习步行时，速度必然很慢。治疗师应鼓励患者尽量加快步行速度，并且以不同的速度步行。一般社区功能性步行的目标为 1.3m/s 或 78m/min。若以跑台配合减重支持系统训练，则初始速度可设定为 0.23m/s，随后逐步增加至 1.3m/s。

（3）步行训练与反馈。步行训练中需考虑训练的方法、动作控制的协助和反馈的方法。这些方法整合了运动学习理论与神经促进理论。在步行时，髋关节伸直会促进同侧下肢摆动的发生，所以若能训练健侧先迈出一步，则患侧髋关节自然伸直，有助于患侧下肢迈出一步而实现摆动期的动作。触地初期对足踝给予感觉刺激或电刺激会促进摆动动作，而同样的刺激在触地末期会促进下肢伸直负重。

步行训练时，除了治疗师提供支撑与保护外，口语协助、节拍或音乐协助、地上贴纸提示落脚点、肌电生物反馈等方法都是可选择的辅助运动学习的反馈方式，可适度采用。

（4）功能活动的选择。步行训练的最终功能性目标应是以满足患者需求为前提。一般说来，患者需要能够以不同速度、在不同平面、在不同高低落差环境下行走。除了练习向前走，还需练习走窄路、走直线、侧走、倒走、边走边转身、蹲下取物等。除了一般楼梯外，还需练习斜坡、电动扶梯、升降梯等。患者需要学习判断电动扶梯的踏入时间、过马路的速度等。

（5）双重任务状态下的行走与平衡能力。对于功能性步行能力，除了需考虑不同环境与地面的要求，还应考虑双重任务状态下的行走与平衡能力，如患者能否在走路时打电话、从皮包内找出钥匙、端着一杯茶或者看周围环境等。这些活动都可适度搭配于功能性步行训练中，协助患者恢复最佳的步行能力。

（四）上肢功能训练

上肢功能训练主要包括三个方面的内容：姿势支撑、伸取和抓握。

1. 姿势支撑

患侧上肢的姿势支撑越早开始训练越好，包括侧卧位时用患侧手肘支撑上半身、坐在床缘时以伸直的患侧上肢支撑、站立时以患侧手支撑于桌面或拐杖上、趴卧或跪位时以双手支撑、狗爬式动作等。上肢姿势支撑有利于训练肩胛骨与肩关节的协调与稳定能力、诱发上肢伸肌主动控制能力、预防上肢屈曲共同运动的发生。姿势支撑训练与姿势控制训练的原则相同，包括稳定度、稳定极限与动态姿势控制三个方面。为了增加变异性与难度，可以改变支撑面的大小、支撑面的稳定度及将训练结合于日常活动中等。

2. 伸取

肩胛骨前伸是脑卒中患者最难控制的动作之一，早期可从健侧卧位开始训练，如治疗师以一只手支撑患者手肘与前臂，另一只手诱发患者肩胛骨往前的动作，将患者患侧手放于床边桌上练习前伸动作，在桌上放毛巾练习擦桌子等。接下来可练习坐位或站立位下，患侧上肢或双上肢的伸取与抬举动作，可由静态姿势的维持开始练习。练习时，应避免过多的头部代偿或耸肩动作。可配合使用上肢功率自行车或上肢机器人等辅助性训练设备，以促进上肢伸取动作的改善。

3. 抓握

对于缺乏主动运动控制的患侧手，早期可配合使用冷热敷、电疗、体位摆放、辅具、牵张刺激、皮肤感觉刺激等手法来促使动作出现。在此期间，也应让患者尽早练习双手动作，以患侧上肢来协助日常生活动作，如吃饭时以患侧手固定碗、洗澡时以双手搓毛巾等。少许动作出现后，应强化练习手放开的动作，如使用强制性运动疗法、意念性训练、双上肢训练、肌电反馈训练等。

五、后遗症期的物理治疗

后遗症期指脑卒中发病后一年以上的时期。脑损伤导致的各种功能障碍经过各种治疗后，受损功能在相当长的时间内不会有明显改善，患者不同程度地留下各种后遗症。脑卒中常见的后遗症包括患侧上肢运动控制能力较差、手指功能障碍、构音障碍、吞咽障碍、划圈步态、患肢足下垂、步行困难及面瘫。

后遗症期的康复目标：进行维持性训练，充分利用残余功能，防止现有功能退化，充分发挥健侧潜能。

（1）继续强化患侧的康复训练以防止现有功能退化，提高患者日常生活活动能力，可使用强制性运动疗法。强制性运动疗法主要应用于脑卒中慢性期患者（发病半年以上）的上肢治疗。患肢至少能主动伸腕 $10°$，拇指掌侧或桡侧外展 $10°$，其余四指中任意两指的掌指和指间关节可以伸 10°。患者没有明显的平衡障碍，能自己穿戴吊带，无严重的认知功能障碍、痉挛、疼痛及并发症。主要的临床干预方法：在连续 10~15 天内对患侧上肢保持每天至少 6 小时的训练量，同时对健侧上肢进行 2~3 周的限制性使用。

（2）加强代偿，对于患侧功能不能恢复或恢复情况很差的，应充分发挥健侧肢体的代偿作用。

（3）矫形器和辅助器具的使用，针对患者功能水平、对残疾的适应水平、居住环境与建筑情况，指导其使用各种矫形器、辅助器具等。矫形器、辅助器具可以补偿患者的功能，帮助患者提高日常生活活动能力。

（4）改善患者周围环境，方便患者完成日常生活活动和预防跌倒。

（5）防止异常肌张力和挛缩的进一步加重，避免废用综合征、骨质疏松和其他并发症的发生，帮助患者下床活动和进行适当的户外活动，注意多与患者交流和进行必要的心理疏导，激发其主动参与的意识，发挥家庭和社会的作用。

六、并发症的物理治疗

脑卒中的并发症直接影响各种功能的恢复，较常见的有肩部并发症、直立性低血压、深静脉血栓形成、肺部感染、泌尿系统感染、骨质疏松、骨折、痉挛、关节挛缩、压疮、废用综合征、误用综合征等（详见本书第十一章）。

七、治疗后的临床决策

（一）复评

复评是为了评估患者的改变或进步及改善干预方式而对于某些初评的测试再评估的过程。复评的次数没有统一的标准，通常在有新的临床表征出现或者患者对治疗反应不明显时复评。对脑卒中急性期患者，每天都应进行简短的复评记录，慢性期患者则每 2 周或 1 个月进行一次，对于需长期照护而病情稳定的患者则可 1~3 个月复评一次。

（二）判断治疗结局

根据复评数据，治疗师进一步判断患者的整体康复治疗结局是否达到预期目标与期望结果。物理治疗结局范畴包括疾病情况、功能损伤、功能限制、失能、危险因素/预防、健康/体适能、社会资源、患者与家属满意度等。

（三）终止治疗

终止治疗指患者接受针对某一时间段内的疾病或病况所提供的物理治疗后，根据治疗师的分析与判断，已达到治疗目标及期望结果时的治疗停止状况。如果是患者转院继续接受治疗、患者或家属自行放弃治疗、因病情变化而无法继续治疗、治疗师判断患者遇到瓶颈无法继续进步，或因保险、经济等其他因素而必须停止治疗，则称为中断治疗。对于需要长期治疗的患者，中断治疗后，治疗师应安排转诊或随访服务。

（杨磊）

参考文献

［1］中国脑梗死急性期康复专家共识组. 中国脑梗死急性期康复专家共识［J］. 实用心脑肺血管病杂志，2016，24（2）：39.

［2］Hankey G J. Stroke［J］. Lancet，2017，389（10069）：641－654.

［3］詹青，王丽晶. 2016 AHA/ASA 成人脑卒中康复治疗指南解读［J］. 神经病学与神经康复学杂志，2017，13（1）：1－9.

［4］中国老年保健医学研究会老龄健康服务与标准化分会，《中国老年保健医学》杂志编辑委员会，北京小汤山康复医院. 中国高龄脑卒中患者康复治疗技术专家共识［J］. 中国老年保健医学，2019，17（1）：3－16.

［5］林志诚，薛偕华，江一静，等. 中医康复临床实践指南·脑卒中［J］. 康复学报，2019，29（6）：6－9.

［6］严隽陶，杨佩君，吴毅，等. 脑卒中居家康复上海地区专家共识［J］. 上海中医药大学学报，2020，34（2）：1－10.

［7］朱莉，曹晓林，李萍. 脑卒中偏瘫患者早期康复临床路径的构建与应用研究［J］. 护理学杂志，2020，35（17）：1－6.

［8］袁涛，李浩冉，魏莉莉，等. 康复临床实践指南：发展现状研究［J］. 中国康复理论与实践，2020，26（2）：136－143.

［9］Hornby T G，Reisman D S，Ward I G，et al. Clinical practice guideline to improve locomotor function following chronic stroke, incomplete spinal cord injury, and brain injury［J］. J Neurol Phys Ther，2020，44（1）：49－100.

［10］Selves C，Stoquart G，Lejeune T. Gait rehabilitation after stroke: Review of the evidence of predictors, clinical outcomes and timing for interventions［J］. Acta Neurol Belg，2020，120（4）：783－790.

第五章　颅脑损伤

第一节　概述

颅脑损伤（traumatic brain injury，TBI）指钝挫伤、穿透伤及加速力或减速力所致的短暂或永久的脑功能受损。颅脑损伤是一种常见的多发病。近年来，颅脑损伤已成为发达国家青少年伤病致死的首位原因。随着国民经济和交通的迅速发展，我国颅脑损伤的发生率、致残率和死亡率也逐年增加，老年人的死亡率更高。相比于青壮年，老年患者恢复更慢，有时甚至难以恢复。

颅脑损伤导致诸多功能障碍，主要包括意识障碍、记忆缺失，以及运动、言语、思维、认知、心理、行为、日常生活活动能力等各方面的功能障碍。颅脑损伤所致的残疾给患者本人及其家庭和社会带来了巨大的影响，已经成为当今世界各国一个严重的社会问题。

一、发生机制

颅脑损伤是致伤外力作用于头部所致的颅骨、脑膜、脑血管和脑组织的机械形变。损伤类型取决于机械形变发生的部位和严重程度。原发性颅脑损伤主要是神经组织和脑血管的损伤，表现为神经纤维的断裂和传导功能障碍、不同类型的神经细胞功能障碍，甚至细胞的死亡。继发性颅脑损伤包括脑缺血、脑血肿、脑肿胀、脑水肿、颅压升高等，这些病理生理学变化是由原发性颅脑损伤导致的，反过来又可以加重原发性颅脑损伤的病理改变。

（一）颅脑损伤的生物力学机制

颅骨受撞击时，发生相应形变并产生贯穿脑组织的梯度压力。当撞击力较大时，颅骨可出现线性骨折和凹陷性骨折。应力从撞击点通过颅骨向各个方向传播，在远离受力点的颅骨处汇集可能造成远离受力点的颅骨骨折。接触效应导致颅骨形变及脑局限性损伤，如大脑表面挫裂、脑血肿、硬膜下血肿和硬膜外血肿等。负压可能是导致受撞击部位局部脑挫伤的重要因素。

由惯性运动产生的脑组织损伤与撞击力直接接触所致的脑组织损伤有明显不同。直线加速产生颅内梯度压力及脑与颅骨内面的相对运动，发生在受力侧称为冲击伤，发生在对侧称为对冲伤。由于颅前窝、颅中窝凹凸不平，任何方向外力作用引起的脑损伤，容易伤及额极、额底、颞极和颞叶底面。冲击伤与对冲伤的严重程度不一，两侧可一轻一重或同样严重，或只有冲击伤而无对冲伤，或者相反。这与外力作用的强弱、方向、方式与受力部位等密切相关。与直线加速相比，旋转加速产生广泛而显著的贯穿整个脑组织的应力。剪切应变程度与旋转加速程度有关。在惯性运动所致的损伤中，如应力发生于脑组织表面，则会导致脑挫裂伤和硬膜下血肿，如应力发生于深部组织，则表现为脑震荡和弥漫性轴索损伤，其中以硬膜下血肿和弥漫性轴索损伤的死亡率最高。弥漫性轴索损伤几乎全部由车祸所致，而硬膜下血肿多由非车祸性损伤（如摔伤）造成。

（二）局部颅脑损伤和弥漫性颅脑损伤

二者的发生机制不同。在局部颅脑损伤中，创伤导致脑挫裂伤和血肿的发生，从而引起颅内占位效应，导致脑移位、脑疝和继发性脑干损伤。弥漫性颅脑损伤则是昏迷发生的主要原因。脑组织的局部损伤程度以受力点为中心，呈向心性分布。中心点即受力部位，该处脑组织结构直接被破坏。而中心点周围的脑组织，主要表现为功能障碍而无结构性损伤。再向外侧脑组织无原发性损伤，但通常有不同程度的继发性损伤，如缺血和水肿，从而导致功能障碍。

（三）颅脑损伤与意识障碍的关系

意识障碍在颅脑损伤患者中很常见，根据伤情不同，意识障碍可分为嗜睡、昏睡、浅昏迷、深昏迷等，轻者伤后出现短暂可逆的意识丧失，严重者伤后持续昏迷直至死亡。导致意识障碍的最终原因是相当范围内大脑皮质功能的丧失，但其具体作用机制目前尚不清楚。受伤后即刻发生的意识障碍，与伤后一定时间后才发生的意识障碍，在发病机制上是不同的。前者与致伤外力在受伤时对脑组织的破坏有关，后者与伤后继发的颅压增高、脑缺血、脑疝等有关。

近年来对严重颅脑损伤、原发性昏迷继而死亡的患者进行病理检查发现，患者大脑半球白质存在广泛变性，这种病理变化即弥漫性轴索损伤。有研究和动物实验结果表明，绝大多数原发性昏迷的发生原因是弥漫性轴索损伤而非单纯脑干损伤。

二、病理生理

（一）脑缺血缺氧

外伤造成的颅脑损伤并不仅仅是在伤后瞬间形成的，伤后几小时到几天内逐渐发展演化形成继发性脑缺血，这种外伤后继发性脑缺血性损害分为两类：一是脑局部微循环障碍性缺血，二是系统供血不足性全脑缺血。前者主要局限于挫伤灶及其邻近区域，其血流动力学特征为血流阻力增加，血流量下降，多发生于伤后 24 小时内；后者最常见的原因是颅压增高和低血容量性休克，一般发生于伤后 1~3 天，此时脑灌注压显著降低，脑水肿加重。

颅脑损伤导致局部或全脑血流量下降，继而产生缺氧和能量耗竭，如果这种情况持续一段时间，会造成神经细胞的死亡。若脑血流完全被阻断，数秒内神经细胞膜电位发生变化，数分钟内神经细胞发生损伤，最后神经细胞大量死亡。重型颅脑损伤患者出现广泛的低脑血流量、低葡萄糖和氧代谢率时，提示颅脑损伤严重，预后不良。

（二）血—脑屏障被破坏

颅脑损伤引起的缺血、缺氧，外伤等可破坏血—脑屏障，使脑血管内皮细胞的通透性增加，导致大分子蛋白质、Na^+和水进入脑内，引起脑水肿。

（三）脑水肿、颅压增高和脑疝

各种伤害性因素作用于脑组织均可以导致脑水肿、颅压增高，严重者出现脑疝。

三、分类及临床表现

（一）按损伤部位分类

1. 头皮损伤

头皮损伤包括头皮血肿、头皮裂伤、头皮撕脱伤。其中，头皮撕脱伤是最严重的头皮损伤。

2. 颅骨骨折

颅骨骨折指颅骨受暴力作用所致颅骨结构改变，分类：①按部位分为颅盖骨折与颅底骨折；②按骨折形态分为线性骨折与凹陷性骨折；③按骨折与外界是否连通分为开放性骨折与闭合性骨折。

3. 脑损伤

（1）脑震荡：是最轻的脑损伤，其特点是伤后立即出现短暂的意识丧失，持续数分钟至十余分钟，一般不超过半小时。神经系统检查无阳性发现，脑脊液检查无红细胞，CT检查示颅内无异常，有的仅表现为瞬间意识混乱或恍惚，并无昏迷。意识恢复后，对受伤当时和伤前近期的情况不能回忆，即逆行性遗忘。多有头痛、头晕、疲乏无力、失眠、耳鸣、心悸、畏光、情绪不稳、记忆力减退等症状，一般持续数天、数周，少数持续时间较长。多数患者在2周内恢复正常，预后良好。

（2）脑挫裂伤：可因损伤部位、范围、程度不同表现相差悬殊。轻者仅有轻微症状，重者深昏迷，甚至迅速死亡。脑挫裂伤好发于额叶与颞叶，往往合并硬膜下血肿和外伤性蛛网膜下腔出血。其继发性改变如脑水肿和血肿形成等具有更为重要的临床意义。

（3）弥漫性轴索损伤：是头部遭受加速性旋转外力作用，以剪切应力造成的脑内神经轴索肿胀、断裂为主要特征的损伤。

（4）原发性脑干损伤：临床上较为常见，可单独出现，也可与其他部位脑挫裂伤同时存在，多数情况下是广泛性脑挫裂伤的一部分。脑干表面挫裂伤和脑干内点状或片状出血是本病的主要病理表现，MRI检查有助于明确诊断，确定损伤部位与范围。

（5）颅内出血：按血肿部位分为硬膜外血肿、硬膜下血肿和脑血肿。颅内出血多导致颅压增高形成脑疝，如不及时处理可危及生命。

（二）按损伤程度分类

国际上较通用的一种方法是将格拉斯哥昏迷量表（GCS）评分作为伤情的分类标准（表5-1-1）。依据GCS评分及昏迷时间长短，可将颅脑损伤分为三型：轻型，13~15分，伤后昏迷时间<20分钟；中型，9~12分，伤后昏迷20分钟至6小时；重型，3~8分，伤后昏迷>6小时，或在伤后24小时内意识恶化并昏迷>6小时。

表5-1-1　GCS

项目	试验	患者反应	评分
睁眼反应	自发	自己睁眼	4
	言语刺激	大声向患者提问时患者睁眼	3
	疼痛刺激	捏患者时能睁眼	2
	疼痛刺激	捏患者时不能睁眼	1
运动反应	口令	能执行简单命令	6
	疼痛刺激	捏痛时患者拨开医师的手	5
	疼痛刺激	捏痛时患者撤出被捏的手	4
	疼痛刺激	捏痛时患者身体呈去皮质强直（上肢屈曲、内收内旋，下肢伸直、内收内旋，踝关节跖屈）	3
	疼痛刺激	捏痛时患者身体呈去大脑强直（上肢伸直、内收内旋，腕关节及手指屈曲，下肢与去大脑皮质强直相同）	2
	疼痛刺激	捏痛时患者毫无反应	1
言语反应	言语	能正确会话，并回答医师他在哪、他是谁及当时的年和月	5
	言语	言语错乱，定向障碍	4
	言语	说话能被理解，但不适当	3
	言语	发出声音但不能被理解	2
	言语	无发声	1
总分			

（三）按损伤性质分类

按损伤后脑组织是否与外界相通，将颅脑损伤分为闭合性颅脑损伤和开放性颅脑损伤。前者为头部接触较钝物体或间接暴力所致，脑膜完整，无脑脊液漏；后者多由锐器或火器直接造成，伴有头皮裂伤、颅骨骨折和硬脑膜破裂，有脑脊液漏。

四、临床处理原则

颅脑损伤的临床处理原则是在密切观察患者病情的基础上，根据伤情程度及性质进行早期治疗，重点是及时预防继发性颅脑损伤，尤其是脑疝的预防和早期发现、颅内血肿的发现与处理。对原发性颅脑损伤的处理，主要是对已发生的昏迷、高热等的护理和对症治疗，预防并发症。对有手术指征者，应及时手术以尽早解除脑组织受压。

（一）轻型颅脑损伤的临床处理原则

一般情况下，轻型颅脑损伤的临床处理原则通过检查（如神经系统专科检查和影像学检查）明确需要手术治疗的损伤。因此，对于早期损伤的处理，应该侧重于对急性外伤型颅内血肿进展风险的关注，以及脑震荡后持续症状的预防。

（二）中型颅脑损伤的临床处理原则

到达医院前就应该开始采取高级创伤生命支持措施（advanced trauma life support，ATLS），ABC（呼吸道、呼吸、循环）措施特别值得强调，对预防低氧血症（血氧分压<90mmHg）与低血压（收缩压<90mmHg）很有必要，这两种情况均会对中型颅脑损伤患者的预后产生不良影响。入院后，应及时进行 CT 检查、神经系统专科检查，若患者病情恶化，应立即进行气管插管（如此前未插管），颅压监测及颅压增高时进行处理或手术治疗。中型颅脑损伤患者的营养需求普遍升高，因此建议进行营养支持。入院就应开始预防深静脉血栓形成，直至患者躯体恢复活动或能够下床。

（三）重型颅脑损伤的临床处理原则

重型颅脑损伤后，有效及时的救治能够显著提高患者的存活率及功能恢复水平。因此医护人员追求的基本目标，应当是为患者带来最佳预后，使其恢复功能，重返社会。入院前应注意呼吸道、呼吸与循环的管理，在重型颅脑损伤患者中，维持血氧饱和度和脑灌注压对预防继发性颅脑损伤至关重要。入院后，对重型颅脑损伤的处理始于 ABC。注意保护颈椎，保持呼吸道通畅；建立呼吸与通气；建立循环和控制出血；观察意识、瞳孔、生命体征及神经系统体征变化；进行头部 CT 检查、颅压监测或脑诱发电位检测；积极处理高热、躁动、癫痫等，有颅压增高者积极给予脱水治疗。

（四）手术治疗原则

1. 开放性颅脑损伤

原则上应尽早行清创缝合术，使开放性颅脑损伤成为闭合性颅脑损伤，清创由浅到深逐层进行，并彻底清除碎骨片、头发等异物。

2. 闭合性颅脑损伤

主要针对颅内血肿或重型脑挫裂伤合并脑水肿引起的颅压增高合并脑疝，其次为颅内血肿引起的局灶性颅脑损伤。

第二节 物理治疗评定

颅脑损伤所致的脑功能障碍种类繁多，有意识障碍、感觉和运动功能障碍、认知功能障碍、心理功能障碍、言语功能障碍、吞咽功能障碍、消化功能障碍、心肺功能障碍、二便功能障碍、性功能障碍、交感神经和副交感神经障碍、活动和参与功能障碍等。

一、严重程度和分级

（一）GCS

GCS 是颅脑损伤评定中最常用的一种量表，其优点是简单实用，并且评判客观。GCS 对患者睁眼反应、运动反应、言语反应进行评判。

（二）Glasgow－Liege 昏迷量表

比利时的列日（Liege）大学在 GCS 的基础上增加了 5 项脑干反射（表 5－2－1），形成 Glasgow－Liege 昏迷量表（GLCS）。

表 5－2－1 Glasgow－Liege 昏迷量表增加的脑干反射

项目	患者反应	评分
脑干反射	额眶反射存在	5
	垂直性眼前庭反射存在	4
	瞳孔对光反射存在	3
	水平性眼前庭反射存在	2
	眼心反射存在	1
	无脑干反射	0

要注意的是，在不能排除颈段脊髓损伤时，不应伸屈或旋转头部，此时可在外耳道注水检查，在垂直性眼前庭反射中，灌冰水后双眼应偏向注入侧。在水平性眼前庭反射中，在一侧外耳道中注入 44℃ 热水时，应引起向注入侧的快相眼震；如用 30℃ 温水，则引起向注入侧对侧的快相眼震。应注意鼓膜穿孔时不能用注水法。

（三）植物状态评分

我国的植物状态（vegetative state，VS）诊断标准：①认知功能丧失，无意识活动，不能执行命令；②保持自主呼吸和血压；③有睡眠-觉醒周期；④不能理解或表达语言；⑤能自动睁眼或在刺激下睁眼；⑥可有无目的性眼球跟踪运动；⑦丘脑下部及脑干功能基本保存。植物状态持续1个月以上才能诊断为持续性植物状态（persistent vegetative state，PVS）。PVS评分对眼球运动、执行命令、肢体运动、语言、吞咽、情感反应六项分别检查，每项按0~3分进行四级评分，然后累加计算出PVS评分（表5-2-2）。总分为18分，12~18分为意识基本恢复，10~11分为脱离植物状态，8~9分为过渡性植物状态，4~7分为不完全植物状态，3分及以下为完全植物状态。

表5-2-2 PVS评分

项目		评分	项目		评分
眼球运动	无	0	语言	无	0
	偶有眼球跟踪	1		能哼哼	1
	经常有眼球跟踪	2		能说单词	2
	有意注视	3		能说整句	3
执行命令	无	0	吞咽	无	0
	微弱动作	1		吞咽流质	1
	执行简单命令	2		吞咽稠食	2
	执行各种命令	3		能咀嚼	3
肢体运动	无	0	情感反应	无	0
	刺激后运动	1		偶流泪	1
	无目的运动	2		能哭笑	2
	有目的运动	3		正常情感反应	3

（四）改良昏迷恢复量表

改良昏迷恢复量表（coma recovery scale-revised，CRS-R）包括听觉、视觉、言语、运动、交流及唤醒度六个方面。CRS-R满分23分，是唯一标准化的神经心理学评估量表，可用于区分植物状态、低意识状态（MCS）和脱离低意识状态（表5-2-3）。

表 5-2-3 CRS-R

	项目	评分		项目	评分
听觉	对指令有稳定的反应	4	运动	会使用物体（脱离低意识状态）	6
	可重复执行指令	3		自主性运动反应	5
	声源定位	2		能摆弄物体	4
	对声音有眨眼反应（惊吓反应）	1		对伤害性刺激反应	3
	无	0		回撤屈曲	2
视觉	识别物体	5		异常姿势	1
	物体定位：够向物体	4		无	0
	眼球追踪性移动	3	交流	功能性（准确的）（脱离低意识状态）	2
	视觉对象定位（>2秒）	2		非功能性（意向性的）（脱离低意识状态）	1
	对威胁有眨眼反应（惊吓反应）	1		无	0
	无	0	唤醒度	能注意	3
言语	表达可理解	3		能睁眼	2
	发声/发声动作	2		刺激下睁眼	1
	反射性发声	1		无	0
	无	0			

二、颅脑损伤的结局评定

（一）从症状、体征、检查和用药推测预后

从症状、体征、检查和用药可以推测预后。

预示预后较佳的情况：昏迷<6小时、创伤后遗忘<24小时、GCS>7分、局部性脑损伤、颅压正常、无颅内血肿、脑室大小正常、无脑水肿、无颅内感染、无伤后癫痫、无冲撞引起的凹陷性骨折、无需应用抗惊厥药物、无需应用影响精神的药物、脑电图正常、视觉诱发电位正常。

预示预后较差的情况：昏迷>30天、创伤后遗忘>30天、GCS<5分、弥漫性脑损伤、颅压升高、颅内血肿、脑室扩大、脑水肿、颅内感染、伤后癫痫、冲撞引起的凹陷性骨折、不能停用抗惊厥药物、不能停用影响精神的药物、脑电图异常、视觉诱发电位异常。

（二）格拉斯哥结局量表

急性脑外伤研究中关于结局评定应用最多的是格拉斯哥结局量表（Glasgow outcome scale，GOS）。GOS提供了一种定量的、总体描述结局的方法（表5-2-4）。GOS用于康复时有几个主要缺点：①灵敏度差；②不能提供一个真正的功能性能力指

标；③认知功能和行为障碍在结局分类中缺乏详细描述。

GOS 是应用最广泛的测定损伤严重程度的方法，而且是大多数结局预测的主要基础。GOS 低于 8 分常常预示结局不佳。创伤后遗忘持续时间也与最终结局高度相关，创伤后遗忘大于 14 天，则中度或严重残疾的可能性更大。

表 5-2-4　GOS

分级	分类	说明
1	死亡	死亡
2	植物状态	患者不能做出有意义的反应，可有睡眠/清醒周期，眼睛能睁开
3	严重残疾	清醒、残疾，日常生活需要照料
4	中度残疾	残疾但可独立生活，过去的某些生活（工作或社会生活）已不再可能
5	良好恢复	恢复正常生活，尽管有轻度缺陷

（三）残疾分级量表

残疾分级量表（disability rating scale，DRS）是为颅脑损伤设计的特定量表（表 5-2-5）。DRS 提出了残疾的定量指数，包括四个大类：①唤醒、意识和反应力；②自理活动的认知能力；③对他人的依赖性；④社会心理适应力。DRS 对发现和评估严重颅脑损伤后患者的临床变化较 GOS 更灵敏，也可用于筛选最有可能由康复治疗获益的患者。DRS 测定时间为受伤后的前 3 天，每天 1 次；以后 3 周，每周 1 次；接着每 2 周 1 次，直至受伤后 16 周。DRS 评分 20 分以下者有望改善和提高生活质量。

表 5-2-5　DRS

项目		表现	评分
唤醒、意识和反应力	睁眼	自发	0
		对言语刺激	1
		对疼痛刺激	2
		无反应	3
	言语	定向、定位	0
		混淆或迟钝	1
		不恰当词句	2
		不可理解	3
		无反应	4

项目		表现	评分
唤醒、意识和反应力	运动	按命令执行	0
		局部性	1
		回撤性	2
		屈曲性	3
		伸展性	4
		无反应	5
自理活动的认知能力（知道如何做及何时做）	进食	完好	0
		部分完好	1
		极少	2
		无	3
	盥洗	完好	0
		部分完好	1
		极少	2
		无	3
	修饰	完好	0
		部分完好	1
		极少	2
		无	3
对他人的依赖性（功能水平）		完全独立	0
		在特定环境中独立	1
		轻度依赖性（需要有限的帮助，帮助者不需住在患者家中）	2
		中度依赖性（需要中度的帮助，帮助者需住在患者家中）	3
		重度依赖性（任何时间、所有主要活动均需帮助护理）	4
		完全依赖性（24小时均需护理）	5
社会心理适应力（工作能力）		不受限	0
		可选择一些竞争性工作	1
		可从事非竞争性、保护性工作	2
		无工作能力	3

三、运动功能障碍评定

由于颅脑损伤的多样性，运动功能障碍的差异也很大。颅脑损伤所致运动功能障碍，可导致偏瘫、痉挛、关节活动受限、协调障碍等问题，其评定与脑卒中所致的运动功能障碍评定相似（更多内容请参考本书相关内容）。

四、行为障碍评定

行为和情感控制障碍在颅脑损伤后很常见，在损伤后的早期阶段，当患者脱离昏迷和创伤后遗忘期后可出现激越行为（有攻击性或威胁行为）。颅脑损伤患者常见行为障碍如下。

颅脑损伤患者常见激越行为：攻击、冲动、脱抑性、幼稚、反社会性、持续动作。

颅脑损伤患者常见抑制行为：丧失自知力、无积极性和自动性、迟缓。

颅脑损伤患者常见心理性行为：抑郁、类妄想狂、强迫观念、循环性情感（躁狂－抑郁气质）、情绪不稳定、癔症。

上述行为障碍表现的评定主要依据颅脑损伤患者的临床症状。颅脑损伤患者还有一些典型的行为障碍，如发作性失控、额叶攻击行为、负性行为障碍、行为依赖、意志力差等。

有关认知功能、言语功能、吞咽功能、心理功能、日常生活活动能力等方面的物理治疗评定，请参照本书的相关章节。

第三节　物理治疗

一、治疗原则

在颅脑损伤康复治疗的过程中应遵循以下原则。

（一）早期介入

目前国际上一致强调颅脑损伤的康复治疗要早期开始，应从急性期就介入，这是关系到颅脑损伤康复治疗效果的关键。

（二）全面康复

颅脑损伤所引起的功能障碍是多方面的，因此其康复治疗必须整体考虑。要将各种方法如物理治疗（运动疗法和理疗等）、作业治疗、言语治疗、心理治疗、中医传统疗法（如针灸、按摩、中药等）和药物治疗等综合应用，交叉使用，并且最好有家属参与，以保证康复治疗效果。

（三）循序渐进

在进行功能训练的过程中，时间由短到长、难度由简单到复杂，使患者有一个适应的过程。同时注意保持和增强患者对治疗的信心。

（四）个体化治疗

由于每位患者损伤的部位、程度不同，患者的体质、个性也不同，因此在制订治疗方案时，应因人而异，采取个体化的治疗方案，并随时根据病情与功能状况的变化修订治疗方案。

（五）持之以恒

颅脑损伤的康复还要做好长期准备，从急诊外科手术、ICU 阶段开始，直到康复中心、社区和患者家庭，都要坚持进行康复治疗。应帮助患者安排从康复机构到社区的过渡。在每个阶段均应帮助患者及其家庭面对伤病现实、精神和社会能力方面的变化。重型颅脑损伤患者的康复需要持续许多年，一些患者可能需要长期照顾。

二、适应证与禁忌证

（一）适应证

康复治疗是颅脑损伤治疗中不可缺少的重要组成部分。颅脑损伤引起的各种功能障碍，包括认知、行为、言语、情绪、运动、感觉等方面的功能障碍，以及继发性功能障碍都是康复治疗的适应证。

（二）禁忌证

颅脑损伤康复治疗的实施与否以及康复措施的强度取决于疾病的稳定状况和患者的体质情况。以下情况需要首先进行临床处理（包括手术治疗），因而均属于颅脑损伤康复治疗的禁忌证：开放性颅脑损伤、意识障碍加重、生命体征不稳定、神经系统症状体征进展、颅内血肿进行性扩大、弥漫性脑肿胀、颅压明显增高、脑疝、高热、癫痫发作等。

三、康复目标

颅脑损伤患者的康复目标是多方面的，但总的来说是要使其感觉功能、运动功能、生活自理功能、认知功能、言语功能和社会生活技能恢复到可能达到的最大限度，消除或改善功能障碍，最大限度恢复工作能力并参与社会活动。根据国际颅脑损伤学会的意见，颅脑损伤的康复流程见图 5-3-1。

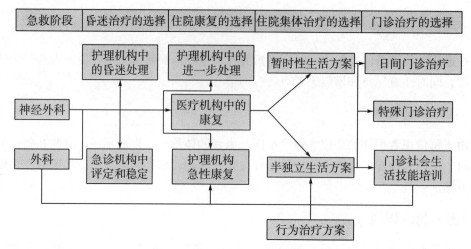

| 急救阶段 | 昏迷治疗的选择 | 住院康复的选择 | 住院集体治疗的选择 | 门诊治疗的选择 |

图 5-3-1 **颅脑损伤的康复流程**

（一）急性期康复目标

稳定病情，提高觉醒能力，促进创伤后遗忘的恢复，预防并发症，促进功能恢复。

（二）恢复期康复目标

在这一阶段，随着患者脑部损伤的恢复，患者可能出现不同程度的学习能力恢复。因此，此阶段的康复目标是减少患者的定向障碍和言语障碍，提高注意力、记忆力及思维、组织和学习能力；最大限度地恢复感觉功能、运动功能、认知功能、言语功能和生活自理能力，提高生活质量。大部分患者的感觉功能障碍、运动功能障碍、认知功能障碍及行为缺陷等在此期获得明显的改善或基本得到纠正，患者可以出院，继续以其他形式，如门诊治疗、社区康复、就业前康复等继续进行康复治疗。

（三）后遗症期康复目标

通过各种适应性和代偿性的训练手段，使患者学会应付功能不全的情况，学会使用新的方法代偿功能不全，增强患者在各种环境中的独立能力和适应能力，促进患者最大限度地回归社会生活。

四、方法

（一）急性期康复方法

在急性期主要是对患者采取综合性治疗措施。康复治疗在非手术治疗中发挥着重要的作用，有学者指出颅脑损伤患者的生命体征稳定，特别是颅压持续 24 小时稳定在 20mmHg（2.7kPa）以内即可进行康复治疗。《中国重型颅脑创伤早期康复管理专家共识（2017）》中建议，神经外科监护病房内的患者应尽早进行床边活动。物理治疗已经被证明能够使患者的认知功能和运动功能早日恢复。

1. 综合促醒治疗

严重的颅脑损伤患者会出现不同程度的昏迷、昏睡或嗜睡等。昏迷存在于损伤的早期，通常持续不超过 4 周。重型颅脑损伤的恢复首先从昏迷和无意识开始，功能恢复的大致顺序：自发睁眼→觉醒周期变化→逐渐能听从命令→开始说话。除临床上应用药物促进脑细胞代谢、改善脑组织的血液循环，必要时施行手术降低颅压以外，还可以给予各种感觉刺激、电刺激及高压氧治疗等，以帮助患者苏醒，恢复意识。

1）药物治疗。目前促醒药物主要作用于多巴胺能系统和谷氨酸能系统，常用药物有金刚烷胺、溴隐亭、多巴丝肼、盐酸纳洛酮及酒石酸唑吡坦等。也可以根据中医辨证，选用中药促醒。

2）听觉刺激。定期播放患者受伤前较熟悉的音乐；对家属进行健康宣教，长期照护者要充分了解与患者交流对于促醒的重要性，定期与患者交流。通过患者的面部及身体其他方面的变化，观察患者对听觉刺激的反应。

3）视觉刺激。患者头上放置五彩灯，通过不断变换彩光刺激患者的视网膜、大脑皮质。上述治疗每天 2 次，每次 30~60 分钟。

4）肢体位置觉和皮肤感觉刺激。肢体位置觉、皮肤感觉刺激对大脑皮质有一定的刺激作用。可由治疗师或患者家属每天对患者的四肢关节进行被动活动，如进行被动的双下肢康复踏车训练（图 5-3-2）；利用毛巾、毛刷等从肢体远端至近端进行皮肤刺激。

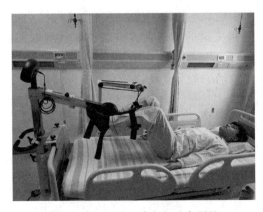

图 5-3-2　双下肢康复踏车训练

5）针灸推拿治疗。针灸推拿治疗具有疏通经络、运行气血等作用，可增加组织血液供应、促进神经元突触的再生与神经功能重建、促进脑血肿的吸收和损伤的周围神经再生、激活脑干网状系统、提高神经细胞的兴奋性。

6）电刺激。对于生命体征稳定、颅内无活动性出血、无严重心血管疾病伴心功能不全或心脏起搏器植入、无外伤后频发癫痫或有癫痫病史的重型颅脑损伤后意识障碍患者，应早期应用电刺激促醒治疗方法。研究证明，正中神经电刺激（median nerve electrical stimulation，MNS）治疗通过数字频率合成技术，将有效的治疗电流通过体表电极，无创地由周围神经引入中枢神经系统，增强脑电活动，使脑干网状上行系统及大脑皮质保持兴奋状态，同时神经电刺激信号可通过脑干网状结构和纹状体到达脑的血管舒张中枢，引起脑血管扩张，提高脑病灶的局部血流量，从而起到改善昏迷患者意识水平的作用。另外，深部脑电刺激（deep brain stimulation，DBS）和脊髓电刺激（spinal cord stimulation，SCS）技术具有微创、可调控的特点，对意识障碍患者的促醒治疗取得肯定的效果。

7）高压氧治疗。高压氧治疗能提高氧浓度，增加脑组织的氧含量，改善脑缺氧所致的脑功能障碍，从而促进脑功能的恢复。高压氧治疗也可促进侧支循环形成，保护病灶周围的"缺血半影区"的神经细胞，可增加脑干及网状激活系统供血量，刺激网状上行系统的兴奋性，有利于改善醒觉状态。每天 1 次，每次 90 分钟，10～20 天为 1 个疗程，可连续数个疗程。

8）低频 rTMS。低频 rTMS 治疗颅脑损伤后植物状态患者可改善脑细胞的神经兴奋性，减轻意识障碍，促进脑功能恢复，对患者促醒有一定作用。

2. 运动功能康复

在重型急性期颅脑损伤患者运动功能康复治疗前及全程中，要分析运动功能康复可能给患者带来的潜在危险和益处，选用适宜的康复治疗技术，严格控制康复训练的强度。

1）对于重型急性期无反应或不能主动配合的颅脑损伤患者，早期物理康复可采取良肢位摆放、关节被动活动、床上翻身、床边活动等措施。

（1）良肢位摆放。对于意识不清或仍然不能完全主动移动的患者来说，保持正确的体位及规律地变换体位是很关键的。有效的良肢位摆放可以预防关节挛缩、畸形、压疮，使患者感觉舒适，为进一步康复训练创造条件。

（2）关节被动活动。被动的关节活动训练有利于保持肌肉的生理长度和张力，维持正常关节的形态、功能、活动范围，维持关节周围结缔组织的延展性和韧带强度，减轻因组织粘连和肌肉痉挛等多因素引发的关节功能障碍。

（3）床上翻身：包括侧向翻身训练和翻身到俯卧位。

①侧向翻身训练：意识障碍或瘫痪患者的定时翻身是治疗全过程中至关重要的部分，在早期阶段每2～3小时为患者翻身1次，要形成常规直到患者苏醒并且自己能够翻身为止。翻身训练可预防关节挛缩畸形，避免压疮的发生，改善循环，保持脊柱的活动性，改善呼吸功能，预防颈源性疼痛，降低过高的肌张力，预防周围神经损伤，让患者习惯移动。严重意识障碍和昏迷患者侧向翻身训练如下（图5-3-3）：第一，将患者的头部先转向将要翻过去的一侧，并用枕头支撑。第二，保持患者的双膝呈屈曲状，然后一人负责将患者膝部转向一侧，同时另一人负责翻转患者肩部和上段躯干。第三，将患者向后移向床边，并且在合适的位置垫上枕头。第四，当患者有颅骨骨折、开放性损伤、手术切口或去骨瓣等而很难托住患者头部时，翻身时要将毛巾放在患者头部下面，治疗师要抓住毛巾两端来帮助患者翻身。

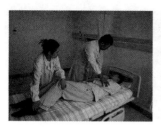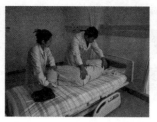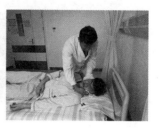

A. 双膝屈曲，头部准备
旋转

B. 需要两人，一人负责
下肢，一人负责肩部

C. 使用一块毛巾转动患
者有伤口的头部

图5-3-3　侧向翻身

②翻身到俯卧位（图5-3-4）：当患者意识不清或完全不能主动移动时，需要两人帮助患者翻身，以避免患者的肩部和髋部受到损伤。将患者从左侧卧位翻到俯卧位时，需要一人先将患者的头转向左侧并将患者的上肢处于上举位置。另一人抬起患者右腿，给予充分支撑以确保大腿和膝盖朝下。当一人将患者的腿向前移动时，另一人将患者的右肩和上肢向前移动，在翻至俯卧位的过程中要保持患者上肢上举位。然后两人要调整患者髋部和肩部位置，以确保患者的体位是放松舒适的。

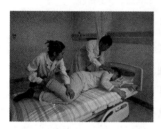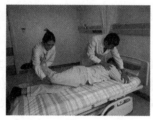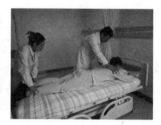

A. 一人站在床头，负责
肩部

B. 另一人帮助抬起一条
腿，并跨过另一条腿

C. 脚触碰到床面后将腿
和胸椎伸直

图5-3-4　翻身到俯卧位

（4）床边活动。从重症监护阶段开始，患者就必须每天在床边坐，直到他能够独立地移动，还应该使用气垫床，密切观察患者皮肤颜色变化，并避免皮肤破损。从一开始就直接转移到轮椅上有很多益处：第一，患者离床，治疗师或照护者可以在各种各样的环境中对患者进行引导。周围环境的变化会给患者带来更多的刺激。第二，在轮椅上可以实现良好的坐姿，因为可以做很多调节，如轮椅高度、靠背的倾斜度、扶手和踏板等；还可以使用所提供的众多装置，如合适的桌子等。第三，轮椅可以带患者去不同的地方。

①从卧位向坐位转移（图5-3-5）：当患者仍然意识不清或者不能以任何方式活动时，治疗师就要被动将患者从卧位转移至坐位。首先将患者转到侧卧位并保持髋关节和膝关节屈曲。治疗师站在床旁，一只手环抱患者膝关节，另一只手放在患者颈部下方，手掌放在其胸椎处。治疗师通过向外转移自己的身体将患者的腿移至床边一侧下垂，同时将患者的躯干保持直立位。治疗师的腿压在患者膝部，用肩膀顶住患者的头以防止患者向前滑下来。治疗师的手放在患者身后，保持其躯干处于良好位置。

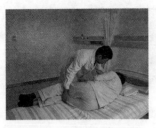 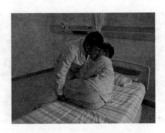

A. 治疗师一只手环抱患者屈曲的膝　　　B. 患者的下肢垂于床边
关节，另一只手放在患者颈部下方

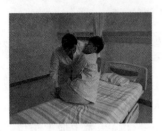 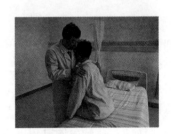

C. 将患者的躯干扶直　　　D. 在支撑患者的头部和躯干
时，避免患者双膝向前滑移

图 5-3-5　从卧位向坐位转移

②移动至床边（图 5-3-6）：在治疗师将患者转移到轮椅上之前，首先必须把患者转移到床的边缘，使他双脚平放在地板上。治疗师可以通过把患者的臀部交替地往前移动来实现这一动作。治疗师站在患者前面让患者的头枕在治疗师一侧肩膀上，一侧手臂放在患者的肩膀上，手放在患者的胸椎上。另一侧手臂支撑患者的躯干，同时将手放在患者对侧的大转子上，向前移动患者臀部。然后治疗师需要适当改变双手的位置，用同样的方式向前移动患者的臀部。

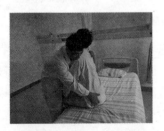 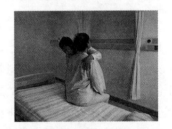

A. 治疗师将患者一侧臀　　　B. 治疗师手臂扶在患者
部向前移动　　　肩膀以避免患者歪倒

图 5-3-6　将患者移动至床边

（5）肌力训练。患者在伤后都会出现不同程度的肌力下降和丧失，而关节活动又需要肌肉的力量来维持，所以治疗师要从急性期开始就及时进行肌力训练。肌力训练的目的是增强肌肉的力量和耐力，预防肌肉萎缩，为其他相关训练做准备。

2）对于反应良好或可以主动配合的颅脑损伤患者，早期物理康复可采取床上活动、床边活动、肌肉和关节康复管理等措施。

（1）床上活动：包括床上翻身活动、头部运动及桥式运动训练。

①床上翻身活动：在康复的各个阶段都可以促进患者躯干主动屈曲，从仰卧位主动翻身至侧卧位，再回到仰卧位，以改善患者躯干的控制能力，方法参照本书相关内容。

②头部运动：紧张性颈反射会影响整个身体的肌肉张力，因此，从一开始纠正头的体位和被动运动以保持颈部的完全活动度是很重要的。头部向各个方向轻微活动，尤其重要的是颈部的侧屈。治疗师一只手下压患者肩胛带，另一只手向对侧活动患者头部，然后转到床的另一侧重复上述操作（图5-3-7）。

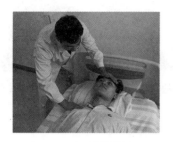 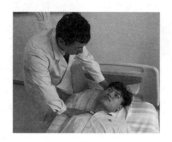

A. 下压肩胛带　　　　B. 按住肩胛带移动头的方向

图5-3-7　头部运动

③桥式运动：桥式运动可以让患者重新获得选择性伸髋和腹肌活动，可以训练腰背肌和骨盆的控制能力，诱发下肢分离运动，缓解躯干及下肢的痉挛，提高躯干肌肌力和平衡能力，方法参照本书相关内容。

（2）床边活动：从床边转移至轮椅时，转移过程要缓慢、安静、轻柔。

对于意识障碍或严重残疾的患者，当治疗师不确定自己可以转移患者时，需要一个助手给予帮助，助手应将两只手分别放在患者的坐骨结节上。将轮椅靠床那侧扶手去除后摆放在床边，与床平行并尽可能地靠近患者，把脚踏板转到外侧或去掉以防患者或助手的脚踝受伤。治疗师用膝盖压住患者的膝盖，患者手臂搭在治疗师的肩膀上，治疗师按住患者的肩胛骨，并用膝盖使患者下肢伸展，直到患者的臀部离开床面。患者头搭在治疗师的肩膀上。当治疗师将患者前倾时，助手帮助抬起患者臀部，然后向轮椅移动。治疗师转移患者时，要一直旋转到患者臀部和后背恰好安置在轮椅上为止（图5-3-8）。

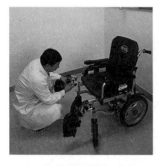 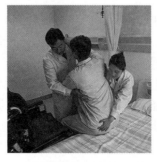 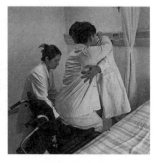

A. 把轮椅脚踏板去掉　　B. 把轮椅靠近床边，助　　C. 将患者转移至轮椅上
　　　　　　　　　　　手帮助抬起患者臀部

图5-3-8　意识障碍患者的床椅转移

如果患者双肩僵硬或活动受限，治疗师转移患者时要让患者的手臂垂在胸前，然后治疗师使患者身体前倾，用膝盖压住患者膝盖的同时用手在患者的大转子处抬起臀部。在治疗师用力将患者转移到轮椅或床上时，患者的头靠在治疗师躯干一侧（图5-3-9）。

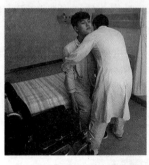 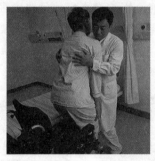 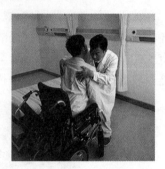

A. 患者躯干前倾，头部被支撑，双上肢放胸前　B. 治疗师通过自己的双膝伸直患者的双膝，同时双手扶住患者肩部　C. 将患者转移至轮椅上

图5-3-9　活动受限患者的床椅转移

（3）肌肉、关节康复管理。肌肉、关节康复管理主要包括肌肉痉挛、肌腱挛缩、关节僵直畸形及骨化性肌炎的评估和防治。

3. 呼吸与排痰训练

呼吸运动在一定程度上受大脑皮质支配，因此可进行主动训练，通过对呼吸运动的控制和调节来改善呼吸功能。呼吸训练是肺功能康复的一个组成部分，患者只有掌握正确的呼吸技术，才能够改善换气，增加咳嗽机制的效率，最终改善呼吸肌的协调功能，达到建立有效呼吸方式的目的。痰量较多的患者，还需要进行体位排痰训练。

（二）恢复期康复方法

急性期过后，颅脑损伤患者病情已基本稳定，但针对损伤后出现的功能障碍仍需要有计划、有针对性地进行康复治疗。

1. 床边训练

（1）床上活动：包括肩胛骨活动、肩关节活动、肘关节活动、下部躯干屈曲和旋转、激活腹斜肌活动、主动控制患侧下肢运动等。要给予患者充分帮助和降低活动难度来减少联合反应的出现，可选择桥式运动。

（2）床边活动：应尽早进行，因为床边坐位练习其他活动之前，患者要学会矫正自己姿势，矫正姿势需从基础开始，即调整患者髋和骨盆的体位。胸椎的稳定性是正常步行和上肢选择性技巧活动的前提，而学会选择性屈伸腰椎的活动在以后的站立中至关重要，对改善患者的步态活动非常有价值。因此，重新获得髋关节充分屈曲及身体挺直坐的能力是首要任务。床边活动时教会患者坐起将双腿垂到床边，然后再从坐位躺下的方法。

2. 坐位训练

（1）坐位平衡：开始时可通过调节床头的角度来进行改善坐起的适应性训练，当患者能坐起后，应加强患者身体重心左右移动、前后移动的训练。然后训练患者由静态平衡过渡到自动态平衡，最终达到他动态平衡状态。

（2）下肢训练：患者学会控制由坐到站的过程，在站起来之前治疗师要加强患者骨盆控制和躯干旋转训练、患侧髋内收与骨盆旋前训练、抬腿训练、屈膝训练等。站起时根据患者的不同情况，我们可以选择从端坐位站起、高床站起、从不同高度的坐位站起等方法。

3. 站立训练

站立训练的前提是站立平衡，首先由辅助下静态平衡训练过渡到独立静态平衡训练。当患者可以进行自动态平衡训练时，我们可采取站立时足保持不动，身体交替向侧方、前方或后方倾斜并保持平衡；身体交替向左右转动并保持平衡、左右侧下肢交替负重；站立时足保持不动来触碰治疗师手中的物体、抛接球、伸手拿物等；上下台阶训练。在患者达到他动态平衡时，我们可在硬而大的支撑面上、软而小的支撑面上、活动的支撑面上进行训练。站立平衡训练的同时要尽早进行下肢的负重训练。当患者不能站立时可根据患者实际情况，尽早让患者进行电动起立床训练，电动起立床可以帮助患者尽早完成仰卧位到站立、重心从低到高的过渡，使者充分适应站立状态，预防出现直立性低血压，可提高躯干和下肢的负重能力及控制能力，提高患侧肢体感觉输入和改善肌张力状态。

4. 减重步行训练

减重步行训练是通过悬吊系统和保护装置承担患者部分甚至全部体重，帮助下肢不能负担全部体重的患者处于直立状态，并且易于在治疗师的辅助下进行步行周期全套动作的练习，提高步行能力，必要时也可以借助跑步机进行训练。

5. 步行训练

步行训练包括治疗性步行和家庭性步行。利用拐杖进行步行训练时，要具备较好的平衡能力和上肢支撑体重的肌力，一般需要经过平行杠内基本动作训练后方可进行。也可借助助行器进行步行训练，同时要加强社区性步行训练，如环境适应性训练、过马路、超市购物、乘坐交通工具等。

6. 上肢及手功能训练

（1）上肢功能训练。对于部分颅脑损伤患者，即使患侧上肢潜在的功能完全丧失，治疗师也应在训练健侧手代偿能力的基础上，训练躯干及上肢的双侧活动。对于有潜在功能的训练，应重点考虑患侧手操作性动作是丰富多彩的运动模式与多种选择性活动的组合。手的运动应当与肩关节、肘关节、前臂和腕关节的运动分离，因为单纯的运动功能难以产生实际应用的价值。为此，上肢训练中，将基本功能训练与应用动作相结合才能产生效果。

（2）手功能训练。应获得全手指的同时抓握（联合屈曲）和同时伸展（联合伸展）功能，如果能够达到这个目标，患者就可以掌握一般抓握动作。一般理想模式的抓握必须具备三个条件：握拳的手指可随意伸展；拇指与其他各指具对掌功能；被拿物品与手掌接触，手指也能自如分开。

7. 悬吊训练

悬吊训练是运用悬吊系统进行主动、被动或助力治疗和康复训练的一种物理治疗方法。通过悬吊系统，使人体排除重力的影响后，在不稳定的状态下用平衡软垫、软球等进行主动训练，通过促进人体躯干核心肌群收缩而产生训练效果，从而达到持久改善肌肉功能的目的。其产生的治疗作用可分为三个方面：①提高肌力及耐力；②增强躯体核心稳定性；③提高感觉运动控制能力。

8. 日常生活活动能力的康复

颅脑损伤患者的日常生活活动能力是严重受限的，日常生活活动能力训练是康复治疗在日常生活环境中的实际应用，不可或缺。当日常生活活动能力受限时，可借助自助具。

9. 其他改善运动功能的方法

（1）任务导向性训练：是以目标为导向的功能活动的运动控制训练，围绕着有意义的功能活动进行训练，而不是单纯训练运动的模式。在上肢功能训练、步态训练和肌力训练中均推荐使用任务导向性训练。推荐的训练方法包括坐位够物训练、上下肢功能性任务训练、任务导向性够物训练、躯干控制训练及躯干旋转反馈训练、负重训练等。

（2）强制性运动疗法：是以中枢神经系统可塑性理论为基础发展起来的一种康复治疗技术，通过限制患者健侧上肢的活动，鼓励患侧上肢进行功能活动或日常生活活动以增加患侧上肢的使用，从而促进患肢功能的恢复。

（3）机器人及计算机辅助运动训练：①机器人能够控制和量化训练强度，客观地测量训练过程中的运动学和力量的变化，提供患侧上肢高强度、重复性、任务导向性和交互式的治疗。②计算机辅助的运动训练通过游戏使患者把注意力集中在运动的结果而不是运动本身。患者作为一项有趣任务的主动参与者，其动机效应可能起到有力的促进作用。

（三）后遗症期康复方法

后遗症期一般指发病2年以后。颅脑损伤患者经过急性期、恢复期康复治疗后，各种功能已有不同程度的改善，但部分患者在运动、语言、情感、认知、行为等方面仍遗留有不同程度的功能障碍，停留在某一水平或进行性加重，进入后遗症期。在回归家庭和社会以后，患者仍需要长期的康复治疗。

1. 继续加强日常生活活动能力训练

加强患者自我照料能力,提高其生活质量。逐步加强与社会的直接接触,学习乘坐交通工具、去超市购物、看电影等,争取早日回归社会。

2. 辅助器具训练

当患者的功能最后仍然无法恢复到理想状况时,有时需要辅助器具来帮助改善功能,如足下垂内翻的患者可佩戴踝足矫形器,使用自助具帮助吃饭,使用手杖帮助步行等。

3. 继续加强心理疏导

随着功能障碍的恢复速度逐渐减慢,患者可能会出现焦虑、痛苦、忧愁等不良情绪,担心自己成为家庭和社会的负担,丧失对生活的信心,此时应该调动患者的思想积极性,进行心理疏导,家属应积极配合,让患者树立重新生活的信心和战胜疾病的勇气,挖掘患者的最大潜能,达到最大康复目标。

4. 职业技能训练

不少患者在功能恢复后仍需要重返工作岗位,有的患者可能要变换工作,因此,要尽可能加强患者职业技能方面的培训。

(张艳明)

参考文献

[1] 刘惠林,胡昔权. 神经疾患康复治疗技术 [M]. 北京:人民卫生出版社,2019.

[2] Frontera W R, Delisa J A. 物理医学与康复医学理论与实践 [M]. 励建安,毕胜,黄晓琳,译. 北京:人民卫生出版社,2013.

[3] 王茂斌. 中华医学百科全书·康复医学 [M]. 北京:中国协和医科大学出版社,2019.

[4] 王茂斌. 神经康复学 [M]. 北京:人民卫生出版社,2009.

[5] 南登崑,黄晓琳. 实用康复医学 [M]. 北京:人民卫生出版社,2009.

第六章　脊髓损伤

第一节　概述

一、定义

脊髓损伤（spinal cord injury）是各种原因引起脊髓结构和功能的损害，造成损伤平面以下脊髓神经功能（运动、感觉、自主神经）障碍，且会引起一系列继发问题，影响极大。

脊髓损伤一词原指外伤所致的脊髓神经受损，但一些疾病也会出现类似的神经功能障碍，因此，这些疾病所引起的脊髓神经功能障碍也归为脊髓损伤。

二、发病率

全世界脊髓损伤的年发病率为 12/10 万。脊髓损伤发病率的特点如下：①社会人口发展水平越高，脊髓损伤发病率越高，且呈明显区域分布差异，发展中国家和地区的发病率有所增加。在各年龄段中，男女发病率之比约为 4∶1，儿童群体发病率最低，青年人群最高（20 岁左右达到高峰）。②脊髓损伤最常发生在周末，约占全部脊髓损伤的55%。③气候温暖的月份脊髓损伤的发病率升高。④机动车交通事故是脊髓损伤的最主要原因，其后依次是跌倒/坠落、体育运动意外和暴力相关损伤。其中，跌倒/坠落在65 岁以上患者中更常见，而体育运动意外在 15 岁及以下患者中最为常见。⑤在美国国家脊髓损伤统计中心（The National Spinal Cord Injury Statistical Center，NSCISC）数据库中，颈段损伤占 53.2%、胸段损伤占 35.6%、腰骶段损伤占 11.2%。最常见的损伤节段依次是 C_5、C_4、C_6、T_{12}、L_1。

三、分类

（一）按照脊髓损伤原因分类

按照原因，脊髓损伤分为外伤性脊髓损伤和非外伤性脊髓损伤。外伤性脊髓损伤常见于机动车交通事故、跌倒/坠落、压砸伤、体育运动意外和暴力相关损伤等，常伴有脊柱结构稳定性的破坏。

非外伤性脊髓损伤常见于：①先天性因素（脊椎畸形）；②炎症（脊髓炎、髓膜炎、化脓性脊椎炎、慢性风湿等）；③血管异常、血流动力学障碍（动静脉畸形、脊髓出血、脊髓前动脉综合征等）；④肿瘤（脊髓肿瘤、脊椎肿瘤、脊椎转移癌等）；⑤脊髓变性（脊髓小脑变性、脊髓空洞、多发性硬化、肌萎缩性侧索硬化等）；⑥脊椎变形性疾病（后纵韧带骨化症、椎间盘突出症等）。

（二）按照脊髓损伤程度分类

按照程度，脊髓损伤分为脊髓震荡、不完全性脊髓损伤和完全性脊髓损伤。脊髓震荡指脊髓实质无明显变化，脊髓损伤后发生的一种可逆性功能紊乱在 24 小时内开始恢复，3~6 周恢复正常。不完全性脊髓损伤指损伤平面以下有感觉和（或）运动功能保留（存在鞍区保留）。完全性脊髓损伤指损伤平面以下感觉和运动功能丧失（无鞍区保留）。

（三）按照脊髓损伤平面分类

按照平面，脊髓损伤分为四肢瘫和截瘫。四肢瘫指由于颈段脊髓受损而造成颈部、四肢、躯干及盆腔器官的功能损害。截瘫指椎管内神经损伤后，脊髓胸段、腰段或骶段（不包括颈段）运动和（或）感觉损害或丧失，但上肢功能不受限，根据具体的损伤水平，躯干、下肢及盆腔器官可能受累。

（四）按照脊髓损伤部位分类

按照部位，脊髓损伤分为脊髓横断综合征、颈髓延髓综合征、脊髓中央管综合征、脊髓半切综合征、脊髓前角综合征、脊髓后索综合征、脊髓后角综合征、脊髓圆锥综合征、马尾综合征。

1. 脊髓横断综合征

脊髓横断综合征大多由外伤引起，少数由炎症或其他原因所致。不同平面的脊髓横贯性损伤会导致不同范围的感觉和运动功能丧失、膀胱和直肠功能障碍，T_6 以上平面损伤的患者还可能出现自主神经功能障碍。

2. 颈髓延髓综合征

颈髓延髓综合征是由较低节段颈髓和较高节段脑干（延髓）的损伤所致。损伤范围最远端可至 C_4 节段，近端至脑桥。可由寰枢关节严重脱位、上颈椎爆裂骨折或椎动脉损伤引发。临床特征包括双上肢无力，而双下肢受累较轻或未受累，其最严重的类型表现为呼吸停止、低血压、运动功能障碍（四肢瘫）、C_1-C_4 皮节感觉消失。

3. 脊髓中央管综合征

脊髓中央管综合征是最常见的临床综合征，好发于颈髓，常继发于颈髓血管性疾病和颈椎外伤。典型的临床表现为上肢运动功能障碍较下肢重，感觉障碍表现差异较大。

4. 脊髓半切综合征

脊髓半切综合征也称为 Brown-Sequard 综合征，多见于刀伤、枪伤等侵入性伤害。典型症状为同侧损伤平面及以下本体感觉和运动功能障碍，损伤平面所有感觉丧失，对侧痛觉和温度觉障碍。典型脊髓半切综合征少见，更常见的是类脊髓半切综合征和脊髓中央管综合征特点的类型。

5. 脊髓前角综合征

脊髓前角综合征是脊髓前角神经元受损导致的一类综合征。常见于脊髓前 2/3 血运减少或缺血；后柱功能保留，但皮质脊髓束和脊髓丘脑束功能受损。临床表现包括损伤平面及以下运动功能、痛觉和温度觉障碍，而轻触觉和本体感觉有所保留。

6. 脊髓后索综合征

脊髓后索综合征常继发于所属神经节和后根的损伤。典型症状是位置觉、振动觉、辨别觉和实体觉缺失，闭眼难立征阳性。后索损伤原因有脊髓压迫（如颈椎管狭窄）、维生素 B_{12} 代谢障碍（如索性脊髓病）等。

7. 脊髓后角综合征

脊髓后角综合征偶见于脊髓空洞、脊髓出血、髓内肿瘤等，表现为单侧节段性分离性感觉障碍，只有同侧相应节段痛觉和温度觉消失，而精细触觉和本体觉仍存在，损伤平面以下痛觉和温度觉无障碍。

8. 脊髓圆锥综合征

脊髓圆锥综合征的发病原因以脊髓肿瘤、腰椎间盘突出、脊髓血管病变和脊柱外伤为主。临床表现：逼尿肌反射消失，伴有残余尿潴留或尿失禁、直肠失禁、性功能障碍、鞍区感觉障碍、球-肛门反射消失，下肢可无瘫痪，跟腱反射保留。根据损伤平面的不同，可以同时具有上运动神经元损伤（脊髓损伤）和下运动神经元损伤（神经根损伤）的表现。某些病例临床上很难与马尾综合征区分。圆锥高位损伤可能保留某些骶段反射（即球海绵体反射和肛门反射）。

9. 马尾综合征

马尾综合征大多由肿瘤、腰椎间盘突出、外伤等引起，累及马尾部腰骶神经根，而脊髓本身可能无损伤。典型临床表现：鞍区感觉障碍、大便失禁、小便失禁、球-肛门反射消失或减弱、骶段反射（即球海绵体反射和肛门反射）可消失、下肢不对称性迟缓性瘫痪（肌肉受累情况取决于损伤平面）。

四、并发症

（一）压疮

压疮是脊髓损伤后最常见的并发症。压疮会发生在损伤后的任何时间段和任何部位，严重的压疮还会对患者的康复进程造成严重的影响。压疮不仅会加重痉挛和疼痛，还容易诱发自主神经功能紊乱和肢体挛缩等。严重的情况下，压疮会形成较大的感染创面，或引起骨髓炎、败血症等致命的并发症。

（二）深静脉血栓形成

深静脉血栓形成主要原因是瘫痪肢体主动活动减少而引起静脉血流淤滞。血流淤滞还会因卧床、血管运动和自主神经功能紊乱而加重。深静脉血栓形成好发于小腿腓肠肌部位，但大腿和腹股沟区的深静脉血栓形成更加危险。深静脉血栓的临床症状有局部肿胀、发热和颜色变化，感觉正常的患者会出现局部深压痛。

（三）泌尿系统结石和感染

脊髓损伤患者长期卧床，饮水量不足使尿液浓缩，长期不活动或活动减少造成高钙血症和高磷酸血症，容易发生泌尿系统结石，也容易继发感染。患者由于感觉障碍，发生泌尿系统感染时尿道刺激症状不明显，只能通过相应的检查来了解感染情况。

（四）呼吸系统感染

呼吸系统感染是脊髓损伤患者最常见的并发症之一，也是患者死亡的主要原因。脊髓损伤可不同程度地影响膈肌、肋间肌、颈部肌群、腹肌等呼吸肌的功能。呼吸肌受损、长时间卧床均会增加呼吸系统感染的风险。

（五）心血管问题

T_6 平面以上损伤导致交感神经完全失去高级中枢控制，机体的应激能力和血管收缩能力异常。T_6 平面以下的损伤导致部分交感神经失控。腰骶髓平面损伤虽然不影响交感神经，但可损害下肢肌肉对血管的调控作用。患者最常出现低血压和心动过缓。

（六）异位骨化

异位骨化通常发生在脊髓损伤平面以下部位，常见于髋关节、膝关节、肘关节和肩关节附近。异位骨化在脊髓损伤患者中的发病率较高，影响关节功能，严重者会较大程度地限制关节主被动活动范围。

（七）肠梗阻

脊髓休克会引起麻痹性肠梗阻。肠梗阻在伤后即可出现，持续数天至数周。肠梗阻的主要问题是食物无法被消化，如果处理不及时，会导致患者出现腹胀、呕吐等症状。

（八）骨质疏松

脊髓损伤患者会出现 25％～50％ 骨矿物质减少，且大部分骨矿物质的丢失都是在伤后 1 年内出现。严重的骨质疏松可能会导致脊髓损伤患者骨折。

（九）痉挛

高达 80％ 的脊髓损伤（不包括马尾神经）患者都会出现痉挛，相对完全性脊髓损伤，不完全性脊髓损伤患者的痉挛更麻烦，且在损伤 1 年内进入平稳期之前有逐渐加重的趋势。痉挛的神经生理学机制较为复杂，但有两点重要的特征是张力异常和在被动牵伸时张力增高呈速度依赖。痉挛引起的临床问题主要包括疼痛、挛缩、压疮、主被动运动和卫生清洁困难，可导致患者活动能力严重受限和生活质量严重下降。

（十）疼痛

脊髓损伤后，患者会不同程度地出现伤后感受性疼痛和神经病理性疼痛。疼痛会受到损伤性质、损伤平面和患者心理状况影响。

第二节　物理治疗评定

损伤平面、损伤程度的评估采用脊髓损伤神经学分类国际标准（ASIA），其详细介绍了关键肌、关键点的评估细则，损伤平面的确定，以及损伤程度的分类标准。

一、身体结构与功能评估

（一）结构

除了脊髓损伤情况，还应关注患者的脊柱骨折、瘢痕、异常骨性突起、胸廓形态、体表皮肤完整性等。

肢体围度和长度评估：用卷尺测量四肢围度（如髌骨上 10cm、髌骨下 10cm、肱骨外上髁上下各 10cm 处，也可选取肢体周径变化明显处，如明显肿胀处、明显萎缩处，注意双侧对比、部位统一）。如合并四肢骨折，还应测量四肢长度，如髂前上棘至内踝尖、股骨粗隆至外踝尖、肱骨外上髁至桡骨头的距离，同样用皮尺测量双侧进行对比。

（二）关节活动度

确定好每一个目标关节测量的固定点、移动臂和固定臂，使用量角器测量关节运动时通过的弧度，主被动活动度分别记录，同样测量双侧并进行对比。但主动关节活动度与肌力密切相关，脊髓损伤患者往往伴随肌力完全丧失或部分丧失，所以主动关节活动度不作为必查项目。

（三）肌张力

肌张力评估选用 Ashworth 改良量表，该法简便易行、不需要使用仪器，评估患者全范围被动活动关节，通过感受到的阻力及范围来确定肌张力级别。肌张力障碍患者还可能合并关节受限或软组织挛缩，应注意鉴别。

（四）肌力

按照 ASIA，脊髓损伤的关键肌评估选用的是徒手肌力测试法（manual muscle test，MMT，表 6-2-1），且对每个肌力级别的评估体位做了特殊的规定。关键肌的评估除了有助于了解患者的运动功能，还可以用于运动损伤平面的确定，以功能为指导的评估和治疗还应考虑非关键肌的肌力。脊髓损伤患者四肢、躯干、呼吸肌都可能受累，治疗师应根据患者损伤部位进行尽可能详尽的全身肌力评估。

表 6-2-1　徒手肌力测试法

级别	评估标准
0	无可测知的肌肉收缩
1	可触及或可观察到肌肉有收缩，但无关节运动
2	去除肢体重力的影响，关节能活动到最大范围
3	抗肢体重力，关节能活动到最大范围
4	可抗轻度阻力，关节能活动到最大范围
5	可抗充分阻力，关节能活动到最大范围

（五）感觉

感觉评估主要包括深感觉、浅感觉的评估。深感觉包含运动觉、位置觉、振动觉。浅感觉包含触觉、痛觉、温度觉。ASIA 中的必查项目是浅感觉中的轻触觉和针刺觉，并给出了轻触觉和针刺觉的具体评估内容及界定标准。

ASIA 明确了用于判断感觉损伤平面的 28 对关键点和用于确定运动损伤平面的 10 对关键肌。运动损伤平面指最后一个肌力≥3 级且以上运动平面肌力正常的最低平面；感觉损伤平面指感觉完全正常的最低平面；神经总平面指感觉损伤平面和运动损伤平面里最低的平面。10 对关键肌见表 6-2-2，28 对关键点见表 6-2-3。

表 6-2-2　10 对关键肌

节段	关键肌
C_5	屈肘肌（肱二头肌、肱肌）
C_6	伸腕肌（桡侧伸腕长肌和短肌）
C_7	伸肘肌（肱三头肌）

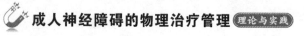

节段	关键肌
C_8	中指屈指肌（指深屈肌）
T_1	小指外展肌（小指外展肌）
L_2	屈髋肌（髂腰肌）
L_3	伸膝肌（股四头肌）
L_4	踝背伸肌（胫前肌）
L_5	足拇长伸趾肌（足拇长伸肌）
S_1	踝跖屈肌（腓肠肌和比目鱼肌）

表6-2-3　28对关键点

节段	关键点
C_2	枕骨粗隆外侧至少1cm（或耳后3cm）
C_3	锁骨上窝（锁骨后方）且在锁骨中线上
C_4	肩锁关节的顶部
C_5	肘前窝的外侧（桡侧）（肘横纹近端）
C_6	拇指近节背侧皮肤
C_7	中指近节背侧皮肤
C_8	小指近节背侧皮肤
T_1	肘前窝的内侧（尺侧），肱骨内上髁近端
T_2	腋窝的顶部
T_3	锁骨中线和第3肋间连线的中点
T_4	锁骨中线第4肋间（乳线）
T_5	锁骨中线第5肋间（T_4-T_6的中点）
T_6	锁骨中线第6肋间（剑突水平）
T_7	锁骨中线第7肋间（T_6-T_8的中点）
T_8	锁骨中线第8肋间（T_6-T_{10}的中点）
T_9	锁骨中线第9肋间（T_8-T_{10}的中点）
T_{10}	锁骨中线第10肋间（脐水平）
T_{11}	锁骨中线第11肋间（$T_{10}-T_{12}$的中点）
T_{12}	锁骨中线腹股沟韧带中点
L_1	T_{12}与L_2连线中点
L_2	大腿前内侧（$T_{12}-L_3$连线的中点）

节段	关键点
L_3	膝上股骨内髁处
L_4	内踝
L_5	足背第3跖趾关节
S_1	足跟外侧
S_2	腘窝中点
S_3	坐骨结节或臀下皱襞
$S_{4\sim5}$	肛周皮肤黏膜交界处

评估28对关键点的针刺觉和轻触觉，设有3个分值：2分，正常；1分，减退或过敏；0分，消失。对于有特殊原因无法测得或患者不配合的关键点，记录为"NT"。针刺觉减退时，采用针尖、针头分别刺激，刺激10次，当正确率≥8次时，记为1分，正确率<8次时记为0分，患者诉无痛觉时，也记为0分。

ASIA对运动觉和位置觉的评估给出了具体的标准。可检查的关节包括拇指指间关节、小指近端指间关节、腕关节、踇趾趾间关节、踝关节和膝关节。结果记录为"正常""减退"或"消失"："消失"表示患者无法报告关节大范围活动时的方向；"减退"表示患者10次中有8次能够正确报告关节活动情况，但仅在关节大范围活动情况下，无法正确报告关节小范围活动情况；"正常"表示患者10次中有8次能够正确报告关节活动情况，包括关节大范围活动和关节小范围活动。关节小范围活动指上下各10°的活动范围。

骶保留包括骶部运动保留和骶部感觉保留，运动保留指肛门自主收缩，感觉保留指$S_{4\sim5}$轻触觉或针刺觉保留或肛门深压觉存在。肛门自主收缩检查方法：检查者用示指插入患者肛门后嘱患者自主收缩肛门，扪及肛门括约肌自主收缩记为"存在"，反之记为"缺失"。深压觉的检查同样需要检查者用示指插入患者肛门后对直肠壁施压，感知的结果仍记为"存在"或"缺失"。

确定脊髓损伤平面后就可以进行损伤程度的确定，ASIA对脊髓损伤程度给出了明确的分级。

A级：完全损伤。鞍区$S_{4\sim5}$无任何感觉或运动功能保留。

B级：不完全感觉损伤。神经平面以下包括鞍区无运动但有感觉保留，且身体任何一侧运动平面以下无3个节段以上的运动功能保留。

C级：不完全运动损伤。神经平面以下有运动功能保留，且单个神经损伤平面以下超过一半的关键肌肌力小于3级。

D级：不完全运动损伤。神经平面以下有运动功能保留，且单个神经损伤平面以下至少一半以上（一半或更多）的关键肌肌力大于或等于3级。

E级：正常。使用脊髓损伤神经学分类国际标准（ISNCSCI）检查所有节段的感觉和运动功能均正常，且患者既往有神经功能障碍。

脊髓和锥体的对应规律导致脊柱骨折平面和神经损伤平面不一致，有助于排除非脊髓损伤原因造成的功能障碍，ASIA 给出了"＊"的概念——非脊髓损伤原因造成的肌力或感觉的减退或消失。记录所有非脊髓损伤原因造成的感觉或运动功能异常的分值上都应加上上标"＊"，判断者应排除该节段的感觉异常及运动功能异常对神经平面确定的干扰。感觉异常包括感觉过敏、感觉减退及消失，运动功能异常包括肌力减退或消失。

保留带的概念：骶部无感觉运动保留时的感觉和运动平面远端保留部分神经支配的皮节和肌节。若骶部存在感觉与运动功能保留，保留带不适用，需记录为"NA"。

（六）平衡功能

平衡指在不同的环境及任务中维持身体直立姿势的能力，分为静态平衡和动态平衡两大类。其中动态平衡包括自动态平衡和他动态平衡。临床上常采用 Bobath 三级平衡功能量表对脊髓损伤患者进行平衡功能的评估。治疗师还可根据不同的评估需求灵活选用其他量表。除此以外，还可采用步态分析仪、平衡大师等仪器对患者的平衡功能进行定量分析。

（七）心肺功能

脊髓损伤高位瘫痪的患者呼吸肌肌力受累，会带来呼吸动度下降、痰液潴留、咳嗽效力下降等障碍。部分患者还合并肋骨骨折、神经病理性疼痛和器官损伤，此时患者采取减痛策略而呼吸浅快、胸廓活动度减小。心肺功能评估的内容应包括吸烟史、工作史、呼吸肌肌力、呼吸频率、呼吸形式、呼吸音、胸廓活动度、肺容量、血氧饱和度及痰液潴留状况、咳嗽效力等。

（八）疼痛

脊髓损伤患者的疼痛分神经病理性疼痛和其他诱因引发的疼痛。前者疼痛区域为损伤平面或平面以下的区域，疼痛性质各异，可被触觉诱发或静息自发，表现为受累区域高敏性，无明显的 24 小时模式，且药物、物理因子治疗、运动疗法效果甚微。如正常皮节区的骨折、软组织挫伤等引起的疼痛常有明确的诱因，疼痛性质因损伤机制不同存在差异，但有明显的疼痛规律，对药物、物理因子治疗敏感。治疗师需从疼痛部位、性质、24 小时模式、加重或缓解因素、数字分级评分（numeric rating scale，NRS）对患者疼痛进行评估。除了 NRS，VAS 也常用于脊髓损伤患者疼痛的评估。

（九）自主神经功能

自主神经系统网络复杂，效应器、感受器广泛，针对自主神经系统的评估可以采用美国脊髓损伤协会和国际脊髓学会推荐的自主神经标准评定表（表 6-2-4），也可针对神经源性膀胱和肠道单独进行评估。

对神经源性排尿异常，临床常用评定方法有尿动力学提问、实验室检查和尿动力学分析。尿动力学提问主要围绕尿潴留、尿失禁和排尿症状进行提问。通过尿动力学的测定可了解膀胱压力-容积之间的关系。神经源性肠道功能评估量表包括美国脊髓损伤协会、国际脊髓学会及国际脊髓损伤标准和数据集执行委员会制定的国际脊髓损伤肠道功能基础数据集和 NBD 评分表。

表 6-2-4 自主神经标准评定表

器官/系统	结果	异常情况	检查标记
心脏的自主神经调控	正常		
	异常	心动过缓	
		心动过速	
		其他心律失常	
	不详		
	不能评定		
血压的自主神经调控	正常		
	异常	安静状态下收缩压小于 92mmHg	
		直立性低血压	
		自主神经反射异常	
	不详		
	不能评定		
排汗的自主神经调控	正常		
	异常	损伤平面以上出汗增多	
		损伤平面以下出汗增多	
		损伤平面以下出汗减少	
	不详		
	不能评定		
体温调节	正常		
	异常	体温升高	
		体温降低	
	不详		
	不能评定		
支气管-肺的自主神经和躯体神经调控	正常		
	异常	不能自主呼吸，完全需要呼吸机支持	
		自主呼吸受损，部分需要呼吸机支持	
		自主呼吸受损，不需要呼吸机支持	
	不详		

器官/系统		结果	评分
下尿路			
需要排空膀胱的感知			
防止尿失禁的能力			
膀胱排空方式（详细说明）			
肠道			
需要排便的感知			
防止大便失禁的能力			
自主括约肌收缩			
性功能			
性勃起　　　心理性			
勃起或润滑　　反射性			
性欲高涨			
射精（限于男性）			
月经来潮的知觉（限于女性）			
充盈期感觉	正常		
	过敏		
	减退		
	缺失		
	非特异性		
逼尿肌功能	正常		
	过度活动		
	无力		
	无收缩		
括约肌	正常尿道闭合机制		
	排尿期正常尿道功能		
	闭合不全		
	逼尿肌、括约肌协同失调		
	括约肌失弛缓		

注：2=正常功能；1=神经功能减低或改变；0=完全失去控制；NT=由于先前存在的或伴发的问题不能评估。

二、活动与参与评估

（一）移动能力

移动能力包括翻身、从卧到坐、床上移动、坐位床边移动、床椅转移、轮椅驱动、轮椅过障碍物、轮椅上楼梯、摔倒后坐回轮椅等。常用的移动能力评估量表有修正的Rivermead 移动指数（modified Rivermead mobility index，MRMI）、运动功能评估量表（motor assessment scale，MRS）。

（二）日常生活活动能力

详见第四章脑卒中。

三、心理评估

脊髓损伤患者多存在情绪－情感障碍，可采用汉密尔顿抑郁量表评估。评估方法是评估者根据对患者的观察圈出相应分数，总分最高为 76 分。

第三节　物理治疗

脊髓血管、白质、灰质在脊髓内的分布差异造成脊髓损伤结果的差异，如脊髓中央管综合征主要是由灰质损伤引起，中央管附近灰质被白质包绕，量少，松散且血供丰富，受到外力时较白质更容易损伤，表现为灰质出血、坏死较严重。

按介入时间，脊髓损伤患者的康复治疗分为急性期（伤后 8 周内）、恢复期（伤后8 周至 6 个月）、慢性恢复期（伤后 6 个月后）。

损伤时期、损伤机制对于脊髓损伤康复治疗方案的制订起决定作用，如非外伤性病变引起的脊髓损伤患者较外伤性脊髓损伤患者的脊柱更稳定，脊髓二次损伤风险更小，因而在损伤早期就可以进行转移训练，而外伤性脊髓损伤患者直立、负重前需要对脊柱稳定性进行判断。外伤性脊髓损伤患者的康复治疗中，转移、负重、平衡、步行训练时间需视骨科情况而定，一般急性期内患者可佩戴支具适度负重，该阶段康复治疗以积极预防并发症、维持关节活动度、选择性肌力训练、体位适应性训练为重点。

一、急性期

（一）康复宣教

宣教的内容视损伤平面、程度而定，比如 C_5 完全性脊髓损伤的患者，其上肢可能只残存屈肘和肩周力量，宣教内容应该侧重于轮椅、辅助器具的选用，家居环境改造及并发症的预防；当 C_5 脊髓损伤患者残余肌力保留到了指屈肌时，宣教的重点在于教会患者及家属最大化利用残存肌力，借助辅助器具达到功能最大化。也有适用于所有患者的宣教内容，如健康管理的注意事项、日常生活及治疗注意事项、定期检查的必要性、康复治疗目标和方案。

（二）良肢位摆放，床上翻身、转移

为保持脊柱稳定，急性期的患者以卧床为主，肌肉废用、关节挛缩、感染、骨量流失等并发症的风险增加，良肢位的摆放能使患者关节维持于功能位，降低肌张力，减轻皮肤剪切应力。床上的被动翻身、转移可以预防压疮、降低肺部感染风险。因此，应注意早期良肢位摆放，安全地进行床上翻身、转移。患者平卧时，应在两腿膝盖到脚踝之间放上柔软的垫子，侧卧则需要避免肩关节及股骨内髁等骨突部位过度受压。对于有脊柱骨折的患者，翻身时宜采用轴向翻身。患者被动转移时，应该佩戴好支具，由2~3个照护者一起采用平托法转移，避免患者脊柱发生扭转。

（三）关节活动度的主被动训练

基本原则：生命体征稳定之后就应立即开始全身各关节的被动活动，1~2次/天，每个关节在各轴向活动3~5次即可，以避免关节挛缩。进行被动活动时要注意动作轻柔，活动范围应达到但不超过最大生理活动范围，以免拉伤肌肉或韧带。同时，脊髓损伤患者是骨质疏松高危人群，第一年内是骨量流失的高峰，不管是张力低下还是张力增高的患者，其骨质疏松的风险不存在统计学差异。因此做关节被动活动时应谨慎进行骨折高发部位的旋转类活动。

对于绝对卧床的患者应注意肩胛骨的松动，脊髓损伤四肢瘫的患者很容易出现肩峰下撞击综合征，其原因一是肩袖力量薄弱或肌力不协调导致肱骨头移位，二是肩胛骨压于背部，活动受限，肩肱节律发生改变。在处理肩部活动如前屈、外展时应使肩胛骨与肱骨头同步节律运动。高位脊髓损伤患者增加肩关节稳定性训练；防止脱位，可以使用肩部矫形器；肩胛骨的稳定是上肢进行够取活动的前提，如果肩胛带肌没有提前激活，上肢将无法高效地完成够取。

髋关节的被动活动禁止超出关节最大生理活动范围，避免引起髋关节撞击综合征；下胸段或腰椎骨折时，进行屈髋屈膝运动时早期应不超过90°以免引起腰椎的过度后凸，后期也要控制在无痛范围内以免引发腰痛；对于完全性截瘫患者应重视臀大肌及腘绳肌牵伸运动，因为髋关节直腿屈曲达到或超过90°可增加长坐位下下肢与床面的接触面积以扩大支撑面，这是各种转移训练和床上活动的基础。

根据患者情况使用踝足矫形器或使用踝关节角度可调式站立床防止足下垂和跟腱挛缩。

（四）肌力的增强及诱发训练

1. 低、中频脉冲电刺激的应用

通常用于刺激0~2级肌力的肌肉。强度：无感觉障碍患者，以刺激时引起患者舒适感觉为度，或刺激刚好引起肌肉活动为标准；有感觉障碍患者，根据刺激部位皮肤情况及机型选择适当强度电流输出，刺激引起肌肉适度收缩。

2. 电子生物反馈

适用于1~2级肌力的训练，语音及视觉反馈有助于运动单元的最大化募集。注意事项仍为电刺激阶段选择合适的电流输出。

3. 水疗

对于肌力2~3级的患者，水下运动能减少重力对肌肉的抵抗，使肌肉牵伸达到最大范围，进而刺激肌梭内的感受器，增加肌肉长度及张力刺激。

4. 等速肌力训练

适用于所有的肌力等级，对于肌力弱者，可维持关节活动度；对于肌力较强者，可用于增强肌力；对于痉挛患者，有助于降低肌张力。恒定的角速度利于患者肌力训练过程中匹配合适的阻力值，视觉的反馈能促进患者最大化募集运动单元。

5. 肌力训练

对于脊髓损伤患者的肌力训练通常包括肢体及躯干的所有关键肌肉，应根据肌力等级灵活选用运动想象疗法、徒手助力主动运动、抗重力运动及抗阻运动。对于不完全性脊髓损伤患者，早期给予运动想象疗法可以促进运动学习、改善活动能力，通过想象可改善运动技巧形成过程中的协调模式并给予肌肉更多的练习机会。有研究表明，运用运动想象疗法训练肌力同样有增强肌力的效果，想象活动时的生理变化、脑电波活动通路、区域与实际功能训练大部分相似或重叠。完全性脊髓损伤患者的肌力训练应重点强化残余肌力。对于不完全性四肢瘫的患者，除了关注四肢肌力，还应重视躯干肌、盆底肌的诱发和强化。而对于马尾神经损伤造成的下肢不同程度瘫痪的患者，应视具体步行功能评估予以相应肌肉的肌力训练。

6. 悬吊辅助主动运动

悬吊辅助主动运动利用绳索、挂钩、滑轮等简单装置，将运动的肢体悬吊起来以减轻肢体自身重量，可实现减重等张运动，也可实现肌肉静态等长收缩，这对于加强关节控制、强化躯干核心肌力十分有利。

7. 下肢机器人训练

有学者认为机器人训练需要人机互动才能促进神经元募集，对皮质脊髓束的易化起积极作用。因而，不全性脊髓损伤患者可用减重平台训练。它不仅有利于传导通路中的纤维束激活，在改善步幅、延长承重相、减少耗能等方面具有显著优势，还可以减轻神经病理性疼痛、改善痉挛、预防关节挛缩等。但也有研究报道了机器人训练带来的皮肤擦伤、骨折等问题。

（五）呼吸训练

脊髓损伤患者呼吸功能障碍体现在呼吸肌肌力下降或消失、肺部痰液潴留、胸廓活动度下降、肺容量下降等。

不同损伤节段、程度，呼吸肌肌力残留情况存在个体化差异。颈段脊髓损伤累及所有的呼吸主动肌及辅助肌；胸段脊髓损伤则很少累及膈肌，主要累及肋间外肌、肋间内肌及腹肌。呼吸肌力量的训练旨在降低、抑制患者辅助呼吸肌的耗能，通过强化膈肌力量实现，如使用膈肌起搏器。根据患者呼吸肌力量等级，分别予以仰卧或半卧主动呼吸运动或抗阻运动。主动呼吸运动时将下肢置于屈髋屈膝位以放松腹肌，对于那些呈脊柱过伸位的患者可先予以充分的肌肉牵伸；对于呼吸肌肌力较好的患者，可通过徒手施加阻力、沙袋加阻的方式渐进改变阻力值，也可通过吸气阻力训练器渐进增加阻力。

排痰训练：分为咳痰技术和排痰技术。排痰技术是指痰液潴留于末端小支气管，影响患者肺通气后采取的一系列促进痰液往大支气管集中，方便痰液吸出及咳出的操作，分为手法排痰、排痰仪排痰、体位引流和主动呼吸循环技术。手法排痰分为拍法、震法和摇法。实施前先用听诊器进行肺部全面听诊，明确痰液潴留部位后再进行针对性排痰。其中拍法、震法适用于无肋骨骨折的患者。摇法更为剧烈，实施前应仔细评估脊柱稳定性，排除肋骨骨折。实施拍法时治疗师手呈空掌状，规律性地拍击相应部位，遵循从侧壁到后壁、从下往上的顺序，拍法实施时间不宜过长，宜与肺复张技术联合使用，对于痰液潴留较多的部位，可适当延长拍击时间。震法是一组通过治疗师上肢的交替性节律性快速收缩引起患者胸廓震动的手法，实施于患者呼气相，通过治疗师上臂与患者胸部紧密贴合的高频震颤来作用于相应肺段，达到松动痰液的目的，常与拍法联合使用。排痰仪模拟拍法以松动痰液，因此对于痰液较多的患者，可以作为手法治疗的辅助手段。此外，体位引流是利用不同肺段的支气管走行，将支气管置于垂直位，利用重力作用使痰液向大气管集中的方法。脊柱损伤患者急性不稳定期内从仰卧位转换为俯卧位具有极大的风险，因此推荐使用侧卧位、前倾侧卧位、仰卧位及仰卧头低位这几种体位进行体位引流。

二、恢复期

（一）支具（有脊椎或其他骨折者）的正确佩戴

教会患者正确佩戴支具，原则上支具的佩戴时间为手术后 3 个月内，除卧位休息时，其余需要体位转移时患者必须佩戴支具；术后 3 个月，患者需要复查 X 线平片，根据影像学检查及患者全身骨质情况，以及脊柱损伤情况评估患者是否可以脱下支具。支具限制脊椎活动度，增加脊柱的稳定性，进行安全性康复治疗的同时也会限制相关肌肉的活动而导致肌肉萎缩。患者存在个体差异，如骨折类型、损伤程度、骨质条件及整体营养状况等，因此支具佩戴时间上会有差异，需要结合患者的整体情况考虑。

（二）体位适应性训练

1. 起立床训练的时间

无脊柱骨折的患者病情稳定后即可开始；有脊柱骨折且已通过手术恢复脊柱稳定性、无下肢骨折、无内脏挫伤的患者应尽快佩戴保护性支具，用起立床行体位适应性训练。

2. 起立床训练的注意事项

（1）有脊柱骨折的患者应佩戴相应的颈、胸、腰的支具，无血栓的 T_6 以上节段损伤的患者应穿戴过膝的压力梯度弹力袜及腹围。

（2）第一次训练宜从 $25°\sim30°$ 开始，训练 30 分钟。治疗过程中应密切监测患者血压变化及主观感受，如出现直立不耐受症状，如轻度头晕眼花或发生直立性低血压，应降低站立床角度并配合向心性挤压、主动四肢运动、抬高肢体、阻力呼吸运动、适量饮水等方式升高血压，待体征消失再缓慢增加角度，如遇明显头晕、心悸、气促、晕厥等不良反应，应立即恢复到 0°位。站立床的角度应逐天增加，以无头昏等低血压不适症状为度。对于那些无明显不适的患者，仍应警惕低血压，行常规血压监测（即体位变化前测量血压，体位变化后再次测量血压），循序渐进；若是自主神经过反射的患者，应每次治疗都将患者置于直立位并减少紧身衣物的束缚，同时检查是否存在导尿管堵塞或脱出、大便多天未解等诱发血压升高的因素，如存在，应采取必要措施。

（3）从平卧位到直立位需 $1\sim3$ 周的适应时间。适应时间长短与患者卧床时间、损伤平面以及损伤程度相关。

（4）站立床的绑带位置应避开皮肤破损处、骨折断端、膀胱区，下肢绑带一般绑于膝关节，但如果合并该处骨折，可做上下调整，踝关节充分抵住床板。如果合并下肢骨折不能负重，应将健侧垫高为患侧减重。腹部绑带一般绑于耻骨联合上方，避免对膀胱造成压迫；胸部绑带宜充分放松以免影响患者呼吸。

（三）坐位训练

急性期卧床的患者在起立床过渡后再进行坐位训练。坐位训练的指征：①患者各项生命体征平稳；②站立角度大于 60°时能坚持 $20\sim30$ 分钟；③连续观察 $4\sim6$ 次，观察期间无直立性低血压等不良反应；④有脊柱骨折的患者需要佩戴颈、胸、腰支具进行坐位训练；⑤坐位训练时间及强度需遵循循序渐进的原则。

早期推荐的从卧到坐方式是翻身坐起或完全辅助坐起，避免剧烈用力时腹压增高、脊柱应力增加而影响脊柱稳定。

（四）四肢肌力强化训练

恢复期可开始全身肌力的强化训练，除了徒手肌力训练，还可以将肌力训练与功能转移活动相结合，将功能活动与姿势控制相结合，灵活选用本体感觉神经肌肉促进技术里的动态反转、节律性启动、稳定性反转等技术进行肌力、耐力、关节控制能力的强化。肌力训练与功能转移活动相结合的方式需特别关注特定肌肉的离心收缩运动，如下楼梯过程中的股四头肌的离心收缩。这些肌肉的离心收缩可改善关节节律、增加运动速度控制能力。

（五）转移训练

先予以静态的等长收缩，利用手支撑架支撑上肢离开支撑面并保持，随后增加以肩关节为轴心的躯干向前、向后摆动的闭链运动。闭链运动结束，就可通过将手支撑架向前摆放以转移躯干重心至股骨大转子部位，肩后伸推动躯干向前（图6-3-1）。向前时摩擦阻力较大，患者需在移动过程中不断将呈蛙式的下肢摆放至伸直位，以避免引起髋关节损伤。向后移动时顺序相反。侧方移动时，手支撑架的位置摆放为：与移动方向相同的手支撑架远离躯干，与移动方向相反的手支撑架应尽可能靠近躯干（图6-3-2），通过一侧肩关节内收，一侧肩关节外展，驱动臀部向侧方移动。同时应注意每将臀部位置移动一次，患者用一只手将腿的位置做出相应调整，而另一只手用于保持躯干稳定，可放于两腿中间或放于支撑侧将重心充分转移至该上肢。

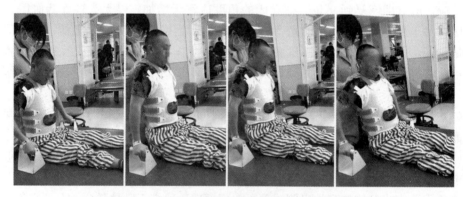

图6-3-1　胸段完全性脊髓损伤患者向前移动

注：患者将手支撑架置于坐骨结节前方，利用双上肢肌力将身体抬离床面，推动躯干向前完成移动。

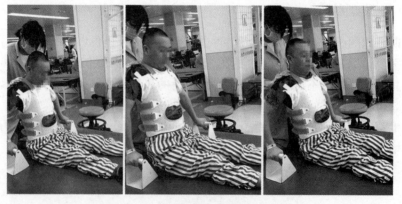

图6-3-2　脊髓损伤患者的侧方移动

注：与移动方向相同的手支撑架远离躯干，另一侧手支撑架靠近躯干。

1. 床一椅转移

(1) 直角转移（从轮椅到床）：①轮椅正对床边，刹住轮椅；②患者将双腿放到床上；③患者双手扶轮椅扶手，用力支撑，采用向前移动方式将臀部从轮椅前方移到床上（图6-3-3），在此过程中，必要时可放置滑板以减少阻力。

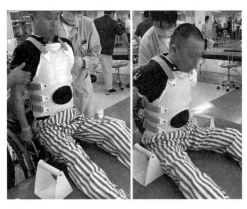

图6-3-3　从轮椅到床的直角转移

(2) 侧方转移：①轮椅与床成30°~45°放置，刹住轮椅；②患者一只手撑床，另一只手撑轮椅外侧扶手，双手支撑起躯干使臀部离开轮椅而转移到床上。床到轮椅转移的顺序与之相反。完全性截瘫的患者在从床到轮椅的侧方转移过程中，应注意重心位置移动幅度不宜过大，可在将臀部移至轮椅之前，先将靠近轮椅侧的躯干及下肢向前移动，缩短转移过程中躯干旋转的距离，然后一只手去扶住轮椅坐垫中间部位，将一侧臀部抬至轮椅角，再将手放于外侧扶手，双手支撑起躯干将臀部移至轮椅，以降低滑倒风险（图6-3-4）。

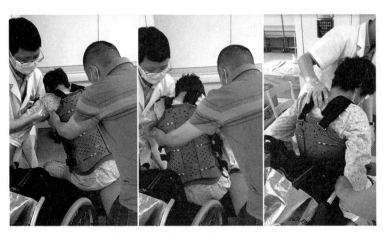

图6-3-4　从床到轮椅的侧方转移

2. 翻身训练

参见第三章。

3. 从卧到坐训练

参见第三章。

4. 坐一站转移

下肢完全瘫痪的患者也能在辅助下完成坐－站转移，双侧股四头肌肌力全部消失的患者也能旋转躯干通过胫骨和股骨的滑动完成伸膝锁定。

坐－站转移训练方法：治疗师引导患者骨盆前倾将身体重心转移至双下肢，嘱患者屈膝将踝关节置于膝关节后方。再诱导患者脊柱轻度屈曲使重心进一步前移，嘱患者尝试双足压地并伸直腿，此时股四头肌和小腿三头肌同时收缩，膝关节伸直，小腿三头肌收缩产生驱动身体向前上的地面反作用力。最后诱导患者臀大肌、腹肌、竖脊肌等同步收缩使髋关节及脊柱伸展。

坐－站转移的终末出现骨盆及脊柱位置的调整，颈胸段脊髓损伤常使腹肌及多裂肌等肌群肌力下降或完全消失，脊柱后伸后期无力，脊柱无法伸展至最大范围，患者向前方跌倒的风险增加。对于肌肉完全失神经支配的患者予以胸腰支持带，可以在站起过程中起到辅助支撑作用。

5. 站立训练

（1）佩戴支具站立：可辅助患者站立的支具包含机械外骨骼、髋膝踝足矫形器等代偿脊柱伸展或下肢承重的工具。佩戴支具站立见于所有躯干肌力和下肢肌力消失、减弱的患者。此类患者应根据具体情况进行针对性训练，如四肢、躯干肌力都受累的患者，早期卧位训练应该加入躯干核心肌力训练。

（2）监护、少量辅助下站立：指存在一定跌倒风险，站立时需要监护，或口头指示以维持站立平衡。少量辅助指帮助患者清除环境中的障碍物，予以准备站立所需的物品如拐杖、足下垂绷带等，或予以少量的身体接触帮助患者直立稳定的方式。肌力较弱、深感觉部分障碍的患者，在刚开始站立时，治疗师可给予少量辅助帮助患者克服对跌倒的恐惧，随后逐渐减少辅助量，保障患者脊柱稳定性。辅助器具训练顺序依次为站立架—助行器—双腋拐—双肘拐—单拐—完全独立。

（3）独立站立：指能安全进行独立站立，伴或不伴姿势异常。对于能独立站立的患者应仔细评估患者单腿负重的能力，直观暴露单腿承重相的力线分布。进行站立训练时，治疗师通常坐或站于患者正前方，用双膝对患者伸膝肌力较差的一侧予以固定，同时纠正膝过伸及骨盆的过度前后倾。纠正下肢力线后，治疗师的双膝将患者一侧膝盖固定，一只手放在患者骨盆，另一只手放在患者胸骨处对患者躯干力线进行调整；或双手都固定于患者骨盆，通过双手转动患者髂骨来纠正患者骨盆的倾斜和旋转。调整好力线后，治疗师仍保持双膝固定患者一侧膝盖，双手同时固定患者躯干两个关键点，引导患者重心依次向前、向后、向一侧下肢转移，再引导患者一侧骨盆向前向内移动，为迈步相初期做准备。

不完全脊髓损伤的四肢瘫或截瘫患者的步行训练见第三章。

（六）日常生活活动能力训练

作业治疗：主要包括日常生活活动（如穿衣、进食、大小便、洗脸、刷牙、刮胡子等）、职业性活动（如使用计算机）、工艺劳动（如编织毛衣）。通过作业治疗使患者能够逐步适应个人生活、家庭生活、社会生活和劳动的需要，为患者回归家庭和社会做准备。

（七）神经源性膀胱的治疗

神经源性膀胱的物理治疗目标是纠正逼尿肌和括约肌的异常活动，恢复协同活动，保持膀胱容量达到 300~400mL，避免尿失禁和尿潴留。常用的治疗方法如下。

1. 行为训练

建立定时定量饮水和排尿的习惯：一般每次饮水量在 400mL 左右，饮水后 2~4 小时排尿。白天从 1~2 小时开始，逐渐延长排尿间隔。

2. 清洁导尿（间歇导尿）

清洁导尿是指可以由非医务人员（如照护者）进行的不留置导尿管的导尿方法，以减少患者对医务人员的依赖性，提高患者的生活独立能力，已经较普遍应用于脊髓损伤和其他神经瘫痪的患者，是纠正残余尿过多的方法，可教育患者或其照护者进行操作。残余尿少于 80mL 时停止导尿。

适应证：不能自主排尿或自主排尿不充分（残余尿超过 100mL）的脊髓损伤或其他神经瘫痪，神志清楚并主动配合。

禁忌证：①尿道严重损伤或感染，以及尿道内压疮；②神志不清或不配合；③输入大量液体；④全身感染或免疫力极度低下；⑤有显著出血倾向；⑥前列腺显著肥大或肿瘤。

操作步骤：①取一次性导尿管备用。②局部用肥皂或清洁液清洗患者会阴部。操作者清洗双手。③操作者手持导尿管插入尿道，并徐徐推入，直到尿液从导尿管排出。男性患者注意尿道口朝腹部方向以避免尿道峡部损伤。插入前可在导尿管外部涂擦润滑油（如石蜡油）以减小插入阻力。④导尿完成后立即将导尿管拔除。⑤如果患者完全不能自主排尿，使用频率可以为 3~4 次/天；如果能够部分排尿，使用频率可以为 1~2 次/天。每次导出的尿液一般以 400mL 左右（生理性膀胱容量）为宜。残余尿少于 80mL 时可以停止清洁导尿。

注意事项：①患者必须有定时定量喝水、定时排尿的习惯，以便合理选择导尿时机；②患者每天进水量一般不超过 2000mL，保持尿量 800~1000mL；③插入动作必须轻柔，不可暴力插入，以避免尿道损伤。

3. 尿失禁生物反馈治疗

通过对大小便的评定，结合尿动力学检查，明确患者目前的膀胱情况，运用对应治疗模式进行治疗。大部分尿失禁生物反馈治疗设备可实现以下治疗方法：Kegel 锻炼法（又称盆底肌肉运动）、生物反馈治疗和电刺激治疗。

适应证：各种原因引起的尿失禁。

禁忌证：使用心脏起搏器、不能配合、肿瘤、妊娠及月经期间、有临床症状或不明原因严重疼痛、肛周有脓肿或痔疮等。

注意事项：①需排除禁忌证；②治疗时不要让患者过于疲劳；③参考电刺激频率：压力性尿失禁 30~50Hz、急迫性尿失禁 10~20Hz、混合性尿失禁 20~60Hz。

（八）大便管理及排便训练

1. 改变饮食结构

尽量采用粗纤维饮食，避免刺激性和难以消化的食物，保证合理的体液平衡，使粪团保持柔软。

2. 肛门牵张

合并痉挛时，直肠活动与痉挛相关。将中指戴上指套，表面涂石蜡油，缓慢插入肛门，将直肠壁向肛门一侧缓慢持续地牵拉扩张，或者采用环形牵拉的方式，以缓解肛门内外括约肌的痉挛；同时扩大直肠腔，诱发直肠肛门抑制性反射。

3. 药物治疗

口服各种缓泻剂有利于抑制肠道水分吸收，从而改善粪团硬度。肛门外用润滑剂（如石蜡油）有利于降低排便阻力，治疗便秘。使用解痉药物有助于缓解痉挛，协助排便。近年来采用肉毒毒素肛门括约肌注射，有较好的效果。

4. 增加刺激

适当增加体力活动或腹部按摩等局部刺激，促进肠道感觉传入和传出反射，加强肠道蠕动动力。这对于长期卧床者尤为重要。

5. 肛门括约肌和盆底肌肌力训练

可以使用直肠电刺激或者主动肛门收缩进行训练，从而增加括约肌的控制能力。肛门功能恢复需要一定的时间。训练时注意循序渐进。

6. 体位管理

尽量采用蹲位排便以扩大肛肠角，体弱或病重者可以采用靠坐的方式。直立体位可以利用横结肠反射诱发结肠集团运动，促进升结肠和横结肠的粪团排入降结肠和乙状结肠。

7. 盆底物理因子治疗

盆底物理因子治疗包括骶神经电刺激、磁刺激和生物反馈。电刺激可调节局部反射，提高结肠波动频率和腹壁压力，可用于不完全性脊髓损伤患者。磁刺激有助于触发肠道自主神经系统，加快肠道蠕动以缩短结肠运输时间，用于上运动神经损伤。生物反馈治疗可提供视觉信号指导患者正确收缩盆底肌，协调肛周肌肉的收缩、放松运动，增加盆底肌肌力和耐力等，同样适用于不完全性脊髓损伤患者。

三、慢性恢复期

（一）肌力强化训练

此期患者脊柱稳定性好，可耐受坐位和站立位，针对患者肌力水平可选择更多的肌力训练方式，如等速肌力训练、水中步行等。

（二）坐位/站立平衡训练

1. 坐位平衡训练

对于 T_{12} 以上的完全性脊髓损伤患者，坐位平衡依赖非正常力线方式，首先扩大支撑面并将患者重心引导至支撑面内，如长坐位时将双下肢分开，躯干前屈。教会患者用双上肢即肩胛带、头颈的微调来不断将重心拉回支撑面。

不完全性脊髓损伤患者训练的常见问题：过多启动代偿机制，如双足和（或）双膝过度分开或用手支撑以扩大支撑面；随意运动受限，躯干僵硬和屏气；移动脚代替对身体的调整；用手或上肢进行保护性支持。

训练重心移动时的姿势调整：①坐位，双手置于腿上，转头和躯干向后看，回到中立位，向另一侧做相同的动作；②坐位，用健侧前臂支持从患侧侧方坐起，治疗师给予适量帮助；③坐位，向各方向触摸物体，治疗师可以帮助支持患肢。增加训练的难度：坐位下让患者向各方向够取物体，并将训练融入日常生活。

2. 站立平衡训练

训练开始时，治疗师可坐在患者前面，双腿置于患者肌力较弱的膝关节予以一定的保护，将患者头、躯干、骨盆、膝关节、踝调整至正常力线；双手通过对患者髋关节实施向前、向后的外力诱导患者重心向前、向后转移，再推动患者单侧髋关节引导患者重心向单侧转移。随后增加训练难度，引导患者依次做下述动作：①站立，双足分开10cm左右，嘱患者看天花板；②站立，转头向后看，回到原位，从另一侧向后看；③站立，从不同方向取物体；④站立，一侧下肢负重，另一侧下肢向前迈一步，然后回到原位，该侧下肢再向后迈一步；⑤在装有扶手的墙边侧身站立，治疗师帮助患者向前后转移重心。增加难度：向各方向迈步去抓球或接抛来的球，用手从地上拾起大小不同的物体，用健侧腿或患侧腿向不同方向迈步及练习跨越障碍物等。当患者具备较好的站立平衡时，应将训练转移到日常生活中。

（三）自助器具、助行器、拐杖等其他辅助器具的使用训练

（1）自助器具，包括穿衣、进食、洗浴、个人卫生、转移等相关辅助器具的使用（具体请参考《作业治疗技能操作手册》）。

（2）助行器及拐杖的使用（请参考《作业治疗技能操作手册》）。

（3）踝足、膝踝足矫形器、交替式截瘫行走工具（Walkabout）、摇杆式往复式步行矫形器（RGO）的使用：根据患者受伤程度及平面、下肢和躯干力量，以及协调能力选择相应辅助器具。目的是帮助患者站立步行。踝足用于踝关节无主动运动或踝关节控制不良的患者（如足下垂），膝踝足矫形器可增加膝踝的稳定性，Walkabout用于T_{10}平面以下完全性脊髓损伤患者，RGO用于T_6平面以下脊髓损伤的患者。通常患者早期步行需在平行杠中练习，随着平衡功能提高，逐步过渡至助行器、拐杖等辅助下进行步行训练。

（四）轮椅技巧性训练

1. 抬起轮椅前轮时，用后轮保持平衡的训练

指导患者置于平衡位（即用后轮保持平衡），向前驱动时，轮椅向后倾；向后拉轮椅时，轮椅回到直立位。通过非接触性保护让患者反复体会，掌握平衡要领。

2. 乘坐轮椅上下马路镶边石或跨越障碍物的训练

（1）从静止位上马路镶边石等障碍物：前轮离台阶数厘米，面对台阶，前轮抬起，置于台阶上，前轮退到台阶边缘。双手置于驱动前轮的恰当位置，强力推动轮胎完成上台阶。

（2）向后退回马路镶边石下：轮椅先后退到台阶边缘，躯干前屈，双手控制后轮使轮椅缓慢下降，再向后转动轮胎，把前轮从台阶上放下。

（3）向前下马路镶边石：略抬高前轮，用后轮保持平衡，缓慢下台阶，然后放平轮椅。

3. 轮椅—地面转移训练

轮椅—地面转移可使患者移到地面或从地面移回轮椅。这个能力可丰富患者的生活，如能使患者在海滩上下水、在地板和孩子玩耍，也是一个重要的自救措施。轮椅—地面转移的第一步是把轮椅摆放并刹住，患者可从前方、侧方、后方完成此动作。

（1）地面—轮椅侧方转移：摆好轮椅并刹住，身体与轮椅成直角，内侧腿屈曲，外侧腿伸直，一只手撑在轮椅上，另一只手撑地；双手用力将臀部抬起坐到轮椅上；一只手扶在腿部并向上移动；坐直，并调整好身体姿势。

（2）地面—轮椅前方转移：患者坐于地面上，俯身支撑身体跪坐，并将轮椅面对自己摆放。双手撑于轮椅座前面的侧坐架上，身体前倾，双上肢用力把身体撑起，放松一只手，扭转身体坐到轮椅上。

（3）地面－轮椅后方转移：患者坐于轮椅前方，背靠轮椅，摆好轮椅并刹住，背对轮椅，用双手扶住轮椅前部（注意轮椅下方放置支撑物防止轮椅前翻）；双下肢屈髋屈膝，双足置于地面，双手支撑，提起臀部并靠向轮椅；低头抬臀坐到轮椅垫上。

（五）用双拐的步行训练

步行训练对于上肢功能完好的患者较为容易，当腹肌支配完好时，步行训练更易完成。在膝、踝、足支具的辅助下进行训练时根据患者躯干及骨盆稳定性可选择适宜的辅助器具。辅助步行的方式有四点步态、摆至步、摆过步。四点步态稳定但速度慢，摆过步不稳定但速度快，摆至步介于两者之间。

1. 四点步态训练

保持站立平衡，一侧拐向前，低头并扭向摆动腿的对侧，通过提髋提起对侧腿；另一侧拐向前，将重心压至该侧拐与对侧腿之间，另一条腿向前。重复上述动作即完成步行。

2. 摆至步训练

保持站立平衡，双拐前置，伸肘、下沉肩胛骨，低头上提骨盆、摆动双腿，双腿摆至双拐水平，重新建立新的平衡站姿；拐迅速前置，以获得更大的稳定性。

3. 摆过步训练

保持站立平衡，双拐前置，双肘伸直，肩胛下沉，低头上提骨盆、摆动双腿，如钟摆一样向前摆动超过双拐，足跟着地，再通过头部前屈、收缩肩胛骨和推动骨盆向前，重新取得平衡站姿。

4. 使用双拐安全跌倒和重新站起的训练

当用拐步行者摔倒时，可通过两种策略减少损伤风险。第一，撒开拐，以免摔倒时和拐发生撞击或拐对上肢产生过大的牵拉力。第二，用双手支撑着地，上肢内收，用肩和肘缓冲，应避免摔倒时上肢僵硬，造成摔伤。

重新站起的方法：双腿俯卧位，双拐置于合适地方，双掌支撑地面，身体直立，抓住第一根拐充分将骨盆抬离地面，用该侧拐保持身体平衡，同时抓住对侧拐，放好前臂套环，靠双手支撑将身体撑至站立。

四、并发症的预防和处理

（一）直立性低血压和自主神经过反射

1. 产生机制

脊髓损伤患者心血管运动失常，尤其是 T_6 以上的损伤常导致直立性低血压，可能是由于脊髓损伤后，血管运动中枢至交感神经节前纤维的血管运动通路中断或部分中断导致血管运动神经调节机制（短期调节）消失，损害了压力感受器，加之血管失去了肌肉泵的作用，回心血量减少。随着病程进展，交感神经节前纤维部分恢复、交感神经活性增强、患者四肢出现肌力或张力、加上体位适应性训练的结果以及交感神经节前纤维兴奋增加的刺激因素（如直肠、膀胱的扩张，骨折，压疮，疼痛等）的共同作用，患者会出现自主神经过反射。自主神经过反射的出现，除了与上述因素有关，还与机体丧失了交感神经系统的脊上控制有关。脊上区域在脊髓损伤后出现适应性改变，孤束核中的血管紧张素Ⅱ系统激活，使血管运动通路更易传导"过反射"冲动和交感神经的"去抑制"作用。自主神经过反射致死率非常高，及早进行体位适应、及时消除诱因可起到预防作用。此外，针对低血压患者，及早使用气压、电疗、被动运动、穿戴弹力袜等措施可起到预防作用。

2. 处理方式

直立性低血压：采取一切措施增加回心血量、提高心率以适应站立姿势。穿戴弹力袜、腹围以增加下肢及盆腔的血液回流（图 6-3-5）；采取四肢主动肌肉泵运动，等长等张收缩，尤其是上肢的运动对于血压及心率的影响最大；抬高肢体至心脏平面或高于心脏平面；排除下肢深静脉血栓形成的患者可予以向心性挤压以促进下肢血液回流（图 6-3-6）。适当补充血容量，如鼓励体位变化前或变化中快速大量饮水的方式来增加血容量；提高患者心率，如提供必要的疼痛刺激、语言刺激让患者情绪激动。如果通过以上方式，患者血压仍不能有效回升，且患者出现了中枢缺血症状如头晕、乏力、晕厥等，应及时将患者体位更换为绝对平卧位甚至头低位，以使回心血量快速增加；物理治疗联合米多君等升压药物升压效果显著。

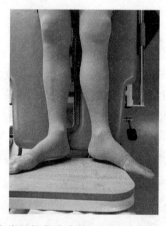

图 6-3-5　T₆ 以上脊髓损伤患者体位适应性训练过程中穿戴的弹力袜

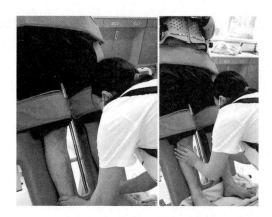

图 6-3-6　发生直立性低血压时采取的向心性挤压

自主神经过反射：处理方式与直立性低血压完全相反。当血压升高时应立即采取直立位，使静脉血回流减少，降低心排血量。检查有无膀胱、直肠压力增高，衣着、鞋袜、矫形器有无压迫或不适等诱因，并立即予以解除；服用短效降压药物并密切监测血压变化。

（二）泌尿系统感染

长期卧床、肢体瘫痪、感觉丧失、会阴部经常遭受粪便刺激、内收肌痉挛、长期使用留置导尿管等因素都会增加脊髓损伤患者泌尿系统感染风险。感染会使患者长期高热，造成更多继发疾病，影响治疗进程。

在发生感染前，可采取以下措施积极预防：保持患者会阴部的清洁、干燥，进行适度内收肌牵拉，利用梯形枕做好良肢位摆放，尽早学会清洁导尿等。对于患者的管理，应鼓励患者增加液体入量，定期为患者进行泌尿系统相关检查。

对于已经出现泌尿系统感染的患者，应快速排出菌尿——膀胱冲洗，继续增加液体入量；服用酸性饮料酸化尿液；使用抗菌药物等。

留置导尿管时要注意卧位时男性导尿管的方向必须朝向腹部，以免导尿管压迫尿道壁，造成尿道内压疮。留置导尿管时还要注意夹放导尿管的时机。膀胱储尿在 300～400mL 时有利于膀胱自主收缩功能的恢复。要记录液体出入量，以判断排尿时机。留置导尿管时每天液体入量必须达到 2500mL，以避免膀胱尿液细菌的繁殖增长。留置导尿管者发生泌尿系统感染时可以没有症状，抗菌药物往往无效，最好的办法是拔除导尿管。一旦出现全身性菌血症可采用敏感的抗生素治疗。拔除导尿管之后可以采用间断清洁导尿。

（三）神经病理性疼痛

脊髓损伤患者后根神经元兴奋性增加，交感神经节后纤维与后根神经元形成错误突触连接等原因会使患者产生神经病理性疼痛。神经病理性疼痛表现形式多样，可为麻木、疼痛、冷感等异常感觉，也可表现为单纯的皮支支配区的疼痛。疼痛可诱发焦虑，焦虑又引起边缘系统敏化使疼痛程度加重。因此神经病理性疼痛的预防，首先要排除脊髓损伤以外的诱因，及时对患者进行情绪干预。常用物理治疗措施有经皮神经电刺激疗法（transcutaneous electrical nerve stimulation，TENS）、中频电疗、蜡疗、运动疗法、磁疗等。当疼痛持续且影响功能活动时，应寻求药物帮助。

（1）TENS：选用双点电刺激，电极置于疼痛部位或损伤脊柱两侧，选择并置或对置法，每次 10~15 分钟，1~2 次/天。

（2）中频电疗：电极置于疼痛相应部位，选择疼痛处方，选择对置或者并置法，每次10~15 分钟，1~2 次/天。

（3）蜡疗：常用蜡饼法，每次 20~30 分钟，1~2 次/天。

（宗慧燕　尹琳）

参考文献

［1］励建安，许光旭. 实用脊髓损伤康复学［M］. 北京：人民军医出版社，2013.

［2］许光旭，蔡可书. 脊髓损伤物理治疗学［M］. 北京：电子工业出版社，2019.

［3］沃克斯曼. 临床神经解剖：原著第 28 版［M］. 张刚利，吉宏明，陈胜利，译. 南京：江苏凤凰科学技术出版社，2019.

［4］王玉龙. 康复功能评定学［M］. 3 版. 北京：人民卫生出版社，2018.

［5］迈克尔·G. 菲林斯. 脊髓损伤精要：从基础研究到临床实践［M］. 刘楠，周谋望，陈仲强，等译. 济南：山东科学技术出版社，2019.

［6］Webb A A，Ngan S，Fowler J D. Spinal cord injury Ⅰ：synopsis of the basic science［J］. Can Vet，2010，51（5）：485−492.

［7］Cowan H，Lakra C，Desai M. Autonomic dysreflexia in spinal cord injury［J］. BMJ，2020，371：m3596.

［8］Ballermann M，Fouad K. Spontaneous locomotor recovery in spinal cord injured rats is accompanied by ana tomical plasticity of reticulospinal fibers［J］. Eur J Neurosci，2006，23（8）：1988−1996.

［9］Tan M，Wang H，Wang Y，et al. Morphometric evalution of screw fixation in atlas via posterior arch and lateral mass［J］. Spine，2003，28（9）：888−895.

第七章　帕金森病

第一节　概述

一、定义与流行病学

帕金森病（Parkinson disease，PD）是一种常见于中老年的神经系统性疾病，主要以黑质多巴胺能神经元退行性变和路易小体（Lewy body）形成的病理变化、纹状体区多巴胺递质降低、多巴胺与乙酰胆碱递质失平衡的生化改变，震颤、肌强直、动作迟缓、姿势平衡障碍的运动症状及睡眠障碍、嗅觉障碍、自主神经功能障碍、认知功能障碍和精神障碍等非运动症状的临床表现为显著特征。

在全世界大多数人群中，帕金森病的发病率和患病率在男性中较高。帕金森病的患病率随着年龄的增加而显著增加，流行病学调查显示欧美国家 60 岁以上人群帕金森病患病率达到 1%，80 岁以上人群超过 4%。预计到 2030 年，全球病例数将达到约 900 万。我国 65 岁以上人群患病率为 1.7%，与欧美国家相似。欧洲约有 120 万人患有帕金森病，每年花费约为 139 亿欧元。据推测，到 2030 年左右，我国帕金森病患者将达到 500 万，约占世界帕金森病患者总数的 50%。本病的致残率较高，国外报道发病 1~5 年后，致残率为 25%，5~9 年时达 66%，10~14 年时超过 80%。随着疾病的进展，帕金森病的运动症状和非运动症状会逐渐加重，一方面会损害患者的日常活动，另一方面也会造成巨大的社会和医疗负担。

二、病因

（一）环境因素

一种嗜神经毒素，即 1-甲基-4-苯基-1,2,3,6-四氢吡啶（MPTP），会使实验猴出现与人类帕金森病相似的临床症状和病理学改变，而且对左旋多巴替代治疗有良好的反应。动物实验证明 MPTP 在脑内经单胺氧化酶 B（MAO-B）催化转变为强毒性的 1-甲基-4-苯基-吡啶离子（MPP$^+$），MPP$^+$ 被多巴胺转运体（DAT）选择性摄入到黑质多巴胺能神经元内，从而导致黑质多巴胺能神经元变性、丢失。一些除草剂、杀虫剂的化学结构与 MPTP 相似，有学者认为环境中一些类似 MPTP 的化学物质有可能

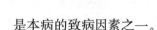

是本病的致病因素之一。

（二）遗传因素

自 20 世纪 90 年代后期第一个帕金森病致病基因 α－突触核蛋白（α－synuclein，PARK1）基因被发现以来，目前至少发现有 23 个单基因与家族性帕金森病连锁的基因位点，其中 6 个致病基因已被克隆。但目前认为仅约 10％的患者有家族史，大部分还是散发病例。遗传因素也只是本病致病因素之一。

（三）神经系统老化

帕金森病的发病率和患病率随着年龄的增高而增加。40 岁以前发病少见，多在 60 岁以上发病，这提示神经系统老化与发病有关。有资料表明，正常成人 30 岁以后随着年龄的增长，脑内黑质多巴胺能神经元开始呈退行性变，多巴胺能神经元逐渐减少。但老年人群中患此病者也只有少数，神经系统老化也只是本病致病因素之一。

（四）多因素交互作用

目前认为帕金森病并非单因素所致，而是多因素交互作用下发病。除基因突变导致少数患者发病外，基因易感性可使患病率增加，但不一定发病。只有在环境因素、神经系统老化等因素的共同作用下才会导致黑质多巴胺能神经元大量变性、丢失，从而导致帕金森病的发生。

三、病理表现

（一）组织病理

大脑外观无明显改变，脑重量一般在正常范围内，主要改变是中脑黑质、脑桥的蓝斑及迷走神经背核等处脱色，其中尤以中脑黑质最为显著，外观颜色变浅甚至完全无色。光镜下特征性病理改变是黑质致密区多巴胺能神经元及其他含色素的神经元大量变性、丢失，残留的神经元胞质中有路易小体形成。出现临床症状时，神经元丢失至少达 50％以上。路易小体是帕金森病最显著的病理标志之一。

（二）生化病理

帕金森病最显著的生化特征是脑内多巴胺含量减少。多巴胺含量在纹状体中减少的程度与黑质致密区多巴胺能神经元丢失的严重程度密切相关，当纹状体中多巴胺含量减少 70％以上时则出现帕金森病的临床症状。多巴胺递质减少的程度与患者症状的严重度呈正相关关系。

四、临床表现

（一）运动症状

临床症状符合"N"字形起病特点，常常自一侧上肢起病，逐渐扩展至同侧下肢，再波及对侧上肢及下肢。

1. 静止性震颤

震颤常为本病的首发症状，多自一侧上肢远端开始，表现为拇指与屈曲的示指间呈"搓丸样"动作，其频率为 4~6Hz，幅度不定，以粗大震颤多见。震颤可逐渐扩展至四肢，但上肢震颤通常比下肢明显，先出现震颤的一侧始终比后出现的一侧重，表现明显的不对称性。震颤于静止时明显，精神紧张时加剧，随意运动时减轻，睡眠时消失。少数患者可不出现震颤，部分患者可合并轻度姿势性震颤。

2. 肌强直

帕金森病的肌强直特点是伸肌和屈肌张力同时增高。当被动运动关节时，检查者感受到的阻力增高是均匀一致的，并且阻力大小不受被动运动的速度和力量影响，类似弯曲软铅管的感觉，称为铅管样强直；如患者合并有震颤，则在屈伸关节时可感到在均匀阻力基础上出现断续的停顿，如同齿轮转动一样，称为齿轮样强直。躯干、四肢和颈部肌强直常呈现一种特殊的姿势，称为屈曲体姿，表现为头部前倾、躯干前屈、肘节屈曲、前臂旋前、髋关节微屈和膝关节微曲。帕金森病患者常因肌强直严重而出现颈痛、腰痛及肢体关节疼痛，尤其老年患者，有时易被误诊为颈、腰椎间盘突出，骨关节病或其他疾病等。

3. 动作迟缓

患者可表现多种动作的缓慢，随意运动减少，尤以起始动作时为甚，如坐位或卧位时起立困难，翻身、起床、解/系纽扣或鞋带、穿鞋袜或衣裤、洗脸及刷牙等日常活动均发生障碍。患者起立、转身，手掌往复动作，拇指与示指的对指动作均明显缓慢。由于手部肌肉强直，患者上肢不能做精细动作，可表现为书写困难，写字时越写越小，呈现"写字过小症"。面部表情肌少动，表现为面无表情，眨眼少，双眼凝视，称为面具脸。因口、舌、咽和腭肌肉运动功能障碍使讲话缓慢，语调变低，严重时发音单调、吐字不清，使别人难以听懂，甚至还出现吞咽困难。

4. 姿势平衡障碍

患者因平衡功能减退、姿势反射消失而出现姿势、步态不稳，容易跌倒，是病情进展的重要标志，也是致残的重要原因之一。轻症患者行走时患侧上肢自动摆臂动作减少，走路时患侧下肢拖曳。病情逐渐加重时双上肢随意摆动消失，双足擦地行走，步幅变小，步速变慢，遇障碍物不敢跨越，走下坡路更为恐惧。有时行走过程中双脚突然不能抬起，好像被粘在地上一样，称为"冻结现象"。还可出现慌张步态，其是帕金森病患者的特有体征，表现为迈步时以极小的步伐前冲、越走越快、不能立刻停下脚步，极易向前扑倒。

（二）非运动症状

非运动症状是常见的且重要的临床表现，而且有时可先于运动症状发生。

1. 感觉障碍

疾病早期即可出现嗅觉减退或睡眠障碍，尤其是快速眼动期睡眠行为异常（rapid eye movement sleep behavior disorder，RBD）。中晚期患者常有肢体麻木、疼痛，部分患者可伴有不宁腿综合征（restless leg syndrome，RLS）。

2. 自主神经功能障碍

便秘、出汗异常、直立性低血压和皮脂腺分泌亢进如脂颜（oily face），吞咽活动减少，可导致口水过多、流涎。疾病后期可出现性功能减退、排尿障碍等。

3. 精神障碍

患者可伴有抑郁、焦虑、认知功能障碍、幻觉、淡漠、睡眠障碍。疾病晚期可出现智力减退，15%~30%的患者发生认知功能障碍甚至痴呆，以及幻觉，其中以视幻觉多见。

五、辅助检查

（1）血、脑脊液常规检查均无异常，脑脊液高香草酸（homovanillic acid，HVA）含量降低。

（2）CT、MRI检查无特征性改变，正电子发射断层成像（PET）或单光子发射计算机断层成像（SPECT）可显示脑内多巴胺转运体功能显著降低，多巴胺递质合成减少等，对早期诊断、鉴别诊断及监测病情有一定价值。

（3）其他检测如嗅觉测试可发现早期患者的嗅觉减退。经颅多普勒超声（transcranial Doppler ultrasound，TCD）可通过耳前的听骨窗探测黑质回声，可以发现绝大多数帕金森病患者的黑质回声异常增强。

（4）基因诊断采用DNA印记技术（southern blot）、聚合酶链反应（polymerase chain reaction，PCR）、DNA序列分析等可能发现致病基因。

六、诊断

我国帕金森病及运动功能障碍学组制定了《中国帕金森病的诊断标准（2016版）》（表7-1-1）。该标准有四部分相关内容考量：诊断标准（必备条件）、支持标准（支持条件）、绝对排除标准（不应存在的情况）、警示征象（支持判断其他疾病）。临床确诊的帕金森病需要具备：①不存在绝对排除标准；②至少存在2条支持标准；③没有警示征象。临床很可能的帕金森病需要具备：①不符合绝对排除标准。②如果出现警示征象则需要通过支持标准来抵消。如果出现1条警示征象，需要至少1条支持标准抵消；如果出现2条警示征象，需要至少2条支持标准抵消；如果出现2条以上警示征象，则诊断不成立。

表 7-1-1　中国帕金森病的诊断标准（2016 版）

标准	内容
必备条件	（1）运动迟缓：启动或在持续运动中肢体运动幅度减小或速度缓慢； （2）至少存在下列1项：肌强直或静止性震颤
支持条件	（1）多巴胺能药物的治疗具有明确且显著有效。在初始治疗期间，患者的功能可恢复或接近正常水平。在没有明确记录的情况下，初始治疗的显著应答可定义为以下两种情况： ①药物剂量增加时症状显著改善，剂量减少时症状显著加重。以上改变可通过客观评分（治疗后 UPDRS－Ⅱ评分改善超过30%）或主观描述（由患者或照护者提供的可靠而显著的病情改变）判断； ②存在明确且显著的开/关期症状波动，并在某种程度上包括可预测的剂末现象。 （2）出现左旋多巴诱导的异动症。 （3）临床体检观察到单个肢体的静止性震颤（既往或本次检查）。 （4）以下辅助检查阳性有助于特异性鉴别帕金森病与非典型性帕金森综合征：存在嗅觉减退或丧失，或 TCD 显示黑质异常高回声（>20mm²），或心脏间碘苄胍（MIBG）闪烁显像法显示心脏去交感神经支配
排除条件	（1）存在明确的小脑性共济失调，如小脑性步态、肢体共济失调，或者小脑性眼动异常（持续的凝视诱发的眼震、巨大方波跳动、超节律扫视）； （2）出现向下的垂直性核上性凝视麻痹，或者向下的垂直性扫视选择性减慢； （3）在发病后5年内，患者被诊断为高度怀疑的行为变异型额颞叶痴呆或原发性进行性失语； （4）发病3年后仍局限于下肢的帕金森样症状； （5）多巴胺受体阻滞剂或多巴胺耗竭剂治疗诱导的帕金森综合征，其剂量和时程与药物性帕金森综合征一致； （6）尽管病情为中等严重程度（即根据 MDS－UPDRS，评定肌强直或动作迟缓的计分大于2分），但患者对高剂量（不少于600mg/d）左旋多巴治疗缺乏显著的治疗应答； （7）存在明确的皮质复合感觉丧失（如在主要感觉器官完整的情况下出现皮肤书写觉和实体辨别觉损害），以及存在明确的肢体观念运动性废用或进行性失语； （8）分子神经影像学检查示突触前多巴胺能系统功能正常； （9）存在明确可导致帕金森综合征或疑似与患者症状相关的其他疾病，或者基于全面诊断评估，由专业评估医师判断其可能为其他综合征，而非帕金森病

续表7-1-1

标准	内容
警示征象	（1）发病后5年内出现快速进展的步态障碍，以至于需要经常使用轮椅。 （2）运动症状或体征在发病后5年内或5年以上完全不进展，除非这种病情的稳定与治疗相关。 （3）发病后5年内出现球部功能障碍，表现为严重的发音困难、构音障碍或吞咽困难（需进食较软的食物，或通过鼻胃管、胃造口进食）。 （4）发病后5年内出现吸气性呼吸功能障碍，即在白天或夜间出现吸气性喘鸣或者频繁的吸气性叹息。 （5）发病后5年内出现严重的自主神经功能障碍，包括： ①直立性低血压，即在站起后3分钟内，收缩压下降至少30mmHg或舒张压下降至少20mmHg，并排除脱水、药物或其他可能解释自主神经功能障碍的疾病； ②发病后5年内出现严重的尿潴留或尿失禁（不包括女性长期存在的低容量压力性尿失禁），且不是简单的功能性尿失禁（如不能及时如厕）。对于男性患者来说，尿潴留必须不是由前列腺疾病引起的，且伴发勃起障碍。 （6）发病后3年内由平衡障碍导致反复（>1次/年）跌倒。 （7）发病后10年内出现不成比例的颈部前倾或手足挛缩。 （8）发病后5年内不出现任何一种常见的非运动症状，包括嗅觉减退、睡眠障碍（睡眠维持性失眠、日间过度嗜睡、快动眼期睡眠行为障碍）、自主神经功能障碍（便秘、日间尿急、症状性直立性低血压）、精神障碍（抑郁、焦虑、幻觉）。 （9）出现其他原因不能解释的锥体束征。 （10）起病或病程中表现为双侧对称性的帕金森综合征症状，没有任何侧别优势，且客观体检亦未观察到明显的侧别性

七、治疗

（一）帕金森病的治疗原则

1. 综合治疗

帕金森病患者在整个病程中都会有运动症状和非运动症状。不仅运动症状会影响患者的工作能力和日常生活活动能力，非运动症状也会明显干扰患者的生活。因此，应对帕金森病的运动症状和非运动症状进行全面综合治疗。

2. MDT模式

帕金森病治疗方法包括药物治疗、手术治疗、康复治疗、心理干预、照料护理等。药物治疗为首选，且是整个治疗过程中的主要治疗手段，手术治疗则是药物治疗不佳时的一种有效补充手段，肉毒毒素注射是治疗局部痉挛和肌张力障碍的有效方法，康复治疗、心理干预与照料护理则适用于帕金森病治疗全程。因此，神经内科、功能神经外科、神经心理科、康复科乃至社区全科医师等联合治疗，可以更有效地治疗和管理帕金森病患者，为患者的症状改善和生活质量提高带来更大的益处。

3. 全程管理

目前应用的治疗手段，无论是药物，还是手术，只能改善症状，不能阻止病情的发展，更无法治愈。因此，治疗不仅立足当前，而且需长期管理，以实现长期获益。

（二）药物治疗

药物治疗是帕金森病治疗的首选。疾病的运动症状和非运动症状都会影响患者的工作能力和日常生活活动能力，因此用药以有效改善症状、避免或降低不良反应、提高工作能力和生活质量为目标。提倡早期诊断、早期治疗，不仅可以更好地改善症状，而且可能延缓疾病的进展。

治疗应遵循循证医学证据，也应强调个体化特点，不同患者的用药选择需要综合考虑患者的疾病特点和疾病严重程度、发病年龄、就业状况、有无认知功能障碍、有无共病、药物可能的不良反应、患者的意愿、经济承受能力等因素。尽可能避免、推迟或减少药物的不良反应和运动并发症。进行帕金森病药物治疗时不能突然停药，特别是使用左旋多巴及大剂量多巴胺受体激动剂时，以免发生撤药恶性综合征。

（三）手术治疗

脑深部电刺激术（deep brain stimulation，DBS）可改善帕金森病运动症状，是帕金森病治疗的有效辅助手段。随着疾病的进展，药物疗效明显减退，或并发严重的症状波动或异动症，这时可以考虑手术治疗。DBS因其相对无创、安全和可调控性而成为目前的主要手术选择。

DBS刺激靶点如丘脑底核和内侧苍白球，缓解四肢震颤、僵直和动作迟缓症状效果好，但对治疗中线症状，疗效缺乏证据。

（四）康复治疗

康复治疗对改善帕金森病运动症状和非运动症状乃至延缓病程的进展都有一定的帮助，特别是帕金森病患者多存在步态障碍、姿势平衡障碍、言语和（或）吞咽障碍等轴性症状，这些症状对于药物反应甚微，但是可以从康复治疗中获益。因此，康复治疗建议应用于帕金森病患者的全病程。临床上，可以根据不同的行动障碍进行相应的康复或运动训练，如健走、太极拳、瑜伽、舞蹈、有氧运动、抗阻训练等。

英国国家卫生和临床技术优化研究所（National Institute for Health and Care Excellence，NICE）指南对于康复治疗的证据等级做了相应的推荐。对于早期帕金森病患者，推荐咨询专业的物理、作业和言语治疗师进行评估以寻求康复治疗建议；对于平衡及运动功能障碍的患者，需要给予帕金森病特异性的物理治疗；对于伴有日常功能活动障碍的患者，需给予帕金森病特异性职业治疗；对于存在交流障碍、吞咽障碍及唾液增多的患者，应给予言语及语言治疗，以提高言语及沟通的能力，并减少误吸的风险。

需要注意的是，在进行康复和运动治疗时，需要针对不同的患者特点制订个体化和适应性康复和运动训练计划；同时需要确保长期依从性，若能每天坚持，则有助于提高患者的生活自理能力，改善运动功能，并能延长药物的有效期。

（五）心理干预

临床上，除主要采用药物治疗外，心理干预十分必要。心理干预，特别是认知训练、认知-行为疗法提供了一种可行的非药物治疗方案。认知-行为疗法对帕金森病合并抑郁或冲动强迫行为可能有效，英国 NICE 指南推荐认知-行为疗法用于多巴胺能药物无效的患者；同时，对于睡眠障碍，特别是失眠，认知-行为疗法获得美国睡眠协会的 A 级推荐。因此，对帕金森病患者的神经/精神症状应予以有效的心理干预治疗，与药物治疗并重，以减轻身体症状，改善心理精神状态，达到更好的治疗效果。

（六）照料护理

科学的照料护理往往能对有效控制病情、预防并发症和改善症状起到一定的辅助作用，同时更能够有效地防止误吸或跌倒等意外事件的发生。应针对运动症状和非运动症状进行综合护理，包括用药护理、饮食护理、心理护理及康复训练护理。

向患者普及药物的用法和注意事项等，从而有利于药物规范使用，避免药物不良反应的发生；制订针对性饮食方案，改善患者营养状况和便秘等症状；及时评估患者的心理状态，予以积极引导，调节患者的负面情绪，提高患者生活质量；与家属配合，督促患者进行康复训练，以维持患者良好的运动功能，提高患者的自理能力。

第二节　物理治疗评定

评估前，首先在病史采集和体格检查的基础上，根据《中国帕金森病的诊断标准（2016 版）》明确帕金森病诊断；然后在 ICF 框架指导下，进行帕金森病功能障碍分析、评定和康复实施。可参照以下基于 ICF 框架的帕金森病康复流程（图 7-2-1）。

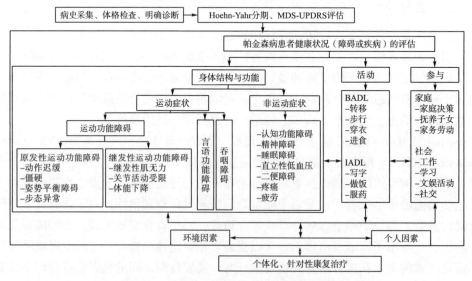

图 7-2-1　基于 ICF 框架的帕金森病康复流程

注：BADL，基础性日常生活活动能力；IADL，工具性日常生活活动能力。

一、疾病严重程度评定

（一）Hoehn－Yahr 分期

使用 Hoehn－Yahr 分期量表（Hoehn and Yahr scale）（表 7－2－1）评定帕金森病的严重程度，分为 0~5 期，级别越高，程度越重。该量表可对疾病严重程度进行粗略评估，其中帕金森病早期指 Hoehn－Yahr 1~2 期，帕金森病中期指 Hoehn－Yahr 3~4 期，帕金森病晚期指 Hoehn－Yahr 5 期。

表 7－2－1　Hoehn－Yahr 分期量表

分期	描述
0 期	没有症状
1 期	单侧出现症状
2 期	双侧出现症状，姿势平稳度正常
3 期	轻度至中度的双侧症状，姿势稍微不平衡，不需他人协助，后拉试验中需协助才能站稳
4 期	重度失能，但步行和站立仍不需帮助
5 期	若没有人帮助，将完全依靠轮椅或终日卧床

（二）国际运动功能障碍学会统一帕金森病评定量表

国际运动功能障碍学会（Movement Disorder Society，MDS）统一帕金森病评定量表（MDS unified Parkinson disease rating scale，MDS－UPDRS）可对疾病严重程度进行全面和详细的评定。该量表包括四大部分，第一部分评估日常生活非运动症状，第二部分评估日常生活运动症状，第三部分为运动功能检查，第四部分评估运动并发症。

第一部分：日常生活非运动症状（non－motor aspects of experiences of daily living，nM－EDL）。本部分评估帕金森病对患者日常生活非运动症状体验的影响。这部分共有 13 个问题，第 1A 部分由评定者完成（6 个问题），着重于复杂的行为（complex behaviors），内容包括认知功能受损、幻觉和精神症状、抑郁情绪、焦虑情绪、淡漠、多巴胺失调的特征。第 1B 部分由患者自行填写，内容关于帕金森病对其日常生活非运动症状体验的影响（7 个问题），包括睡眠问题、白天嗜睡、疼痛和其他感觉、排尿问题、便秘问题、站起时头晕、疲劳感。

第二部分：日常生活运动症状（motor aspects of experiences of daily living，M－EDL）。此部分评估内容包括言语、唾液分泌与流口水、咀嚼与吞咽、进食、穿衣、卫生清洁、写字、嗜好和其他活动、翻身、震颤、起床、离开车或从较低的椅子起身、走路与平衡和冻结，共 13 项。

第三部分：运动功能检查，主要检查帕金森病的运动症状，包括言语、面部表情、强直、手指拍打、手掌运动、前臂回旋运动、脚趾拍地运动、双脚灵敏度测试、起立、步态、步态冻结、姿势平稳度、姿势、全身自发性的动作（身体动作迟缓）、双手姿势性震颤、双手动作性震颤，双上肢、双下肢、嘴唇/下巴静止性震颤幅度及持续性。

第四部分：运动并发症。此部分评估两种动作并发症，即异动症与运动波动。异动症指不自主的任意移动。运动波动是由于对药物的不同反应，分为关期与开期。关期为患者对抗帕金森病药物治疗反应不佳，或是完全没有接受抗帕金森病药物治疗时的典型临床功能状态。开期为患者接受抗帕金森病药物治疗且反应良好时的典型临床功能状态。

二、身体结构与功能评定

（一）运动症状的评定

运动功能障碍可分为原发性运动功能障碍和继发性运动功能障碍两大类，其中原发性运动功能障碍是由疾病本身所致，而继发性运动功能障碍通常由活动减少甚至不动（主要为废用综合征）或帕金森病药物不良反应等引起。

原发性运动功能障碍的评定：主要应用 MDS-UPDRS 第三部分运动功能检查分量表（MDS-UPDRSⅢ），对动作迟缓、僵硬、姿势平衡障碍、步态异常和手功能活动障碍等进行评定。姿势平衡障碍还可选择改良的帕金森病活动量表（modified Parkinson activity scale，M-PAS）和 Berg 平衡量表（Berg balance scale，BBS）、简易平衡评定系统测试（mini-balance evaluation systems test，mini-BES Test）、功能性前伸试验（functional reach test，FRT）、5 次坐立试验（five times sit to stand performance，FTSTS）、起立-行走计时试验（timed up and go，TUG）进行评定，也可用动静态平衡测试系统等进行检测。步态障碍可选择 10 米步行试验（10-meter walk test，10MWT）、6 分钟步行试验（6-minute walking test，6MWT）、新冻结步态问卷（new freezing of gait questionnaire，NFOG-Q）进行评定，也可应用三维步态分析进行定量评定。手功能活动障碍还可选择简易上肢功能检查（simple test for evaluating hand function，STEF）和九孔柱测试（nine-hole peg test，NHPT）进行评定。

继发性运动功能障碍的评定：废用性肌肉萎缩无力常发生于腹肌和腰背肌等躯干核心肌群，以及四肢近端大肌群，可用徒手肌力检查法进行肌力评定，或用等速和等长肌力测试仪进行定量评定；关节活动度受限可用量角器测定；体力下降可选择 6MWT、Borg 主观体力感觉等级量表（Borg scale 7-20）和 FTSTS 评定。

1. 姿势平衡障碍的评定

（1）FRT：用于评估站立完成一项任务时的动态平衡。受试者肩关节屈曲 90°，肘关节伸直，脚不移动，尽力前伸到最远处。记录受试者站立时所能伸到的最远距离（cm）。

（2）FTSTS：用于评估坐到站下肢的力量和动态平衡能力。受试者坐在椅子上，双手交叉在胸前，尽可能快、稳地完成 5 次站起、坐下。记录完成测试所用的时间（秒）。

（3）BBS：是一个可以可靠有效地评估受试者平衡功能的量表。要求受试者完成 14

个不同的项目，包括维持坐－站转移、站立、转身、前后脚站立、单脚站立、踏台阶等。每个项目 0～4 分，总分 0～56 分。分数越高代表平衡功能越好。

（4）平衡自信心评定。平衡自信心通过特异性活动平衡自信量表（activity－specific balance confidence，ABC）来测量（表 7－2－2）。要求受试者完成 16 项室内或室外的活动，同时指出完成动作时的信心程度。该量表共 16 个条目，每个条目 11 个等级，每 10 分一个等级，评分从 0～100 分，0 分表示没有信心，100 分表示信心很足。总分范围是 0～1600 分，得分再除以 16 就是受试者所得的 ABC 分数。得分范围 0～100分，分数越高，表示平衡自信越强。

表 7－2－2　特异性活动平衡自信量表（ABC）

当你做下面活动的时候，你有多少信心可以保持平衡或者稳定？		
序号	活动项目	分数
1	在房间里散步	
2	上下楼梯	
3	弯腰从地上捡起一双拖鞋	
4	伸手去拿放在眼睛视线高度的架子上的东西	
5	踮脚拿到高于你头顶的东西	
6	站在凳子上拿东西	
7	扫地	
8	走出屋子，去附近车站	
9	上下你常乘坐的交通工具	
10	穿过停车场去商场	
11	上或者下较短斜坡	
12	一个人到拥挤的商场（周围的人走得很快）	
13	在拥挤的商场里被人撞了一下	
14	拉住扶手上下自动扶梯	
15	拎着东西，手不能扶住扶手，上下自动扶梯	
16	在结冰的路面上行走	
总分		

分数说明：如果受试者在第 2、9、11、14 或 15 项中"上下"的等级不同，选择较低的等级。

（5）mini－BES Test：包括姿势调节、体位控制、感觉定向力和动态步态 4 个维度，每个维度分别有 3、3、3、5 个条目，共计 14 个条目。每个条目 0～2 分，0 分代表差，1 分代表中等，2 分代表正常，满分 28 分，每个条目根据受试者的完成质量计分。

2. 言语功能障碍的评定

（1）主观评定嗓音障碍指数（voice handicap index，VHI）：是一个提问式量表，从患者角度出发，以其主观感受为中心，从生理、功能、情感3个维度描述患者喉部不适的感受、日常生活中使用嗓音的障碍及由此引起的情感反应。总嘶哑度、粗糙声、气息声、无力嗓音、紧张嗓音听感知评定量表（Grade，Roughness，Breathiness，Asthenia，Strain，GRBAS）是从经过培训的听评委角度出发，从总嘶哑度、粗糙声、气息声、无力噪音和紧张噪音5个方面对自然说话声进行4个等级的分级评定（0分为正常，1分为轻度障碍，2分为中度障碍，3分为重度障碍）。

（2）国内标准量表：改良Frenchay构音障碍评定法，包括构音器官反射、运动及语音清晰度等8个大项目，29个分测验项目，每个分测验项目都设定了5个级别的评分标准，能为临床动态观察病情变化、诊断分型和疗效判定提供客观依据，并对治疗及预后有较肯定的指导作用。

（3）定量声学水平评定技术：定量语音测量是计算机语音技术与标准化量表的结合评定技术。空动力学参数包括声门下压、平均发声气流、最长声时、发声阈压、声门效率等指标，对帕金森病患者发声时气流、压力等的变化做出评定。声学参数包括声强、基频、基频变化率、基频微扰（jitter）、振幅微扰（shimmer）、运动循环速率、信噪比和谐噪比。声强即单位时间内通过垂直于声波传播方向的单位面积的能量，使用最广泛。近年来，许多研究者探索描述帕金森病患者言语障碍更灵敏的客观指标，如元音空间面积、共振峰、发声停顿时间百分比等。

（4）仪器生理学评定：描述帕金森病患者发声时呼吸生理的特点，多利用动态喉镜、电声门图、喉肌电图等手段评定喉功能，可了解帕金森病患者声门图观察发声时呼吸和喉部的生理特点。

3. 吞咽障碍的评定

帕金森病患者的吞咽障碍主要为口腔期和咽期受累，表现为咀嚼和吞咽启动缓慢。常用饮水试验（water swallowing test，WST）或反复唾液吞咽测试（repetitive saliva swallowing test，RSST）进行快速筛查。对于筛查阳性者，有条件时应使用电视X线透视吞咽功能检查（video-fluoroscopic swallowing study，VFSS）或纤维光学内镜吞咽功能检查（fiberoptic endoscopic examination of swallowing，FEES）进行更直观可靠的检查。

4. 流涎的评定

可选择流涎严重程度和频率量表（drooling severity and frequency scale，DSFS）和帕金森病流涎临床量表（sialorrhea clinical scale for Parkinson disease，SCS-PD）评定流涎的严重程度。

（二）非运动症状的评定

通常应用帕金森病非运动症状问卷（non-motor symptoms questionnaire，NMS Quest）进行筛查，应用帕金森病非运动症状评定量表（non-motor symptoms scale，NMSS）进行整体评定。必要时可选用特异性评定量表对各种功能障碍做进一步评定。

1. 认知功能障碍

帕金森病患者的认知功能障碍主要表现为注意、执行、记忆和视空间等方面的功能障碍。常使用简易智力状态检查量表（mini-mental state examination，MMSE）和蒙特利尔认知测试（Montreal cognitive assessment，MoCA）进行筛查。可选择帕金森病认知结局量表（scales for outcomes in Parkinson disease-cognition，SCOPA-COG）和帕金森病认知评定量表（Parkinson disease-cognitive rating scale，PD-CRS）、Mattis 痴呆量表（Mattis dementia rating scale，MDRS）进行综合评定。

2. 情绪障碍

应用汉密尔顿抑郁量表（Hamilton depression scale，HAMD）、汉密尔顿焦虑量表（Hamilton anxiety scale，HAMA）及贝克抑郁量表（Beck depression inventory，BDI）、贝克焦虑量表（Beck anxiety inventory，BAI）进行严重程度评定。

3. 睡眠障碍

可选择 Epworth 睡眠量表（Epworth sleeping scale，ESS）、匹兹堡睡眠质量指数（Pittsburgh sleep quality index，PSQI）、帕金森病睡眠量表（Parkinson disease sleep scale，PDSS）和快动眼睡眠行为障碍量表（rapid-eye-movement sleep behavior disorder questionnaire，RBDQ）进行评定。有条件时应行多导睡眠图（polysomnography，PSG）进行监测。

4. 疼痛

国王帕金森病疼痛量表（King's PD pain scale，KPPS）是第一个适用于帕金森病疼痛的专用量表。表量中提出帕金森病疼痛分为 7 大类：骨骼肌肉痛、慢性躯体疼痛、波动相关性疼痛、夜间疼痛、口面部疼痛、肢体灼烧样疼痛、神经根性疼痛。也可选择简明疼痛评定量表（brief pain inventory，BPI）、简化 McGill 疼痛问卷（short-form of McGill pain questionnaire，SF-MPQ）和 VAS 进行评定。

5. 直立性低血压

常用卧立位血压检测方法，分别测量平卧位，迅速起立后 1 分钟、3 分钟、5 分钟时的血压。如有伴随症状（头晕、晕厥前兆、视物模糊）应及时记录。

6. 二便障碍

可用导尿法和膀胱超声检查对尿潴留患者的残余尿量进行测量。建议行尿流动力学检查明确下尿路功能障碍情况。

7. 疲劳

首选疲劳严重度量表（fatigue severity scale，FSS），也可以选用帕金森病疲劳量表（Parkinson disease fatigue scale，PFS）和多维疲劳量表（multidimensional fatigue inventory，MFI）进行评定。

三、活动水平评定

常用改良 Barthel 指数（modified Barthel index，MBI）对基础性日常生活活动能力进行评定，用功能独立性评定量表（functional independence measure，FIM）对基础性日常生活活动能力及认知功能进行评定，用功能活动问卷（functional activities questionary，FAQ）对工具性日常生活活动能力进行评定。

四、参与水平评定

可选择 39 项帕金森病生活质量问卷（Parkinson disease questionnaire，PDQ-39）（表 7-2-3）和健康状况调查简表（Medical Outcomes Study health survey short form-36 item，SF-36）进行健康相关生活质量评定。

表7-2-3 39项帕金森病生活质量问卷（PDQ-39）

在最近 1 个月中您是否有以下情况？请在每一题后最适当的选项中打"√"。若有以下情况，其发生频率是：0-从来没有，1-偶尔有，2-有时有，3-经常有，4-总是或一直有。

问题	0	1	2	3	4
1. 想做一些休闲活动有困难？					
2. 照顾您的家有困难，比如煮饭、干家务活？					
3. 买东西时提购物袋有困难？					
4. 走 1 千米路有困难？					
5. 走 100 米路有困难？					
6. 想在屋子里随意走动有困难？					
7. 到公共场所走动有困难？					
8. 出门的时候需要有人陪同？					
9. 害怕或是担心在公共场所跌倒？					
10. 限制在家里没法出去？					
11. 自己洗澡有困难？					
12. 自己穿衣服有困难？					

问题	0	1	2	3	4
13. 扣纽扣或系鞋带有困难？					
14. 想要把字写清楚有困难？					
15. 拿筷子或汤勺吃东西有困难？					
16. 拿杯子喝水不溅出来有困难？					
17. 感到心情忧郁？					
18. 感到孤单寂寞？					
19. 想哭或流泪？					
20. 感到生气或痛苦？					
21. 感到焦虑不安？					
22. 对您的未来感到担心？					
23. 觉得您必须对别人隐瞒您的帕金森病？					
24. 特意避开在公共场所吃饭或喝东西？					
25. 在公共场所会因为有帕金森病而感到尴尬？					
26. 会担心别人对您的反应？					
27. 觉得帕金森病导致您和家人之间的关系出现问题？					
28. 无法从配偶或伴侣得到您所需要的支持与帮助？					
29. 无法从家人或好友得到您所需要的支持与帮助？					
30. 在白天会不知不觉地睡着？					
31. 觉得注意力难以集中，比如在阅读或看电视的时候？					
32. 觉得记忆力不好？					
33. 会做噩梦或有幻觉？					
34. 说话有困难？					
35. 觉得无法和别人好好沟通？					
36. 觉得别人忽视你？					
37. 有肌肉抽筋或痉挛而疼痛？					
38. 有关节或身体疼痛？					
39. 觉得有令人不舒服的冷热感？					

第三节　物理治疗

目前康复治疗被认为可以改善帕金森病患者的步长、步行速度、平衡能力、运动功能和生活质量，甚至有研究报道可延缓疾病的进展。

不同阶段，治疗的重点有所不同。依据 Hoehn－Yahr 分期量表，将疾病进程分为早期、中期、晚期。根据疾病不同阶段的特点，应设置不同的治疗目标，采用适当的治疗方法（图 7－3－1）。在疾病早期治疗师的主要任务是通过促进躯体活动来维持积极主动的生活方式、神经肌肉骨骼系统的灵活性、心肺系统适应性、肌肉力量和平衡。在疾病中期需要在此基础上应用提示策略和认知策略来优化患者日常活动的完成。当患者由疾病中期发展至晚期时，及时考虑给予恰当的辅助支持也是很有必要的。在疾病晚期需要有专门的照护者，负责在患者完成任务时提供提示和认知策略、适当的辅助和照护支持，通过各种措施尽可能减少活动受限所引起的挛缩和压疮的发生。

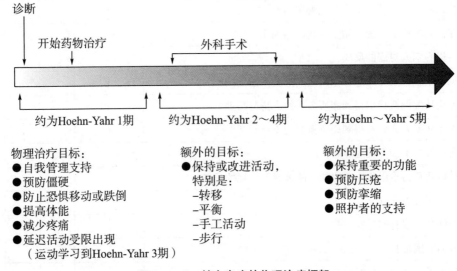

图 7－3－1　帕金森病的物理治疗框架

一、物理治疗内容

帕金森病患者的物理治疗一般包括 3 个方面：运动训练、运动技巧习得和运动策略训练。

（一）运动训练

运动训练是指通过有计划、有侧重、重复的训练形式，提高和保持患者的躯体活动能力，目的是预防继发性运动功能障碍，发挥神经保护作用。运动训练以改善体能、增强功能活动为主，如平衡、转移和步行相关活动。治疗师可以对帕金森病患者的具体训练和生活方式（涉及躯体运动的日常生活）进行指导和建议。如果患者运动能力受限明显或需要特定的训练方法，则需要在治疗师监护下进行。舞蹈和太极拳、八段锦等"传统功法"，可以在门诊、社区康复中心等场所进行，每周指导和监护数次。

运动训练的方式主要包括常规运动训练，娱乐活动训练如运动跑台训练、舞蹈和太极拳等，以及其他运动训练。训练目标为增加体能、预防并发症、减轻疼痛、预防跌倒和减轻恐惧情绪等。训练内容主要有 3 个方面：①身体功能，运动耐量、关节灵活性、肌张力、肌力和耐力；渐进增加运动强度；使用每天运动计划表。②功能活动，平衡、转移、手灵活性、步态，尤其是大肌群运动和快速运动。③持之以恒，坚持锻炼，以达到最佳效果。运动训练适用于 Hoehn－Yahr 1~5 期的患者。《中国帕金森病治疗指南（第四版）》鼓励帕金森病患者进行 WHO 建议的运动，改变运动和生活方式可以有效增强帕金森病患者身体活动能力；促进采取积极的生活方式，包括减少白天静坐时间，路程较短时选择步行代替驾车出行，爬楼梯代替坐电梯，参加自己喜欢的体育运动，参加帕金森病运动、舞蹈、太极拳小组；制订家庭训练计划；需要时可使用步行辅助装置；间断接受治疗师监督的传统物理治疗。以功能任务为导向的训练与抗阻训练相比，尽管二者在肌力训练方面有同等作用，但前者在功能任务方面更加有效。具体运动建议及运动处方如下：

1. 常规运动训练

常规运动训练主要包括步态、平衡、转移或体能训练，以及组合训练，要注意将功能和功能活动相结合，至少训练 8 周，每周 3 次，每次 45 分钟。可以在治疗师监督下训练或自我训练。

（1）生活方式指导：根据患者的功能障碍和喜好，促进采取积极的生活方式，如减少白天静坐、多走路、少坐车等。

（2）平衡和步态训练：①大步直线行走，配合上肢节律摆动。②重心转移和平衡训练。③在泡沫板上站立和行走，伴或不伴躯干平衡的干扰（推或拉）。④正确的转弯方式。⑤绕障碍步行，步行时突然停住、转弯，包括退步走。⑥在进行平衡和步行活动时增加双重任务，如谈话、手持物品，或把头从左转向右看墙上的东西，并说看到什么。⑦让患者处于易诱发冻结的环境中，如狭小的空间、设置障碍物等，鼓励患者适应这种环境，减少冻结发生。训练重点是加快启动速度，增大步幅，保证躯干与上肢协调摆动。可应用外部的视觉和听觉诱导策略引导患者重建步行模式。视觉刺激方面，可在地板上画类似斑马线的彩色线条，线条间距按成人的步长设计，让患者练习跨步，控制步长和步速，避免小碎步和慌张步态。听觉刺激方面，根据音乐节奏或者节拍器的节律行走，或喊如"一二、一二"这样的口令，引导患者步行。

（3）转移训练：从椅子上站起、坐下（可以增加双重任务），从床上坐起来、躺下、翻身、平移。

2. 娱乐活动训练

（1）运动跑台训练：训练时让患者集中注意力大步幅行进，可结合听觉或视觉提示；可同时进行一项认知双重任务，同时让患者维持跨步长；在跑台前面放置镜子，提供身体姿势的视觉反馈；逐渐增加强度。使用运动跑台训练时要保证安全，根据患者的认知能力和体力情况，选择监督下或无监督训练。对于平衡功能较差者，可以使用减重保护装置；对于有冻结步态者，要注意加速和减速时的安全。最少训练 4 周，每周 3 次，每次 30 分钟。

（2）舞蹈：在音乐节奏的基础上，舞蹈将听觉提示与运动锻炼相结合，同时需要一定的认知能力和注意力转换能力，对步态和平衡能力有较高要求。持续 4~12 周，每周至少 2~3 次。舞蹈动作包括大幅度运动，起步、前进、停止、转身，单腿站立，重心转移，退步走，向各个方向运动，在狭小空间中行走，复杂的运动序列等内容。不同舞蹈形式可改善不同症状，如探戈可以改善动作启动困难、转弯和动作迟缓，芭蕾有益于姿势控制和运动协调。

（3）太极拳：太极拳将深呼吸和缓慢有节律的运动相结合，内容包括单腿支撑、重心转移、在重心支撑面上控制重心转移、多方向跨步运动和复杂运动、大幅度运动。训练至少 24 周，每周 2 次，每次 60 分钟。

（4）游泳：一个集平衡、协调、耐力训练于一体的运动项目，也是一项很好的有氧运动，对于身体的协调性和心肺功能都非常有益。蛙泳动作以伸腰动作为主，强化躯干伸肌的训练，对躯干屈肌进行牵伸，有助于纠正患者前倾前屈姿势，改善步行过程中的重心前倾。对于早期帕金森病患者而言，游泳是一项非常好的运动方式。

（5）拳击：是一种融合了全身动作的运动方式，包括上肢击打动作和下肢多方向的步法，可以把手臂的快速活动和躯干的旋转、预期性的姿势调整结合起来，对脊柱的灵活性、多方向的迈步和更高速度的移动都有要求。日常训练过程中包括直拳、勾拳、滑步、弯腰躲闪等，训练了患者肢体的大幅度快速摆动、躯干的旋转、身体的移动、手眼的协调；后期与教练或对手的对打过程中增加了防御和后向的移动，对于身体平衡、协调能力有进一步的提升作用。对于中晚期的患者，必要时可以在轮椅上进行训练，重点提高上身和手眼之间的协调性、运动能力。

（6）北欧式健走：又称挪威健走，英文名称为 Nordic Walking，是一种使用两支挪威手杖配合行走的运动。患者在行走的过程中双手分别执手杖，在大步前行的过程中双手以尽量大的幅度带动手杖挥臂，再用力撑手杖带动身体以更大的幅度向前迈步。大量研究结果表明，北欧式健走可以改善身体活动水平、肌肉耐力、功能活动能力、身体灵活性、姿势稳定性、步幅和步态，而以上又恰好是帕金森病患者在疾病发展过程中逐渐受损的功能。因此，对帕金森病患者而言，北欧式健走是一种很具潜力的运动方式。

3. 其他运动训练

（1）扳机点按摩：沿着颈部、背部和四肢肌束扳机点施加中等力度的滑动按摩。扳机点按摩与神经肌肉治疗（neuro-muscular technology，NMT）均可改善帕金森病患者的疼痛与痉挛。患者自评报告显示，NMT 治疗有良好效果。

（2）呼吸肌训练：包括吸气肌训练和呼气肌训练。吸气肌训练可以改善肺功能，呼气肌训练可以增加呼吸道廓清能力，保护呼吸道。这两种训练都可以保持发声正常以维持交流能力。呼吸肌肌力下降的患者还需要咳嗽辅助技术，如徒手辅助咳嗽、器械辅助呼气和吸气。目前发表的临床对照试验对物理治疗减轻帕金森病患者呼吸障碍的疗效进行了评估，但没有确切的证据，无法提供基于证据等级的推荐。

（二）运动技巧习得

运动技巧习得是常规运动训练"升级"版的训练方式。运动技巧习得的关键在于重复运动执行以提高运动技能的娴熟度，既可用于原本就具备的运动技能，也适用于获得新的运动技能。核心为运动技能再学习，包括参与认知任务的技能训练和在特殊环境下的技能练习，逐渐增加运动复杂性和"开期"到"关期"的训练等。本训练方法主要适用于 Hoehn-Yahr 2 期和 3 期的患者，此阶段患者一般还保留一定的躯体运动能力，但某些涉及日常生活的技巧性活动能力开始下降。

1. 训练程序

运动技巧习得定义为"经过练习或历练，可引起相关运动能力永久性改变的一套程序"。这些程序涉及顶叶皮质、基底节和小脑间的相互作用。运动技巧习得可分为 3 个阶段：①获得，经过几个阶段的练习取得显著改善。②自动化，技能行为仅需要最小的认知参与，长时间稳定并可抵抗干扰，如执行双重任务。③保留，长时间不再进一步训练时，仍能无困难地执行运动技能。

高效、灵活的运动再学习训练可以改善患者额叶损伤造成的执行能力下降，提高工作记忆、注意力、计划能力、解决问题能力及改善多任务的执行和启动。运动再学习以功能性任务为导向，设置具体的环境，如以家庭环境为训练环境。根据个人的目标和能力，进行多次重复训练。可提供视觉和听觉提示。逐渐增加任务难度和环境复杂性，以及增加认知参与，如双重任务训练。可以考虑使用运动想象和动作观察。注意训练和休息相结合。

2. 双重任务训练

无明显认知功能障碍的帕金森病患者通常优先选择步行任务，减少对认知任务的注意力。双重任务步行训练结合视觉提示，运动跑台结合躲避障碍物训练，及使用结合或不结合听觉提示的注意力策略，均可以提高双重任务状态下的步行能力。认知任务包括词语流畅性任务；判断-决策任务，如说红色向右转弯，说黄色向左转弯；工作记忆任务，如 90 连续减去 3；反应时任务；回忆任务等。目前尚无评价双重任务训练效果的临床对照试验发表，没有可用的证据分级推荐。也有部分文献提出，对于已有明显平衡功能障碍的患者，不适合双重任务训练，会增加跌倒的风险。

（三）运动策略训练

运动策略训练的理论基础是代偿身体动作不足，内容包括提示策略、注意力策略和复杂运动策略等。当这些策略应用于活动时，可诱导运动学习，通过代偿途径提高疗效。运动策略训练的主要目的是提高患者运动技能，减轻对跌倒和运动的恐惧。核心内容包括提示和注意力策略，把复杂运动序列分解为简单成分，逐渐增加训练难度，以及从"开期"训练到"关期"训练的过渡等。本训练方法主要适用于 Hoehn-Yahr 2~5 期患者。

1. 提示策略和注意力策略

注意力策略是内源性提示策略，要求将注意力有意识地集中于当前任务，以改善运动功能。如要求患者步行时注意迈大步，转弯时要转大弯，步行时高抬腿，向前走时选择目标，写字时写大字。提示策略利用外部的视觉、听觉、本体觉或触觉等，帮助患者启动运动或促使运动继续进行。听觉提示可以是节奏感强的进行曲、节拍器或口令等，视觉提示主要为地上的线条、激光拐杖投射到地上的激光线等，本体觉提示通常为振动腕带的有节奏振动。

2. 复杂运动策略

对于较为复杂的运动，通常建议将其分解成简单的运动成分。训练这些简单的运动，将它们按照一定的顺序完成即可以完成功能活动，所以复杂运动策略最好是任务导向性的。注意在单个运动成分训练过程中确定是否需要提示策略引导。

二、物理治疗注意事项

（一）治疗场所

物理治疗可在社区体育馆、初级保健机构、患者家中、康复中心、护理院或康复医院进行。应关注患者家庭环境的康复训练和日常生活指导，毕竟家居环境对帕金森病患者的安全和运动功能保持最为重要。建议有条件的情况下，帕金森病管理团队应该深入患者的家居和社区，切实指导家居运动和日常生活。

（二）日常病情波动影响康复治疗

帕金森病患者在不同时期的反应敏感性不尽相同，这可能是由于药效不足或药效减退。在制订运动治疗方案时，应考虑患者的病情波动情况。

（三）训练终止的标准

帕金森病患者应被告知在运动中感到疲劳和出汗是正常的，但如果他们有以下表现，应该停止训练并寻求医疗帮助：①恶心；②胸闷或疼痛超过几分钟；③呼吸频率过快，如大于 40 次/分；④严重的疲劳或呼吸困难；⑤头晕或眩晕；⑥有心悸或心率加快；⑦疼痛；⑧突然冒冷汗；⑨监护显示运动中收缩压降低大于 10mmHg。

（四）互联网健康资源

互联网健康资源包括信息网站、在线健康社区、APP、远程医疗、在线咨询及其他形式。互联网和其他电子支持设备可以作为信息的来源，以进行监控、提供反馈和增强动力，目的在于支持自我管理和坚持锻炼。必须告知患者，并非所有健康应用程序的信息都同样有益，也不是所有与帕金森病相关的信息都适用于每个患者。帕金森病管理团队有义务帮助患者甄别互联网健康信息质量和可行性，防止非专业信息误导患者和家属。

（李程）

参考文献

［1］中华医学会神经病学分会帕金森病及运动障碍学组，中国医师协会神经内科医师分会帕金森病及运动障碍学组. 中国帕金森病的诊断标准（2016 版）［J］. 中华神经科杂志，2016，49（4）：268－271.

［2］中华医学会神经病学分会帕金森病及运动障碍学组，中国医师协会神经内科医师分会帕金森病及运动障碍学组. 中国帕金森病治疗指南（第四版）［J］. 中华神经科杂志，2020，53（12）：973－986.

［3］宋鲁平，王强. 帕金森病康复中国专家共识［J］. 中国康复理论与实践，2018，24（7）：8－15.

［4］陈生弟，高国栋，陈海波，等. 中国帕金森病脑深部电刺激疗法专家共识（第二版）［J］. 中华神经外科杂志，2020，36（4）：325－337.

［5］Guan Q，Han H，Li Y，et al. Activities－specific Balance Confidence（ABC）Scale adapted for the mainland population of China［J］. Clin Rehabil，2012，26（7）：648－655.

［6］Nieuwboer A，Rochester L，Herman T，et al. Reliability of the new freezing of gait questionnaire：Agreement between patients with Parkinson's disease and their carers［J］. Gait Posture，2009，30（4）：459－463.

［7］Seppi K，Ray Chaudhuri K，Coelho M，et al. Update on treatments for nonmotor symptoms of Parkinson's disease：An evidence based medicine review［J］. Mov Disord，2019，34（2）：180－198.

［8］Chaudhuri K R，Rizos A，Trenkwalder C，et al. King's Parkinson's disease pain scale, the first scale for pain in PD：An international validation［J］. Mov Disord，2015，30（12）：1623－1631.

［9］Nonnekes J，Ružicka E，Nieuwboer A，et al. Compensation strategies for gait impairments in Parkinson disease：A review［J］. JAMA Neurol，2019，76（6）：718－725.

［10］Tosserams A，Wit L，Sturkenboom I H W M，et al. Perception and use of compensation strategies for gait impairment by persons with Parkinson disease［J］. Neurology，2021，97（14）：e1404－e1412.

第八章　阿尔茨海默病

第一节　概述

一、定义

阿尔茨海默病（Alzheimer disease，AD）是发生在老年期及老年前期，以进行性认知功能障碍和行为损害为特征的中枢神经系统退行性病变。阿尔茨海默病是痴呆最常见的类型，占全部痴呆的 50%～75%，临床上表现为记忆障碍、失语、废用、失认、视空间能力损害、抽象思维和计算力损害、人格和行为改变等。阿尔茨海默病可能的危险因素包括高龄、女性、低受教育水平、吸烟、中年高血压与肥胖、听力损害、脑外伤、缺乏锻炼、社交孤独、糖尿病及抑郁等。

二、流行病学

随着社会老龄化加剧，阿尔茨海默病的发病率和患病率逐渐攀升。据 WHO 报告，2023 年全球约 5500 万人受阿尔茨海默病影响，预计到 2050 年这一数字将增至 1.39 亿。我国流行病学调查显示，在 65 岁及以上人群中，痴呆的总患病率为 5.14%～7.30%，阿尔茨海默病占 50%～75%。《中国阿尔茨海默病报告 2022》显示，我国目前约有 1000 万阿尔茨海默病患者，占全球病例的 20% 以上，是全球阿尔茨海默病患者最多的国家。随着年龄的增长，阿尔茨海默病的患病率也随之增高。预计到 2050 年，我国 80 岁以上老年人约 1480 万，阿尔茨海默病患者也将接近 1000 万人。

三、病理生理学

至今尚未有研究真正阐明阿尔茨海默病的发生发展机制，其发病受老化、遗传、生活方式和环境等多种因素的影响。阿尔茨海默病的病理生理非常复杂，存在以进行性脑神经元丢失和脑萎缩为特征的神经变性，阿尔茨海默病脑细胞外有淀粉样斑块形成、神经纤维缠结、脑葡萄糖代谢下降、胶质细胞激活和神经炎症等。关于阿尔茨海默病发病的病理生理学机制有多种假说。

（一）Aβ 淀粉样蛋白级联假说

该假说认为，Aβ 淀粉样蛋白在脑内的沉积是阿尔茨海默病病理机制的中心环节，脑细胞外 Aβ 淀粉样蛋白聚集形成淀粉样斑块。Aβ 淀粉样蛋白是由淀粉样前体蛋白（Aβ precursor protein，APP）经 β 分泌酶和 γ 分泌酶水解形成，主要包括 Aβ40、Aβ42 两种类型，Aβ42 易形成有神经毒性的 β 折叠样寡聚体，可导致神经细胞退变死亡，不断积聚的 Aβ42 是细胞外老年斑的核心成分，可诱发炎症反应、氧化应激和能量代谢障碍、Tau 蛋白异常磷酸化、细胞凋亡自噬和递质通路异常等。这些改变又会反过来促进 Aβ 淀粉样蛋白生成增多和异常沉积，形成级联放大效应，从而导致神经元不断减少，递质通路和神经网络也随之出现异常。

（二）Tau 蛋白异常磷酸化假说

Tau 蛋白是微管相关蛋白，可维持神经细胞微管结构的动态平衡。本假说认为，阿尔茨海默病患者脑内过度磷酸化的 Tau 蛋白会自发聚集为双股螺旋细丝，形成神经纤维缠结，进而导致微管溃变和轴突变性，诱发神经元死亡。另外，不同病理因素所导致的 Tau 蛋白磷酸化，还会诱导 Aβ 淀粉样蛋白异常积聚。因此，Aβ 淀粉样蛋白级联假说和 Tau 蛋白异常磷酸化假说实际上存在某种程度的重叠和关联。

（三）其他因素和假说

除了上述两种假说，导致阿尔茨海默病的机制还存在多种可能，包括脑血管功能失调、微循环障碍、炎性免疫等，这些因素均可导致 Aβ 淀粉样蛋白的生成和代谢清除障碍。此外，试图解释阿尔茨海默病病理损害机制的理论还有氧化应激假说、线粒体损害假说、兴奋性氨基酸毒性假说、脑能量（葡萄糖）代谢障碍假说等。

近年来针对 Aβ 淀粉样蛋白和 Tau 蛋白的诸多靶向新药临床试验均告失败，基于谷氨酸能和胆碱能假说的美金刚和中枢乙酰胆碱酯酶抑制剂仍是目前各国指南推荐的有效药物。

四、诊断

暂时没有诊断阿尔茨海默病的中国标准，国际上有多个阿尔茨海默病诊断标准，包括 NINCDS－ADRDA 标准、IWG－1 标准、NIA－AA 标准、IWG－2 标准等。《2018 中国痴呆与认知功能障碍诊治指南》推荐依据 NINCDS－ADRDA 标准或 NIA－AA 标准进行诊断。

（一）NINCDS－ADRDA 标准

NINCDS－ADRDA 标准是第一个阿尔茨海默病诊断标准，1984 年由美国神经语言障碍与卒中研究所（National Institute of neurological，communicative disorders and stroke，NINCDS）和阿尔茨海默病与相关疾病协会（Alzheimer disease and related disorders association，ADRDA）联合制定。该标准为"分层式、排除性"诊断。"分层

式"指将阿尔茨海默病分为可能的阿尔茨海默病、很可能的阿尔茨海默病、确诊的阿尔茨海默病。"排除性"指患者首先要符合痴呆的诊断标准；其次，痴呆的发生和发展要符合阿尔茨海默病的特征，即隐匿性起病和缓慢进行性恶化；同时，要排除其他原因导致的痴呆。痴呆的诊断标准如下：

（1）至少具备以下5项中的2项：①记忆力及学习能力受损；②推理、判断及处理复杂任务等执行功能受损；③视空间能力受损；④言语功能（听、说、读、写）受损；⑤人格、行为或举止改变。

（2）认知衰退足以影响社会功能。

（3）排除意识障碍、谵妄等导致的上述症状。

（二）NIA－AA标准

NIA－AA标准由美国国家衰老研究所和阿尔茨海默病协会（The National Institute of Aging and Alzheimer's Association，NIA－AA）在2011年发布，该标准强调疾病的"连续性"，保留了"分层式"诊断，增加了"分级式"诊断。"连续性"是指该标准认为阿尔茨海默病病理生理改变在临床症状出现前15~20年就已经开始，是一个连续的过程。"分层式"是指诊断分为中度可能阿尔茨海默病、高度可能阿尔茨海默病及不太可能阿尔茨海默病。"分级式"是指疾病分为阿尔茨海默病临床前阶段、阿尔茨海默病源性轻度认知功能障碍（mild cognitive impairment，MCI）阶段、阿尔茨海默病痴呆阶段。

1. 阿尔茨海默病临床前阶段

NIA－AA标准将阿尔茨海默病临床前阶段分为三个时期。第一期，Aβ沉积，脑脊液中Aβ42水平下降，Aβ标志物阳性，神经元损伤的标志物阴性，此时期可出现1种生物学标志物阳性。第二期，出现神经退行性变，神经元损伤标志物阳性，此时期可出现2种生物学标志物阳性。第三期，出现轻度认知功能障碍，合并2种生物学标志物阳性。因此在出现临床表现之前可通过生物学标志物检测进行早期诊断。

2. 阿尔茨海默病源性轻度认知功能障碍阶段

应用"排除式"诊断，即首先需要满足轻度认知功能障碍的诊断标准，其次需符合阿尔茨海默病的发展特征，同时排除其他原因导致的轻度认知功能障碍。

轻度认知功能障碍是指记忆力或其他认知功能进行性减退，但不影响日常生活活动能力，且未达到痴呆的诊断标准。诊断标准主要包括以下4点：

（1）患者或知情者报告，或有经验的临床医师发现认知的损害。

（2）存在一个或多个认知功能域损害的客观证据（认知测验）。

（3）复杂的工具性日常生活活动能力可以有轻微损害，但保持独立的日常生活活动能力。

（4）尚未达到痴呆的诊断标准。

3. 阿尔茨海默病痴呆阶段

应用"排除式"诊断，即首先须满足痴呆的诊断标准，其次需符合阿尔茨海默病的发展特征，同时排除其他原因导致的痴呆。

五、辅助检查

（一）神经心理学检查

通过评估和测试了解阿尔茨海默病患者大脑和行为状况，包括认知功能、精神行为、日常生活活动能力等的测试。

（二）神经影像学检查

CT 检查可见脑萎缩、脑室扩大。MRI 检查不仅可以显示脑额叶萎缩，还可以更好地观察到海马萎缩，并可以监测阿尔茨海默病病程中颅内的变化。氟代脱氧葡萄糖PET 成像和 SPECT 成像显示在顶叶、颞叶、扣带回、楔前叶及额叶的葡萄糖代谢降低，其灵敏度更高，有助于早期诊断。

（三）脑电图检查

波幅降低、α 节律减慢、θ 波活动增加是阿尔茨海默病的特征性改变。脑电图可以帮助鉴别精神疾病的诊断。

（四）脑脊液检查

脑脊液检查发现 Aβ42 水平降低，总 Tau 蛋白和磷酸化 Tau 蛋白水平增高。

（五）基因检查

APP、*PS1* 和 *PS2* 基因突变可以解释 50% 的家族性早发性阿尔茨海默病。

六、临床表现

一般将阿尔茨海默病患者的症状分为"ABC"三大类。

（1）A：生活能力改变。发病早期主要表现为近记忆力下降，对患者的个人生活能力影响不大，但是从事高智力活动的患者会出现工作能力和效率下降。随着疾病的进展，工作能力的损害更加突出，同时个人生活能力受损的表现也越发明显。在疾病晚期，患者的个人卫生、吃饭、穿衣和洗漱等日常生活活动能力重度依赖。

（2）B：精神和行为症状。阿尔茨海默病临床前阶段表现为轻度精神和行为症状，如动机缺乏、活动减少、社交不适、孤独、自私、对周围环境兴趣减少、对周围人较为冷淡，甚至对亲人也漠不关心，情绪不稳定、冲动控制障碍。认知功能的进一步损害会使精神行为症状恶化，可导致片断的幻觉、妄想（多以被偷窃和嫉妒为主）；无目的漫游或外走；睡眠节律紊乱，部分患者会出现昼夜颠倒情况；捡拾收藏废品；可表现为本能活动亢进，如脱抑制行为、过度进食；有时可出现激越甚至攻击行为。

（3）C：认知功能损害。阿尔茨海默病的认知功能损害以遗忘为先导，随后会累及几乎所有的认知领域，包括计算、定向、视空间、执行功能、理解概括、言语等，也会导致失认、废用。

第二节　物理治疗评定

阿尔茨海默病患者的康复评定涉及多个领域，包括早期筛查、认知功能评估、精神和行为症状评估、运动功能评估、活动和参与评估。

一、早期筛查

阿尔茨海默病的早期筛查有助于早期诊断及干预。早期的筛查量表需要尽量涵盖所有症状，具有灵敏度和特异度，且方便快捷。社区筛查常用量表有痴呆筛查量表 8 项（8－item ascertain dementia，AD8）和老年认知功能减退知情者问卷（Informant questionnaire on cognitive decline in the elderly，IQCODE）。

（一）AD8

AD8 于 2005 年由美国华盛顿大学学者 Galvin 研发，共包含 8 项问题（表 8－2－1），是极早期痴呆的灵敏筛查工具。研究者将其应用于韩国、日本、新加坡等国家人群，均表现出显著的内部一致性。临床实践发现，使用 AD8 进行他评比自评能提供更准确的筛查结果。

表 8－2－1　AD8

问题	回答
1. 判断力是否出现了障碍（如做决定困难、错误的财务决定、思考障碍）	□是　□否　□不确定
2. 兴趣减退、爱好或活动减少	□是　□否　□不确定
3. 不断重复同一件事（如总是问同一个问题、讲同一个故事、说同一句话）	□是　□否　□不确定
4. 学习使用一些简单的日常工具或家用电器和器械有困难（如电脑、微波炉、遥控器）	□是　□否　□不确定
5. 记不清当前的月份或年份	□是　□否　□不确定
6. 处理复杂的个人经济事务有困难（忘了如何对账等）	□是　□否　□不确定
7. 记不住和别人的约定	□是　□否　□不确定
8. 日常记忆和思考能力出现问题	□是　□否　□不确定

（二）IQCODE

IQCODE（表 8-2-2）是针对患者的同住亲属的问卷，不仅评估当前认知功能，更注重患者 10 年间的认知变化，解决了认知功能评估得分常受受教育水平影响的问题，是一种准确性良好的测量工具，可用于检测老年人痴呆症状。其不仅可用于筛查痴呆，也可用于区分痴呆和轻度认知功能障碍，但并不推荐 IQCODE 单独使用来评价疗效。

表 8-2-2　IQCODE

比 10 年前	好多了	好一点	没变化	差一点	差多了	不知道（拒答）
1. 记得家人和熟人的职业、生日和住址						
2. 记得最近发生的事情						
3. 记得几天前谈话的内容						
4. 记得自己的住址和电话号码						
5. 记得今天是星期几、是几月份						
6. 记得东西经常放在什么地方						
7. 东西未放回原位，仍能找得到						
8. 使用日常工具的能力（电视机、铁锤等）						
9. 学习使用新的家用工具及电器的能力						
10. 学习新事物的能力						
11. 看懂电视或书本中讲的故事						
12. 对日常生活事物自己会做决定						
13. 会用钱买东西						
14. 处理财务的能力，如退休金、到银行办理业务						
15. 处理日常生活上的计算问题，如知道买多少物品，知道朋友或家人上一次来访有多久了						
16. 了解正在发生什么事情及其原因						

二、认知功能评估

（一）综合认知功能评定

综合认知功能评定是对认知功能进行整体筛查。可使用简易智力状态检查量表（mini-mental state examination，MMSE）、蒙特利尔认知评定量表（Montreal cognitive assessment，MoCA）、画钟测验（clock drawing test，CDT）和神经行为认知状态检查量表（neurobehavioral cognitive status exam，NCSE）等工具。

1. MMSE

MMSE 于 1975 年由 Folstein 等编制，1988 年 Katzman 将其汉化，是临床应用最广泛的认知功能评定量表之一。量表包括定向力、记忆力、注意力和计算力、回忆力、语言能力 5 个维度共 30 个条目，满分 30 分。具有良好的信度和效度，目前广泛应用于阿尔茨海默病。

2. MoCA

MoCA 于 2005 年由 Nasreddine 等编制，2006 年开始在我国使用。评定内容包括执行功能、即刻回忆、流畅性、定向、计算、抽象、延迟回忆、视知觉、命名、注意等多个条目，满分 30 分。主要用于筛查轻度认知功能障碍，与日常生活活动能力评定联合使用可区分认知功能损害人群、风险人群和正常人群，具有良好的信度和效度。

3. 画钟测验

画钟测验是常用的神经心理学筛查工具之一，容易理解，使用简便，可以检测多个维度的认知功能障碍。画钟测验可以有多种评估方法，但以 0~4 分法最为广泛使用。方法：要求患者画一表盘面，并把表示时间的数字标在正确的位置，待患者画一个圆并填完数字后，再令患者画上分针与时针，把时间指到 11 点 10 分等。记分：①画一封闭的圆，1 分；②数字位置正确，1 分；③12 个数字无遗漏，1 分；④分针、时针位置正确，1 分。4 分为认知功能正常，3 分为轻度认知功能障碍，2 分为中度认知功能障碍，0 分为严重认知功能障碍。

4. NCSE

NCSE 是一种简短的认知功能定量评估方法，评估认知功能的三个因素，分别为意识水平、注意力和定向力，以及五个主要的认知功能区域，分别是语言能力、结构能力、记忆力、计算力和推理能力。可快速识别功能良好的领域，并在功能障碍领域进一步评估。

（二）单认知域的评定

根据临床表现，初步分析判断认知功能障碍类型，再对不同的认知领域进行评定。

1. 注意力评定

注意力是指把感知和思维等心理活动指向和集中于某一事物的能力，包括持续性注意力、分配性注意力、选择性注意力和加工速度。阿尔茨海默病患者的注意力障碍常表现为不能长时间进行持续和重复活动，不能根据需要及时转向新的对象，容易受到干扰。注意力评定工具包括韦氏记忆测验的注意分测验（心智测验、数字广度测验、视觉记忆广度测验）、简易注意测验、同步听觉连续加法测验、持续操作测验、数字划销测验、字母划销测验、符号数字模式测验、日常注意测验、注意力变化测验和连线测验等。

2. 执行功能评定

执行功能是指有效地启动并完成有目的活动的综合应用能力，包括计划、启动、顺序、反馈、决策和判断，其核心成分包括抽象思维、工作记忆、定势转移和反应抑制等。阿尔茨海默病患者执行功能障碍常表现为不能独立计划日常生活的重要活动，做决定时需依赖他人，不能同时完成多个任务，只能完成单一任务。执行功能评定分别针对执行功能的不同成分。

（1）抽象概括能力：韦氏成人智力量表相似性分测验、图片完成分测验。

（2）精神灵活性：语音词语流畅性测验、语义词语流畅性测验、口语词语联想测验、Mattis 痴呆量表的启动/保持分测验。

（3）信息处理速度：连线测验 A、数字符号测验、Stroop 测验 A 部分、数字排序测验、字母或图形删除测验等。

（4）判断力：韦氏成人智力量表领悟分测验。

（5）推理和转换能力：威斯康星卡片分类测验、连线测验 B、加利福尼亚卡片分类测验。

（6）对干扰的抑制能力：Stroop 测验词色不一致部分。

（7）解决问题的能力：汉诺塔测验、伦敦塔测验和迷宫测验等。

3. 记忆力评定

记忆是人脑对经历过事物的识记、保持、再现或再认。记忆包括信息在脑内的编码、储存和提取三个基本过程，分为瞬时记忆、短时记忆、长时记忆和内隐学习。记忆力下降是阿尔茨海默病患者最常出现和最早出现的症状，早期主要是近记忆减退，难以回忆起最近发生的事件，且越来越依赖列表或日历，出现记忆保存和学习新知识困难；随着病情进展，远期记忆也受损，并逐渐出现虚构。可使用数字广度测验评定瞬时记忆，字母－数字排序评定短时记忆或工作记忆，Rey 复杂图形（Rey complex figure）、本顿视觉保持测验（Benton visual retention test）和面容再认测验等评定视觉记忆，词语流畅性（如动物、植物和衣服）和命名测验评定语义记忆，可用临床记忆量表（clinical memory scale）和韦氏记忆量表（Wechsler memory scale，WMS）等成套量表进行综合评定。

4. 语言言语评定

语言是大脑对语言符号的组织、理解和表达。典型阿尔茨海默病患者早期的语言障碍表现为找词困难与流畅性下降，而复述、发声没有损害，病情进展后，会出现语言空洞、言语减少、理解能力受损、书写障碍，最终缄默不语。系统的语言言语评定可用波士顿诊断性失语症测验（Boston diagnostic aphasia examination，BDAE）、西部失语成套量表（Western aphasia battery，WAB）（汉化版）、汉语失语症检查表（aphasia battery of Chinese，ABC）、中国康复研究中心失语症检查法（China rehabilitation research center aphasia examination，CRRCAE）等量表，确定语言障碍类型和严重程度。还可以使用语义词语流畅性测验评定词语流畅性，标记测验（Token test）评定语言理解功能。

5. 视空间能力评定

视空间能力是指识别物体空间关系的能力。阿尔茨海默病患者表现为图形背景分辨困难，如不能在抽屉中发现要找的东西，在熟悉的环境中走错方向或迷路，对物体上下左右的方位概念缺失，不能准确判断物品的方位，穿衣时不知前后里外，戴眼镜时上下颠倒，不能列竖式运算等。常用的视空间能力评估测验包括画钟测验、积木测验和 Rey 复杂图形测验、气球划销测验、Benton 面孔再认测验、线条方向测验、Hooper 盘视觉组织测验、图形排列测验、物品拼凑测验。

6. 运用评定

废用症临床表现为模仿动作和随意运动困难，如不能模仿治疗师的手指活动、不能使用工具等，包括意念性废用、意念运动性废用、运动性废用、穿衣废用和步行废用等。运用功能的检查方法如下。

（1）运用输入：包括物品命名、手势命名、手势判断、手势辨认。如施试者做正确/错误的手势，让受试者回答："这是梳头的正确方法吗?"

（2）运用输出：包括表演性手势与实际使用。如按口令做手势，"让我看看你如何敬礼"；把工具放置在受试者面前的桌子上，"用手把它拿起来，让我看看你如何使用它"。

（3）词义非词义模仿系统：如"请你按照我的动作刷牙"。

（4）概念系统：如必需的工具和材料都放在受试者面前的桌子上，"让我看看你如何寄信"。

三、精神和行为症状评估

痴呆的精神和行为症状（behavioral and psychological symptoms of dementia，BPSD）指痴呆患者常出现的知觉、思维内容、心境和行为等方面的障碍。随着阿尔茨海默病患者认知能力的下降，精神和行为症状发生的频率增加。情感症状包括焦虑、抑郁、多疑、淡漠、意志减退等。精神症状主要为幻觉、谵妄、被害被窃和嫉妒妄想等。行为异常包括身体/言语攻击、脱抑制、游荡、多动、囤积物品、捡拾垃圾和睡眠障碍等。精神和行为症状评估常使用神经精神问卷（neuropsychiatric inventory–questionnaire，NPI）、AD 行为病理量表（behavioral pathology in Alzheimer's disease scale，BEHAVE-AD），轻度行为异常可采用中文版轻度行为损害列表（MBI-C）识别，情感障碍可使用康奈尔痴呆抑郁量表（Cornell scale for depression in dementia，CSDD），轻度痴呆患者也可采用汉密尔顿焦虑量表（Hamilton anxiety scale，HAMA）和汉密尔顿抑郁量表（Hamilton depression scale，HAMD），可应用痴呆情感淡漠访谈和等级量表（dementia apathy interview and rating，DAIR）或情感淡漠评定量表（apathy evaluation scale，AES）评定情感淡漠。

四、运动功能评估

阿尔茨海默病患者的运动功能早期多正常，疾病中期随着大脑萎缩开始进行性加重，顶叶等大脑皮质的运用相关脑区受累可出现废用症，部分阿尔茨海默病患者可能会合并锥体系或锥体外系受损。此外，阿尔茨海默病患者常因运动减少或卧床而产生废用综合征，主要表现为近端大肌群、核心肌群和躯干肌萎缩无力而引发继发性运动功能障碍。上述原因常导致患者跌倒风险增加。

治疗师可根据患者实际病情，对患者的肌力、肌张力、关节活动度、平衡、协调、手功能、步行能力等进行评估，具体方法不再详述。

五、活动和参与评估

常采用 MBI 评定穿衣、进食、洗漱、转位、行走等日常生活活动能力，应用 Frenchay 活动指数和功能活动性问卷等评定做家务、做饭、购物、驾车等工具性日常生活活动能力。其他常用的量表还包括阿尔茨海默病协作研究日常能力量表、Lawton 工具性日常生活活动能力量表、社会功能问卷、进行性恶化评分和痴呆残疾评估量表等。由于认知能力下降，大部分阿尔茨海默病患者不能客观地评价自己的日常生活活动能力，应当根据患者本人和知情者的报告，综合评估患者的日常能力。

参与能力的评定常应用阿尔茨海默病生命质量测评量表（quality of life－Alzheimer's disease，QOL－AD），也可应用 SF－36。

第三节　物理治疗

近年来，阿尔茨海默病病因和病理改变治疗的临床研究均告失败，故临床管理仍以控制疾病症状、延缓疾病进展、改善患者生活质量、减轻照护者负担为主。康复治疗的目标：改善阿尔茨海默病患者的认知功能、精神行为障碍、独立性和生活质量。治疗原则如下。

（1）早期干预：早诊断、早治疗。

（2）长期治疗：阿尔茨海默病的治疗主要以延缓病情为主，需要长期治疗，终身管理。

（3）全面治疗：阿尔茨海默病患者的 ABC 症状交互影响，应该遵循全面治疗原则，全面关注 ABC 症候群，可改善患者认知功能障碍，控制患者精神和行为症状，提高患者日常生活活动能力，为阿尔茨海默病患者带来更大临床获益。ABC 任何一种症状控制不好，均会加重或影响其他症状。在使用抗痴呆药物的基础上优先考虑非药物治疗控制精神和行为症状。

（4）共同参与：阿尔茨海默病的康复治疗需要患者、医务工作者、照护者共同参与。医务工作者根据现有的循证医学证据，选择合适的干预方法，规范治疗；以患者为中心，患者需要主动参与到治疗中；照护者在康复治疗中扮演着重要角色，对照护者的教育和培训是康复治疗的重要组成部分。

一、认知功能康复

应鼓励轻到中度认知功能障碍患者进行认知功能康复。认知功能康复常采用多模态认知干预方法，旨在维持或改善患者的日常生活活动能力和社会参与能力，提高生活质量。以目标为导向的认知功能康复可改善早期阿尔茨海默病患者的生活质量、自我效能感、情绪和认知。认知刺激疗法和认知训练是认知功能康复常用的两种方式。

认知刺激疗法是以小组形式开展的一些带有娱乐性质的非特异性认知活动，可以是讨论时事、游戏活动、词汇练习、使用工具等主题活动，在互相交流和集体活动中刺激认知功能。

认知训练是以提高或保持认知功能为直接目标，针对特定认知域进行标准化训练，在结构化任务上进行指导练习，改善相应的认知功能，或者增加脑的认知储备。传统认知训练方法主要以纸张卡片为主，采用基本技能训练、功能训练、作业训练及与思维训练相结合等方法。计算机辅助认知康复（computer-assisted cognitive rehabilitation，CACR）技术利用计算机软件对各认知域进行训练，训练手段多种多样，主要通过各种任务来强化认知，并且可以提供临床测试数据的及时反馈，从而使参与者可以按照自己的进度完成临床任务。另外，CACR还可以通过远程监控在家庭或社区进行。

针对具体认知域的训练方法如下。

1. 复合性注意训练

常用训练方法包括双重任务训练、双耳分听任务、数字或字母划销、数字顺背或倒背等。此外，还可进行钓鱼游戏、拼图游戏、填色游戏、棋牌游戏、阅读图书、手工操作等训练。

2. 执行功能训练

让患者尽快列举动物、水果和鸟类等不同范畴的词汇，进行快速词汇分类提取训练；将动物、植物、食品等物品或卡片按用途或相关性进行归纳和分类训练；按颜色（蓝、黑、白）、形状（圆、方、三角）和大小（大、中、小）对成套卡片进行不同属性的分类和判断训练。也可利用双手进行运动执行训练，如握拳、切、拍等连续变换动作训练，或先右手握拳、左手伸展，再右手伸展、左手握拳等交替动作训练。

3. 学习和记忆训练

根据阿尔茨海默病患者记忆损害的类型和程度，可采取不同的训练内容和方法。根据记忆内容的不同，可以进行形象记忆训练。如记忆物品和面孔；抽象记忆训练，如记忆抽象化的符号（手势的意思）；情绪记忆训练，回忆伴有鲜明情绪体验的经历（生日、婚礼）；动作记忆（程序性记忆）训练，学习一项任务的动作步骤，如打开瓶盖；感觉记忆的训练，通过视觉、听觉、触觉、味觉、嗅觉等不同感觉通道进行记忆训练；情景记忆训练，回忆事件发生的时间、地点、人物和故事情节；语义记忆训练，记住一个概念的含义，如北京是中国的首都、地球是圆的。根据记忆时长的不同，可以进行瞬时记忆训练、短时记忆训练和长时记忆训练。可让患者回忆最近来访的亲戚或朋友姓名、回忆看过的电视内容、背诵诗歌和谜语等。记忆训练方法除上述传统记忆训练模式外，还可采用无错误学习法（自始至终提供给患者正确的信息）和间隔提取法（反复告知患者需要记住的信息并逐渐延长回忆间隔），带无错误学习法的间隔提取法是阿尔茨海默病患者记忆训练的有效干预措施。此外，可使用辅助记忆工具，如记事本、活动日程表，使用绘图、记忆提示工具，帮助患者保持记忆功能。

4. 言语训练

根据患者语言表达和理解受损程度制定不同的目标和训练方法。言语障碍较轻、基本能进行交流的患者以改善言语功能为主；语言交流较困难的患者应以恢复残存功能改善交流能力为主；针对理解和表达严重障碍而无法进行交流的重度患者，可利用残存功能或代偿方法，采用手势姿势等视觉性语言和沟通交流板等方法改善实用性交流功能，建立简单的日常交流方式。语言表达能力训练包括构音训练、口语和文字表达、口语命名、文字称呼和复述，以及数数、背诗、唱歌等自动化程度较高的序列语言。语言理解能力训练包括单词与画及文字匹配、是非反应、会话、听写和执行口头指令等。对于阅读和书写障碍的患者应给予相应训练。随着言语功能变化，可逐渐更改训练的重点和方法。

5. 知觉性运动训练

常用的训练方法：①训练患者的空间识别能力，如临摹、重新摆放二维拼图或三维积木、重新布置家具或玩具、辨认重叠图形、描述图片中两物品之间的位置关系等。②训练患者对物品、人、声音、形状或者气味的识别能力，如通过反复看照片和使用色卡训练患者命名和辨别颜色以改善视觉失认；进行声-图辨认或声-词辨认改善听觉失认；闭目触摸不同性状的物品，而后睁眼确认以改善触觉失认等。

6. 社会认知训练

训练患者对不同情绪的识别能力：通过附有问题的故事卡片引出患者对故事卡片上任务的精神状态（思想、欲望和意图等）或经历过的事件的推测，如根据故事内容询问患者"女孩在哪里寻找她丢失的包？"或"为什么男孩感到悲伤？"。

二、精神与行为症状康复

当首次发现精神与行为症状时，必须排除诸如谵妄、感染、脱水、腹泻和药物相互作用等病症。轻度精神与行为症状建议采用非药物干预方法，包括行为管理、照护者教育和体育活动。重度精神与行为症状往往难以通过非药物干预，严重危及患者与他人安全时，通常需将非药物干预与药物干预联合使用，以尽量缓解阿尔茨海默病患者的精神与行为症状。精神与行为症状可在药物治疗控制良好的基础上，选用以下多种非药物干预方法。

（一）心理干预

采取支持性技术、表达性技术、认知行为技术和生物反馈技术改善精神与行为症状，其原则包括快乐性原则、鼓励性原则和参与性原则。

（二）美术治疗

通过手工、绘画等各种美术媒介，运用心理学原理和方法，改善阿尔茨海默病患者的情绪、行为及社交能力。

（三）光照疗法

光照疗法是以日光或特定波长光为光源进行照射的一种非药物疗法。建议有活动能力的阿尔茨海默病患者多进行户外活动，尽可能接受自然光的照射；对于丧失活动能力的阿尔茨海默病患者则可以考虑波长为 450～500nm 的光源，如 500nm 左右青白光。

（四）宠物疗法

宠物疗法又称动物陪伴疗法，可以减轻患者激越、攻击和抑郁症状。

（五）芳香疗法

吸入具有镇静、舒缓作用的精油以抑制神经兴奋性，可一定程度上减少患者躁动和破坏性行为。

三、运动疗法

运动疗法是一种非常具有前景的非药物疗法，在预防认知功能下降和提高认知功能障碍患者的生活质量方面发挥着越来越重要的作用。运动有助于增强大脑的功能可塑性。研究发现运动干预可以改善身体健康和运动能力，其可以直接促进日常生活活动能力的执行，同时通过对认知的保护作用也有利于日常活动的执行。训练类型包括被动运动、主动运动、肌力增强训练、平衡训练及步行训练等。早、中期患者在保证安全的前提下，根据基础活动能力进行适合运动训练非常重要。

（一）协调功能训练

让患者按动计数器、抓取玻璃球、穿纽扣和垒积木，记录特定时间内完成动作的次数。分别记录睁眼和闭眼前进、后退和横行 5m 或 10m 所需时间。将 10 个矿泉水瓶每隔 50cm 放置一个，计算走完所需时间，或被碰倒的瓶子数。

（二）平衡功能训练

在坐位和站立下，分别训练静态、动态平衡功能。晚期卧床患者需及时翻身和良肢位摆放，进行关节被动活动，以预防肺炎、压疮和关节挛缩等各种并发症。应对肢体的每个关节进行被动活动，做各关节轴向全范围活动，每个关节活动 3~5 次，每天 1~2 组。

（三）有氧运动

有氧运动为身体大肌群参与、强度较低和持续时间较长的规律运动，包括步行、跑步、游泳、球类和骑自行车等。有氧运动可以改善阿尔茨海默病患者的日常生活活动能力，并可以改善认知水平。有氧运动被认为是轻度认知功能障碍的有效干预方法，具有延缓各种并发症发生的作用。训练程序包括准备阶段、基本训练、放松阶段，40 分钟/天、每周 3~5 天、持续 3 个月中等强度的有氧运动可以改善轻度阿尔茨海默病患者的认知功能。

（四）抗阻运动

通过弹力带、沙袋、哑铃等进行抗阻运动，增强四肢和躯干的力量，防止肌肉萎缩。根据患者情况进行不同强度的抗阻运动，高强度的运动被认为是安全的，并可以从运动中获益。

（五）身心训练

身心训练包括太极、瑜伽、舞蹈和八段锦等，可以是单独训练，也可以是团体训练。太极不仅提高了轻度认知功能障碍和阿尔茨海默病患者的平衡性与协调性，降低跌倒风险，而且可以改善遗忘型轻度认知功能障碍患者的认知功能。

四、废用症的康复

可运用一些技巧在废用症的康复治疗中。治疗活动前，可以先给予触觉、本体觉、运动觉刺激，如在伸手够物前，肢体先做该够物范围的关节活动，并让患者用手触摸该物，进行运动觉和触觉的刺激。出现错误动作及时纠正，治疗师通过动作提示指导纠正患者，把语言命令降到最低程度。可选择日常生活中由一系列分解动作组成的完整动作来进行训练，如泡茶后喝茶、洗菜后切菜、摆放餐具后吃饭等。由于次序常混乱，治疗师除将分解的动作一个一个地进行训练以外，还要对一个步骤后的下一个步骤给予提醒，或用手帮助阿尔茨海默病患者进行下一个运动，直至有改善或基本正常为止。当患者某项技能改善困难时，可适当使用代偿功能。

鉴别不同类型的废用症将有利于针对性训练。运动性废用是指能理解某项活动的概念和目的，运动功能正常，但不能完成任务，能进行粗大动作，但是不能进行精细动作。意念运动性废用的患者不能按命令执行上肢动作如洗脸、梳头，但可自动地完成这些动作。开始训练时应给予暗示、提醒或用治疗师的手教患者进行，再逐渐减少提示，增加复杂程度。穿衣废用表现为辨别不清衣服的上下、前后及里外，治疗师可用暗示、提醒，甚至每个步骤用言语指示的同时用手教患者进行，也可使用功能代偿，使用特定符号标记上下衣和衣服左右，以引起注意。步行废用指患者不能启动迈步，转弯困难，但可跨越障碍物和上下楼梯。训练患者的步行功能可使用提示策略，包括视觉提示、听觉提示、触觉提示、心理提示等（可参考第七章帕金森病）。

五、活动和参与康复

以任务为导向的作业疗法是改善患者活动和参与能力的主要方法，主要包括基础性和工具性日常生活活动能力、体育、休闲、工作、学习、社交等内容。根据患者的兴趣爱好、职业范畴、个人需求制订个性化、针对性强的康复方案。患者既需要独立完成日常活动，又需要与他人沟通，进行小组活动，家庭成员也需要参与其中，以完成家庭任务。

对于早期患者，提醒和督促其主动完成购物、做饭、洗衣物等日常家务劳动，制定有针对性、能促进日常生活活动能力的作业活动；对于中期患者，凡是能独立完成的，应给予充分的时间，鼓励患者力所能及地参与家务劳动；晚期患者的康复训练有一定的难度，应从洗脸和吃饭等基本功能着手训练。进行社会认知和认知移情康复，强调自我管理的意识，以改善阿尔茨海默病患者的生活质量。鼓励患者进行一些有益的体育活动和社交活动，建立良好的人际关系，使其能够自由和睦地生活，维持较高的生活质量。可选择与他人合作的活动，分享自身能力变化等现状信息，通过痴呆教育提高认知移情。

六、其他干预方法

（一）虚拟现实

虚拟现实（virtual reality，VR）是一种新兴技术，通过数字技术提供一个三维的环境，让人们可以互动，提供感官输入，并跟踪变化。通过 VR 系统和设备，达到不同程度的拟真性，可以是部分仿真，而不必完全真实。VR 已应用于康复的各个领域。VR 可用于阿尔茨海默病所致认知功能障碍的诊断、认知训练和照护者的教育。在计算机生成的虚拟环境中，患者可以安全地进行模拟的现实日常活动和任务，以评估和（或）治疗一系列在现实世界中不容易控制和量化的条件下的认知和运动缺陷。在阿尔茨海默病患者中，VR 诊断和训练的具体领域包括注意、执行功能、记忆、定向和日常生活活动能力等。

VR 的优势在于：①较现实环境安全；②具有仿真性，可作为进入真实环境的桥梁；③其中的游戏设定可提高患者的兴趣和依从性。

（二）rTMS

rTMS 是一种无创的脑刺激技术，通过磁脉冲来刺激脑部特定位置。rTMS 能够调节皮质区域的活动或相关网络的连接，并影响突触神经元的活动，使学习和记忆过程相关活动长期增强。研究发现 rTMS 治疗轻度认知功能障碍或早期阿尔茨海默病患者与对照组相比，不仅整体认知功能显著提高，而且记忆力、执行功能和言语功能显著提高。一些研究发现高频 rTMS 对改善阿尔茨海默病患者的认知表现是有效的，背外侧前额叶是最常选取的刺激部位，但是其中的神经网络还没有被证实。关于 rTMS 治疗阿尔茨海默病患者的长期疗效和机制，仍然需要更多的研究加以证实。

（三）怀旧疗法

怀旧疗法（reminiscence therapy，RT）常用于阿尔茨海默病患者，主要通过一些具有提示意义或能触发患者回忆过去的物品（如照片、录像、音乐、物品等），引导患者与治疗师或其他患者讨论、回忆过去发生的令人愉悦、快乐的事件和经历，从而帮助患者适应社会、改善情绪、提高生活质量、保持人格同一性、缓解激越行为等。怀旧疗法的形式可以是一对一的治疗，也可以是团体治疗。研究发现 RT 在改善认知功能障碍、情绪障碍、精神与行为症状以及生活质量方面有帮助，特别是对于早期阿尔茨海默病患者。

七、照护者的教育

阿尔茨海默病影响整个家庭，超过 70% 的阿尔茨海默病患者选择在家接受照护，照护者的教育和关怀十分重要。首先，需要认识这个疾病，知道随着时间的推移，患者的症状会逐渐加重，照护者应做好情况变糟的心理准备，需要耐心以应对患者日渐丧失的沟通能力。其次，照护者可以学习简单的预防和治疗阿尔茨海默病的措施，监督患者规律服药、健康饮食，带领患者做一些简单的训练，改造环境，防跌倒受伤、防误吸误服、防走失。最后，照护者需要对患者的症状具有敏感性，发现问题及时就医。照护者承受着巨大的负担，应该关怀照护者，关注照护者心理。

八、临终关怀

研究表明，相比癌症晚期患者，死于痴呆的人得到的临终关怀往往更差。然而，好的临终关怀是可以实现的。家庭照护者应明白患者死亡轨迹的不确定性，这是一条缓慢而漫长的死亡路径。临终关怀的目标是尽可能地提高患者和家庭的生活质量，做好症状管理，包括疼痛、压疮、静脉血栓形成等，同时适当使用辅助器具，包括轮椅、胃管、移动系统等，这一系列措施需要家庭、社区、社会的全面支持。

（吴远）

参考文献

[1] Shaji K S, Sivakumar P T, Rao G P, et al. Clinical practice guidelines for management of dementia [J]. Indian J Psychiatry, 2018, 60 (Suppl 3)：S312.

[2] Hort J, O'brien J T, Gainotti G, et al. EFNS guidelines for the diagnosis and management of Alzheimer's disease [J]. Eur J Neurol, 2010, 17 (10)：1236−1248.

[3] Sperling R A, Aisen P S, Beckett L A, et al. Toward defining the preclinical stages of Alzheimer's disease：Recommendations from the National Institute on Aging−Alzheimer's Association workgroups on diagnostic guidelines for Alzheimer's disease [J]. Alzheimer's Dementia, 2011, 7 (3)：280−292.

[4] 国家卫生健康委办公厅. 阿尔茨海默病的诊疗规范（2020 年版）[J]. 全科医学临

床与教育，2021，19（1）：4-6.

［5］张伟娇，张巍. 阿尔茨海默病的诊断进展［J］. 中国临床保健杂志，2020，23（2）：148-152.

［6］中国老年医学学会认知障碍分会，认知障碍患者照料及管理专家共识撰写组. 阿尔茨海默病患者日常生活能力和精神行为症状及认知功能全面管理中国专家共识（2019）［J］. 中华老年医学杂志，2020，39（1）：1-8.

［7］中国微循环学会神经变性病专委会，中华医学会神经病学分会神经心理与行为神经病学学组，中华医学会神经病学分会神经康复学组. 阿尔茨海默病康复管理中国专家共识（2019）［J］. 中华老年医学杂志，2020，39（1）：9-19.

［8］李放，张清，刘和锦，等. 画钟测验的评分条目组成分析［J］. 中华神经医学杂志，2015，14（10）：1047-1050.

［9］田金洲，解恒革，王鲁宁，等. 中国阿尔茨海默病痴呆诊疗指南（2020年版）［J］. 中华老年医学杂志，2021，40（3）：269-283.

［10］中国痴呆与认知障碍诊治指南写作组，中国医师协会神经内科医师分会认知障碍疾病专业委员会. 中国阿尔茨海默病一级预防指南［J］. 中华医学杂志，2020，100（35）：2721-2735.

［11］贾建平，魏翠柏. 2018中国痴呆与认知障碍诊治指南（二）：阿尔茨海默病诊治指南［J］. 中华医学杂志，2018，98（13）：971-977.

［12］DeTure M A, Dickson D W. The neuropathological diagnosis of Alzheimer's disease［J］. Mol Neurodegener, 2019, 14（1）：1-18.

［13］钟春玖. 阿尔茨海默病研究现状，启示和未来趋势［J］. 阿尔茨海默病及相关病杂志，2020，3（2）：91-95.

第九章 意识障碍

第一节 概述

一、意识与意识障碍

广义的意识通常分为觉醒水平（arousal）和意识内容（awareness）两个部分。生理上的觉醒水平通常是指从完全昏迷到睡眠状态再到完全清醒这一系列连续的意识层级，也可以简单理解为自主睁眼能力的水平；意识内容即各种高级的认知过程，比如注意力、记忆力、逻辑、情绪等。

意识障碍（disorders of consciousness，DoC）可以是觉醒水平或意识内容中任一方面的障碍，也可以是两者同时出现损害。虽然意识障碍在医学上还没有统一标准的定义，但可确定的是，意识障碍是由于调节觉醒水平和（或）意识内容的神经区域存在直接或间接损伤而导致的广泛性脑功能障碍。从病因学上来说，可能导致意识障碍的主要疾病包括创伤性脑损伤、脑出血、缺血性脑卒中及心搏骤停等。

二、意识障碍的分类

（一）按照病程长短分类

根据病程的时间特点，可将意识障碍分为急性期和慢性期。2018年美国康复医学会制定的意识障碍实践指南中，将损伤后28天以内定义为意识障碍急性期，超过28天为慢性期。临床上对处于不同时期的患者，其临床评估、预后预测及治疗原则存在一定的差异。

（二）按照临床表现分类

目前临床上仍缺乏基于病理生理机制的意识障碍分类标准。不过随着近几十年来不断的发展和研究，逐渐形成了一种日趋成熟的对慢性期意识障碍进行分类的临床框架（表9-1-1、图9-1-1）。在这个框架下，对意识障碍程度的分类或分级主要是基于可观察到的行为学特征，具体评估方法将在本章第二节中进行介绍。

表9-1-1 不同意识障碍类型的临床表现

项目	意识障碍类型					
	昏迷	植物状态/无反应性觉醒综合征	最小意识状态−	最小意识状态+	闭锁综合征	完全性闭锁综合征
自主睁眼	不存在	存在	存在	存在	存在	存在
认知功能	无	无	部分	部分	完全	完全
运动功能	无运动或仅有反射性运动	不良刺激有回缩；无目的的自主运动	对不良刺激可定位；可摆弄物件；有目的的自主运动		眼球垂直运动；眨眼	无运动
听觉功能	无	一定程度的声音定向能力；有惊吓反应	可执行言语指令		保留	保留
视觉功能	无	有惊吓反应	视追踪、凝视	能识别物体	保留	保留
交流功能	无	无	无	有交流意图；可发出能够被理解的言语或手势	可能通过眼球运动完成交流	无法直接交流
情感	无	无	偶有感情流露		保留	

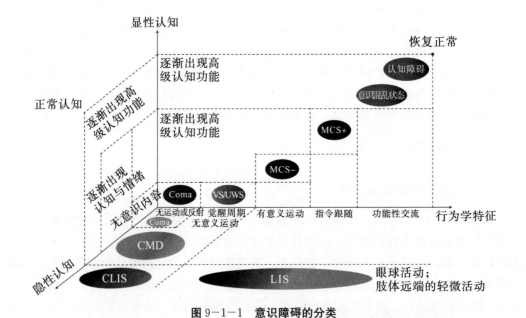

图9-1-1 意识障碍的分类

注：Coma，昏迷；VS，植物状态；UWS，无反应性觉醒综合征；MCS，最小意识状态；CMD，认知运动分离；LIS，闭锁综合征；CLIS，完全性闭锁综合征。

1. 昏迷（coma）

昏迷是DoC中最严重的一种类型，表现为完全丧失觉醒和意识内容。患者无自发

160

睁眼且不能被唤醒，也几乎没有自主运动，仅可能存在一部分反射性肢体活动。此类患者多见于发病急性期，若进入慢性期患者仍处于昏迷阶段，通常预后较差。

2. 无反应性觉醒综合征（unresponsive wakefulness syndrome，UWS）

UWS又被称为植物状态（vegetative state，VS），此类患者的临床特征表现为存在相对正常的觉醒水平，但意识内容仍然缺失。即UWS患者开始出现自主睁眼，甚至可能存在与正常人相似的睡眠-觉醒周期；而在运动行为方面，除了对伤害刺激有反射性活动之外，也可能出现最小程度的自主活动，但多为无意义的抽动或摸索，少数患者可能存在最低水平的声音定向能力。

在较长的一段时间里，该类患者常被叫作"植物人"或"睁眼昏迷者"。UWS是最近几年出现的对这一状态最新的称呼，并得到了较广泛的认可。以往更常把超过3个月的VS称为永久性植物状态（permanent vegetative state，PVS）。但是随着越来越多的关于超长病程DoC患者意识恢复的报道，现在的神经科学领域已逐渐形成共识，认为应当避免继续使用VS或PVS这样的诊断术语，因为这种命名方式很可能从心理层面降低了患者家属和医务人员对患者恢复的预期，从而导致一部分本可能存在恢复机会的患者被过早地放弃。

3. 最小意识状态（minimally conscious state，MCS）

患者在觉醒水平恢复的基础上开始出现最低程度的、可反复被检测出的意识内容，这些反应在不同患者间可能表现并不一致。MCS患者可能开始表现出有意义的自主运动，如挠痒、抚摸等；对有害刺激可能产生比较准确的定位反应；可能出现微弱的情感流露；也可能出现稳定的视觉追踪能力。

MCS可以被进一步分为MCS−和MCS＋两种不同的亚型。相比于MCS−，MCS＋患者可能对口语指令做出一定程度的配合，或患者自身开始表现出对外交流的意图。这种行为的差异表明MCS＋患者的意识内容较MCS−患者更为丰富，也预示着不同的恢复预期。

4. 意识混乱状态（confusional state，CS）

DoC的恢复通常是一个线性的过程，尤其是慢性期DoC患者，一般不会出现跳跃式的意识水平好转。因此在MCS＋和正常意识之间还存在着一个特殊的意识阶段，即CS。处于CS阶段的患者随着意识的逐渐恢复，其意识内容比MCS＋患者更加丰富，逐渐能够与外界进行一定程度的有效交流，虽然交流的内容可能相当简单和贫乏；部分CS患者也开始具备使用一些简单工具的能力，不过使用的过程可能并不灵活和熟练。总体而言，处于CS的患者仍然存在比较严重的认知功能障碍。

目前关于DoC的上限通常被认为是MCS＋，脱离MCS＋进入CS，一般便被认为是脱离DoC的标志。但由于CS患者仍然可能存在多个认知领域持续性的功能障碍和行为失调，且进入CS并不意味着患者一定能够恢复完全正常的认知水平，因此关于DoC分界线的问题仍存在一定的争议。

5. 认知运动分离 (cognitive motor dissociation，CMD)

CMD 为 DoC 的一个特殊类型。如果仅依靠运动功能或行为学特征进行评估，在临床上可能会将 CMD 诊断为 MCS、UWS 甚至是昏迷。如果借用辅助检查（详见本章第二节），可以观察到与意志活动相关的脑功能成像或脑电活动。患者的意识内容已经存在一定程度的恢复，但未表现出觉醒水平的恢复，或不能通过患者的行为学特征证明其意识内容的恢复。因此，CMD 又被称为隐性意识恢复。

如果 CMD 患者的意识内容水平已经恢复到完全正常的程度，则可进一步分为以下两种亚型。

(1) 闭锁综合征 (locked-in syndrome，LIS)。LIS 通常出现在脑干水平损伤的患者，运动功能常表现为四肢完全性瘫痪，可能保留垂直的眼球运动和眨眼能力，而感觉和认知功能均完全正常。如果患者和照护者一起经过系统性的训练与磨合，则有可能通过患者仅存的眼球运动和眨眼，组合规定出不同含义，从而完成患者与外界的有效交流。

(2) 完全性闭锁综合征 (complete locked-in syndrome，CLIS)。CLIS 患者完全丧失所有自主运动能力，包括眼球运动和眨眼运动。只可能通过脑功能成像或脑电检测发现其意识内容的存在，但由于没有外显行为的支持，要真正确诊 CLIS 存在一定的困难，而且还需要与仅存在较低认知水平的 CMD 患者进行鉴别，这有赖于检测人员与临床医师丰富的临床经验及检测技术的准确性，任何干扰和疏忽都可能导致对患者错误的判断。如果可以确定患者为 CLIS，通过适当的脑-机接口技术，仍有实现有效交流的可能性。

分辨一名 DoC 患者是否处于 CMD、LIS、CLIS 状态对患者的预后和后续治疗方案至关重要，这有赖于照护者对患者密切的关注、反复的评估，选择适当的评估工具以及足够好的运气。

三、与意识相关的神经解剖基础

意识分为觉醒水平和意识内容两个方面，两者之间对应着相对不同的神经结构和传导通路，但彼此间又存在紧密的联系。意识内容的产生，主要依赖于大脑皮质与丘脑之间的相互信息传输，其中可能涉及多个解剖结构、神经网络和传导通路；而觉醒水平主要依赖于起自脑干的上行通路对丘脑和皮质的弥散性投射。两套通路在功能上与结构上存在着密切的关联，将它们联系到一起的关键结构是丘脑。总的来说，产生和维持意识相关的神经网络十分复杂，其所涉及的神经结构并非一个章节的内容所能完全涵盖和详述，本小节仅就其中一些最主要的神经结构和传导网络进行简要概述。

(一) 上行网状激活系统

上行网状激活系统 (ascending reticular activating system，ARAS) 是广泛分布于脑干和大脑皮质中，可以促进大脑觉醒水平的一系列神经通路的统称。ARAS 起自脑干网状结构，自下而上地传导神经信号，其正常活动是维持大脑皮质觉醒状态的基础

（图9-1-2）。

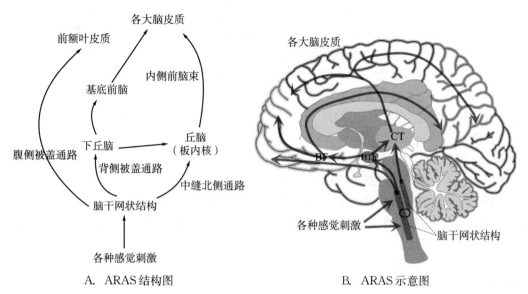

图 9-1-2 ARAS

注：CT，中央丘脑；HTh，下丘脑；BF，基底前脑。

ARAS的上行纤维主要来源于延髓、脑桥和中脑网状结构的内侧区。人体绝大部分特异性感觉信号，如触觉、听觉、视觉等，在传至丘脑特异性投射区域前，都会经过脑干。感觉神经传入纤维在经过脑干网状结构时，会通过丰富的侧支突触，与网状结构中的神经元发生联系，并在多个神经元内发生数次信号的传递和交换。一部分感觉信息会在此过程中失去特异性，变为不产生任何特定感觉的纯粹电信号，即非特异性传入信号。非特异性传入信号会继续向上传递至大脑不同区域，发挥"唤醒"大脑的作用。

丘脑是ARAS非特异性神经信号的主要投射部位。非特异性神经信号会使中央丘脑核团——板内核（中央外侧核、中央中间核等）产生兴奋，并进一步将信号弥散地投射到大脑皮质广泛区域，使大脑皮质神经元膜电位相对去极化，处于易于被兴奋的状态。除丘脑的直接投射外，ARAS还包括传入下丘脑或前额叶的投射纤维，并对丘脑和大脑皮质兴奋性发挥协同促进作用。当ARAS的传入冲动增多时，丘脑和皮质的兴奋活动增强，动物便可以保持觉醒状态，甚至激动状态；反之，当传入冲动减少时，丘脑和皮质兴奋活动减弱，动物则会保持相对安静，甚至进入睡眠。属于ARAS的任意环节若出现损伤，都可能引起大脑皮质和丘脑—皮质环路的兴奋性不足，从而导致觉醒水平的障碍。

（二）默认模式网络

意识内容的产生与联合皮质区的功能密切相关。联合皮质是一系列在大脑皮质具有联络、综合作用的结构和功能系统的总称。种系进化的程度越高，联合皮质所占大脑比例越大。对于人类，联合皮质是指除了感觉皮质和运动皮质以外的全部皮质区域，其面积可以占到整个皮质区的 75%。简单而言，感觉皮质和运动皮质负责编码感觉信息和发出运动指令，而联合皮质则负责将这些信息在广泛的大脑区域内进行传输转运，并在转运途中进行信息的整理和分析，形成人类的高级认知功能，即意识内容。

与意识内容相关的联合皮质区域较为广泛，包括顶叶、颞叶、额叶等多个不同的区域，每个区域在高级认知功能中所扮演的角色各不相同。根据功能的一致性，可以进一步将具有相似功能的联合皮质区统一为不同的功能网络。例如，与自我约束、情绪抑制等自我控制能力相关的执行控制网络（executive control network，ECN），与外部注意与专注度相关的背侧注意网络（dorsal attention network，DAN），与内在自我意识、自省、冥想和自传体记忆相关的默认模式网络（default mode network，DMN）等。其中 DMN 活动的广泛性抑制，被认为与 DoC 的关系最为密切。

属于 DMN 的脑区主要包括内侧前额叶、扣带回后部、楔前叶及顶下小叶等（图9-1-3），这些皮质区域都与中央丘脑存在丰富的神经传导，是丘脑—皮质环路的重要组成部分。正常情况下，当个体处于清醒静息状态，不专注于外界环境或任务时，DMN 会处于激活状态。当你处于安静休息时，表面上看似平静，但实际上都在有意或无意间处于某种内在认知活动当中，如回忆过往、思考观点、自我反省或畅想未来，又比如当你在看本段文字的时候觉得内容稍显枯燥而出现了一瞬间的心不在焉，这些或长或短的内在意识活动，均伴随着 DMN 的活动。而当你将注意力集中在外部环境或进行某种任务活动时，DMN 的活动则会被抑制，其他神经网络则开始活跃。

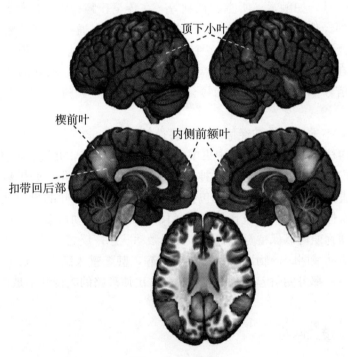

图 9-1-3 DMN

就像任何电器设备，在接通电源后通常会先进入"待机状态"，需进一步操作后才能开始运转。如果接通电源后连待机都不能维持，自然也无法进行后续操作。ARAS的信号输入就可以理解为给大脑"接通电源"，而 DMN 的激活则可以理解为大脑的"待机状态"，是大脑进一步执行其他复杂活动的基础与前提。这对于理解接下来即将讨论的 DoC 发生机制至关重要。

（三）DoC 的"中央环路"模型

"中央环路"模型（mesocircuit model）是目前解释 DoC 发生与恢复机制较成熟的理论体系之一。除 CMD 患者外，其他类型的 DoC 患者都适用于该模型。"中央环路"模型所涉及的神经结构包括中央丘脑、纹状体、苍白球、脑干网状结构中部分核团，以及前额叶与楔前叶等与 DMN 有较多重合的广泛皮质区域（图 9-1-4）。

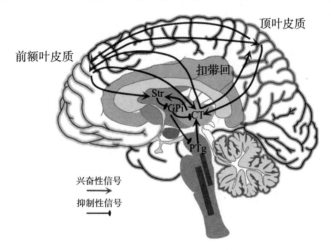

图 9-1-4 "中央环路"模型

注：CT，中央丘脑；GPi，苍白球；Str，纹状体；PTg，脚桥被盖核。

中央丘脑既接受 ARAS 传入的非特异性投射，又与各联合皮质网络（尤其是 DMN）有密切的交互性信号传导，其神经结构的完整性与活动的兴奋程度对保持意识具有关键性的作用。从图 9-1-4 也不难看出，"中央环路"模型的核心结构正是中央丘脑。基于此，DoC 的发生可以被解释为如下过程（图 9-1-5）。

首先，患者颅脑可能遭受到各种原发性损伤，如创伤、缺氧或脑血管意外等。如果这些原发病灶累及到与中央丘脑传入信号密切相关的区域（如额叶皮质、顶叶皮质，丘脑-皮质环路，丘脑本身等），都可能导致中央丘脑接收到的传入信号受损，进而引起其兴奋性下降。

其次，中央丘脑兴奋性下降，会出现两个显著的后续效应。第一，中央丘脑向纹状体的兴奋性神经信号减弱；第二，中央丘脑向前额叶皮质的输出减弱，进而使前额叶皮质对纹状体的兴奋性传导也随之减少。上述两个因素共同叠加会导致纹状体棘状神经元的活性显著减弱，进而导致其后续的信号输出也减弱。

当纹状体棘状神经元的抑制性输出减弱到一定的程度时，其原本对苍白球的强抑制

165

效应便会出现松动。苍白球的逐渐活跃，使其向中央丘脑释放的抑制性神经信号也随之加强。同时，苍白球的活跃还会抑制位于脑干中对中央丘脑有兴奋性作用的部分核团（如脚桥被盖核），减少中央丘脑其他途径的兴奋来源。于是，中央丘脑在活跃的苍白球多重抑制作用下，兴奋性又将进一步减弱，并导致前述纹状体棘状神经元的兴奋性进一步受损。至此，一个持续性的使中央丘脑失活的恶性循环便形成了。

正常的意识，一方面有赖于 ARAS 上行通路，通过中央丘脑的活动向皮质投射兴奋性神经冲动，维持觉醒状态；另一方面需要 DMN 等联合皮质网络与中央丘脑进行交互式的信号传导，产生认知活动。因此，在中央丘脑兴奋性遭受顽固性抑制的情况下，丘脑−皮质环路兴奋性将严重受损。另外，长时间的缺乏兴奋性信号传入，丘脑及皮质神经元还会逐渐出现适应性的膜电位被动超极化，变得越来越难以被激活，如此 DoC 便产生了。

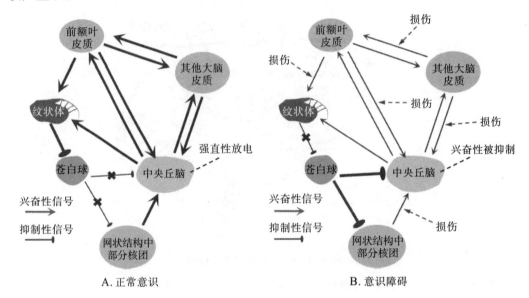

图 9-1-5 "中央环路"模型与意识

综上，我们可以将 DoC 发生机制总结为：大脑皮质和中央丘脑兴奋性活动大量丧失导致意识障碍，其主要的病理改变是与意识活动和觉醒相关的神经结构广泛性去传入和膜电位被动超极化。

第二节 物理治疗评定

长期以来，通过临床行为学方法来对 DoC 患者进行评估一直存在诸多障碍。其最主要的困难在于，在临床行为学评估过程中，可能无法得到患者的有效反馈。即便某些患者可以在一定程度上维持觉醒，但其许多临床体征和行为并不一定能清晰和准确地代表某种意识状态。此外，意识的活动无论从短期还是长期来看，都会存在一定程度的波动。例如，尽管视觉追踪可以表明患者存在最低程度的意识内容，但这种反应在白天本来就可能存在自发的波动，并且部分患者的视觉追踪也可能只能由某些特定的刺激（如给患者看镜子中自己的面部）或在某种特定的情况下（如只有家属在场时）才能被引出。

因此临床上常常出现对意识状态的误判。典型的误诊常见于将 MCS 患者错误地归类为 UWS，这种情况的发生率高达 40%。依靠行为学评估也很难准确发现 CMD 患者。意识水平的评估结果事关患者预后判断（如是否能苏醒）及康复治疗方案制订，同时也是合理分配医疗资源和选择临终决策的重要依据。一旦误诊，会使一部分本有恢复可能的患者错失治疗机会。因此提高对 DoC 评估的准确性具有重大的临床和伦理意义。

随着各种神经成像技术及神经电生理检测技术的发展与成熟，我们越来越能够对意识内容进行客观评估，在一定程度上弥补了临床行为学评估的局限性，提高了意识评估的准确程度。正是基于这些越来越先进的客观评估设备，我们有机会发现诸如 CMD 和 CLIS 这些以往无法被识别的 DoC 种类。尽管仍然存在着许多挑战，如不同影像技术的成像结果或电生理活动变化模式所对应的意识水平界定尚未能形成统一标准，一些基于任务范式的检查手段，其灵敏度和特异度也有待进一步验证，但随着越来越多临床和科研数据的积累，相信这些问题都将在未来得到更好的解决。

下面将对一些常用的 DoC 评估方法进行简要的介绍。

一、行为学量表评估

（一）格拉斯哥昏迷量表（GCS）

GCS 是最经典的也是临床上最常用的判断 DoC 的评估量表。此评估方法主要用于早期颅脑损伤严重程度及急性期 DoC 患者的初步推断。

GCS 总分 15 分，评分越高，提示患者的损伤程度越低，预后与意识状态越好。其对 DoC 严重程度的推断标准：3~8 分为昏迷；9~11 分为中度 DoC；12~14 分为轻度 DoC；最高分 15 分，表示意识清楚。

（二）改良昏迷恢复量表

改良昏迷恢复量表（the coma recovery scale-revised，CRS-R）被认为是目前评估 DoC 最准确且灵敏度极高的评估量表，且允许免费使用，受到欧洲及美国 DoC 评估指南的高度推荐，是现阶段 DoC 患者的临床诊治中必不可少的评估工具。CRS-R 的前身是昏迷恢复量表（the coma recovery scale，CRS），由美国 JFK 医学中心 Johnson 康复研究所于 1991 研发，用于区分 DoC 患者在神经行为功能方面的细微差别，并监测意识的恢复情况。2004 年修订为现在的 CRS-R，由狄海波教授等于 2017 年正式翻译成中文版本。CRS-R 主要用于慢性期 DoC 患者的评估，但也可应用于早期患者。

CRS-R 主要由六个部分的评定条目组成，分别是听觉功能（0~4 分）、视觉功能（0~5 分）、运动功能（0~6 分）、言语功能（0~3 分）、交流能力（0~2 分）以及觉醒程度（0~3 分）。每个条目的每一级得分，均具有严格标准化的细则，包括体位、环境、检测工具、口令范式、测试次数、观察时间等多重要求，根据患者的不同反应可能

成人神经障碍的物理治疗管理 理论与实践

还有不同的操作流程，单次评估时间可能需要 20~60 分钟。在实际操作中想要准确和熟练地使用 CRS-R 必须经过系统化的培训和反复的实践经验累积，否则可能出现评估误差。

CRS-R 具有定量评估与定性评估的双重属性。在定量评估方面，其六项评分最高总分为 23 分，分数越高，代表其意识水平越好。在定性评估方面，除了觉醒程度之外的其他五个评定条目中，分别存在着可以判定患者处于某种 DoC 程度的独立定性标准（即充分非必要条件），最终评估结果以能够判定的最高意识状态为定性结论（表 9-2-1）。

表 9-2-1　CRS-R 意识程度定性评估标准

DoC 类型	评估标准
脱离 MCS+	运动功能 6 分，或交流能力 2 分
MCS+	听觉功能 3~4 分，或视觉功能 5 分，或言语功能 3 分，或交流能力 1 分
MCS-	视觉功能 2~4 分，或运动功能 3~5 分
VS/UWS	未达到以上任何分数要求

另外，虽然 CRS-R 本身会评定患者的觉醒程度，但实际上其所评定的觉醒程度是在全部其他评估流程结束后对整个过程中患者觉醒状态的总结。而在评定前五个项目时，均要求尽可能人为地促进患者维持觉醒状态，以保证患者有配合测试的基础条件。因此，在测试过程中需及时判断患者是否出现：①持续性闭眼；②对命令失去反应 1 分钟以上；③虽睁眼但行为反应停止。当上述 3 种情况发生时，推荐利用疼痛刺激促进患者恢复觉醒。

（三）其他

除上述两种常用的评估工具外，可以用于 DoC 行为学评估的量表还有全面无反应量表（full outline of unresponsiveness，FOUR）、西方神经感觉刺激量表（Western neurosensory stimulation profile，WNSSP）、格拉斯哥—匹兹堡昏迷评分量表（Glasgow-Pittsburgh coma scale，GCS-P）、韦塞克斯头部损伤量表（Wessex head injury matrix，WHIM）、意识障碍评定量表（disorders of consciousness scale，DoCS）等。

无论哪一种评估量表，其本质都是通过患者残留的行为学特征来推断患者的意识水平。虽然依靠临床行为学评估 DoC 存在一定的局限性，但仍然有大量研究肯定了上述各种行为学评估量表的价值。在实际临床工作中，临床行为学评估仍是最简便、最易于治疗师掌握与操作的评估方式。不过，单纯使用临床行为学评估，尤其是单次评估，其评估的准确性存在较大风险，且往往难以发现 CMD 患者，因此条件允许的情况下应尽量进行多次评估，并结合神经影像学评估及神经电生理评估结果进行综合判断。

二、神经影像学评估

（一）功能磁共振检查

在神经科学研究中，血氧水平依赖（blood oxygenation level－dependent，BOLD）的功能磁共振检查（functional magnetic resonance image，fMRI）被广泛应用于探索大脑皮质活动性及功能重组情况。BOLD－fMRI利用不同神经活动状态下大脑局部脱氧血红蛋白含量的不同，显示相应的皮质激活区，以此了解局部脑功能情况。局部神经元活动的需氧量增加使局部血氧不平衡增加，激活的大脑区域由于顺磁性去氧血红蛋白相对减少，表现出信号增强。因此，fMRI能直接或间接测量神经元激活程度和神经功能性连接，大脑活动可以被形象化地展示，实际操作中可分为静息态和任务态两种检查方式。

（二）PET

PET与fMRI在鉴别DoC类型方面具有相似作用。PET可通过测量葡萄糖代谢水平来评估大脑功能障碍程度及范围，以及通过γ－氨基丁酸A型受体显像，识别不可逆的神经元结构损伤。静息状态PET对VS/UWS与MCS的鉴别具有较高的灵敏度和特异度。评估残余或正在恢复的大脑皮质功能和意识程度可通过检测患者对外部刺激的响应性来实现。利用PET评估意识水平同样要求操作人员具有较高的技术水平和遵循标准化的操作程序，同时需排除相关混杂因素（如糖尿病、癫痫）的影响，并确保患者在注射示踪剂期间有足够的觉醒。

（三）其他

除上述两种评估方式外，其他神经影像学评估方法还有弥散张量成像检查（diffusion tensor image，DTI），可用于分析脑白质纤维结构完整性；SPECT对特定脑区的脑血流量进行成像显影，并推断相应脑区功能活动情况等。

神经影像学检查通常需要专业的影像学技师完成，并要求有较高的技术水平和丰富的实践经验。治疗师则需要在任务态检测中对任务指令进行谨慎的设计和优化，排除相关混杂因素，提高检测灵敏度。

三、神经电生理评估

（一）脑电图

脑电图可用于反映检测区域脑细胞群的自发性、节律性电活动情况。脑电波是一些自发而有节律的神经电活动，其频率变动范围在每秒1～30次之间。在脑电研究中可将脑电波划分为四个主要波段，即δ波（1～3Hz）、θ波（4～7Hz）、α波（8～13Hz）、β波（14～30Hz）。除此之外，在觉醒并专注于某一事物时，常可见一种频率较β波更高的γ波，其频率为30～80Hz。在睡眠时还可出现另一些波形较为特殊的正常脑电波，如σ波、λ波、μ波等。

脑电图是反映大脑皮质功能的灵敏指标，也是在多个临床领域中评估大脑功能状态的主要依据，近年来脑电图被广泛应用于评估各种病因DoC患者预后状况。基于对"中央环路"模型的理解，可以认为不同程度DoC患者大脑的皮质神经元膜静息电位高低存在明显不同，意识水平越高的患者其中央丘脑和大脑皮质的神经兴奋性相对更高，从而导致反映在脑电图中的神经元电活动模式也随着意识水平的提高而出现相应改变。在全身麻醉患者的苏醒过程中，也可以观察到类似的脑电图模式逐渐变化的过程。脑电图的测试结果一般可由功率谱表示，其中包含脑电图信号中不同频率波段的贡献程度。

标准脑电分析可通过观察波幅、节律及对外界条件刺激（疼痛、声、光等）的反应性来评估DoC患者的意识水平，如清醒状态下的额部β波频率，顶、枕部α波频率对评估意识水平有帮助；各种脑电模式的发生如睡眠纺锤波、慢波活动和脑电节律的变化也可用于评估DoC患者预后。定量脑电分析可通过傅里叶快速变换模型将频率、波幅等参数具体量化，以绝对功率值、相对功率值、双频指数等指标对患者预后情况进行定量描述。

根据从昏迷到清醒的意识水平递进变化，可以将这个变化过程所对应的脑电图功率谱变化规律归纳为"ABCD"模型。"ABCD"模型将脑电图功率谱划分为四种类型，分别对应某种中央丘脑活动性及丘脑—皮质环路去传入的严重程度，但仅可部分对应于行为学评估结果，无法做到精确鉴别（表9-2-2）。

表 9-2-2 脑电图功率谱的"ABCD"模型

分类	脑电图功率谱	优势频段	丘脑—皮质连接性	中央丘脑活动	行为学评估
A	功率 / 频率	<1Hz	完全去传入	休眠	昏迷或 VS/UWS
B	功率 / 频率	5～9Hz	严重去传入	休眠	VS/UWS 或 MCS
C	功率 / 频率	5～9Hz & 20～35Hz	中度去传入	间断而爆发	MCS 或 CS
D	功率 / 频率	8～13Hz & 20～35Hz	正常	持续无间断	CS 或健康人群

另外，脑电图与TMS联合应用（TMS-EEG）被认为可以提升DoC评估结果的特异度。使用单脉冲TMS作用于特定脑区，然后记录被其引发的皮质脑电活动变化。不同DoC类型的患者在TMS-EEG检测中的脑电活动模式存在较大差异，借此可以辅

助进行 DoC 的鉴别评估。目前，TMS-EEG 被认为在 UWS 和 MCS 的鉴别中具有较高的特异度和灵敏度，并且相关研究正在不断地完善。

（二）诱发电位

诱发电位（evoked potential，EP）也称为诱发反应，是指给予神经系统（从感受器到大脑皮质）特定刺激后，在该系统和脑的相应部位产生可以被检出的局部电位变化。其主要特征包括：①针对特定刺激必须在特定部位才能检测出来；②都有特定的波形和电位分布；③EP 的潜伏期与特定刺激之间通常有较严格的锁时关系，即在给予刺激时几乎立即或会在一个相对固定的时间间隔内出现 EP。EP 检查能反映脑干、丘脑及大脑皮质实际损伤情况，具有客观性强、不受睡眠及麻醉影响等优点。通过观察特定刺激后相应波形是否能被引出、潜伏期变化及波幅是否衰减等，可以判断相对应神经通路结构和功能的完整性。因此，在 DoC 患者评估中，EP 其实是通过检测与意识相关传导通路的完整性来从侧面辅助评价意识程度的检查方法。

根据刺激类型的不同，常用的 EP 类型包括视觉诱发电位（visual evoked potential，VEP）、听觉诱发电位（auditory evoked potential，AEP）和躯体感觉诱发电位（somatosensory evoked potential，SEP）等。VEP 是大脑皮质枕叶区由视觉刺激诱发的电活动，可以反映视网膜到视觉皮质，即整个视觉通路功能的完整性。AEP 是指给予声音刺激后，在头皮上所记录到的由听觉神经通路所产生的电位变化。其中脑干听觉诱发电位（brainstem auditory evoked potential，BAEP）有助于判断脑干结构的功能状况。基于 AEP 的失匹配负波（mismatch negativity，MMN）可反映大脑对变异刺激信号的自动处理功能，MMN 的出现在一定程度上可提示患者存在苏醒可能。SEP 是当感觉器官或感觉神经传导途径上任何一点受到刺激时，在中枢神经系统引起的电位活动，在一定程度上可以反映特异性躯体感觉传导通路、脑干网状结构及感觉皮质的功能状态。

第三节 物理治疗

DoC 患者的基础病情常常较为复杂，并发症的发生风险极高，严重的并发症是最常见的导致 DoC 患者死亡的因素。因此，在临床工作中，对 DoC 患者功能的综合康复管理和对病情变化的应对处置均有较高要求。总的来说，DoC 患者的康复治疗内容主要包含两个方面：①系统化管理与预防因长期卧床、制动而可能导致的相关并发症（如挛缩、关节粘连、肌肉萎缩、误吸、肺部感染等）。②尽可能促进觉醒水平和意识内容的恢复，即促醒。促醒是 DoC 康复最重要的目标，但管理好并发症是促醒的前提。常见并发症的预防与管理方法在第十一章将会有详细讲解，本小节主要针对促醒技术进行简要介绍。

基于"中央环路"模型，改善患者意识的关键在于纠正以中央丘脑为核心的神经网络兴奋性，恢复丘脑—皮质环路的信号输入（纠正去传入）与兴奋性背景（纠正超极化）。该模型是目前选择 DoC 促醒治疗靶点的重要依据。无创神经调控技术是目前常用的康复促醒治疗手段。无创神经调控技术可以直接或间接地刺激"中央环路"模型或 ARAS 中的不同区域，调控大脑皮质和中央丘脑的神经兴奋性。相对成熟的无创神经调控技术包括针对中枢神经进行调控的经颅直流电刺激（transcranial direct current stimulation，tDCS）和 rTMS，针对外周神经的正中神经电刺激（median nerve stimulation，MNS）和经皮迷走神经电刺激（transcutaneous auricular vagus nerve stimulation，taVNS）。低强度聚焦超声波（low intensity focused ultrasound pulsation，LIFUP）也是一种针对中枢的无创神经调控技术，其研究尚处于起步阶段，但被认为具有较高的应用潜力。此外，针对 ARAS 上行传导信号的来源，加强各种感觉刺激输入对患者意识的恢复也存在一定的治疗作用。

一、中枢神经调控技术

（一）tDCS

tDCS 是一种通过放置于头皮的电极释放低强度直流电（通常≤2mA）来刺激和调节靶脑区兴奋性的无创中枢神经调控技术。tDCS 可诱导神经元膜静息电位变化，影响神经元兴奋水平，调节神经元放电频率。tDCS 的阳极可导致神经元膜电位去极化，具有增强神经兴奋性的作用；而阴极可以引起神经元膜电位超极化，具有抑制神经兴奋性的作用。tDCS 还可以通过调节突触的微环境，如改变 N−甲基−门冬氨酸（NMDA）受体或 GABA 受体的活性，发挥相对长期的刺激后效应。

在对 DoC 患者进行促醒时，为了提升神经元兴奋性，通常使用阳极为治疗电极。阳极靶区推荐背外侧前额叶皮质（dorsolateral prefrontal cortex，DLPFC），而阴极的位置报道不一，单次治疗时间、强度及疗程也缺乏统一标准。2020 年《慢性意识障碍诊断与治疗中国专家共识》中推荐的治疗参数为10～20 分钟/天，强度 1～2mA，单次疗程 10～20 天。但应注意，对合并有癫痫病史的 DoC 患者应谨慎使用，而颅内有金属植入物的患者不宜使用。在规范操作的前提下，tDCS 的安全性得到了较为广泛的认可，目前鲜有关于 tDCS 治疗后不良反应的记录。

基于"中央环路"模型，前额叶皮质神经元兴奋性的提升，对意识水平的改善至关重要。使用 tDCS 阳极作用于 DLPFC 发挥促醒效果的环路机制可以解释为以下过程：通过局部刺激直接增强前额叶神经元兴奋性，借此间接增强纹状体棘状神经元活动，使其对苍白球的抑制性作用得以强化，降低苍白球对中央丘脑的抑制效果，从而使中央丘脑逐渐恢复放电活性，纠正丘脑—皮质通路的神经兴奋性。

目前的文献报道中，大多认为 tDCS 对 MCS 患者可以发挥较好的治疗效果，脑电图频谱、fMRI 及 CRS−R 等评价指标均能在 tDCS 治疗后记录到不同程度的恢复征象，甚至对一些病程长达数年的患者，tDCS 仍可发挥积极的治疗作用。但对于 UWS 或更严重的昏迷患者，tDCS 暂时还未被报道存在理想的促醒效果。导致这种差异的原因可能是 tDCS 发挥治疗作用会受到刺激区域神经功能和结构完整性的制约，UWS 或昏迷患者神经网络的结构与功能完整性往往受损较为严重，难以传播刺激效果。

（二）rTMS

TMS 是利用刺激线圈产生磁场，无衰减地穿透颅骨后，在颅内产生感应电流刺激神经元，并引发一系列理化反应的一种非侵入性神经调控技术。TMS 对神经细胞膜电位、神经递质分泌、受体活性、突触联系均能产生调控作用，并能诱导神经可塑性变化。

rTMS 是按照设定好的固定频率，连续发放多个刺激脉冲的一种 TMS 工作模式。低频 rTMS（1Hz）可以诱导神经元活动的持续性抑制，而高频 rTMS（5～20Hz）则可以增高神经元的兴奋性。在对患者使用 rTMS 进行首次治疗前，应测定患者皮质静息运动阈值（resting motor threshold，RMT）。RMT 存在个体差异，治疗能量大小需根据 RMT 制定。推荐方法为患者取坐位或仰卧位，使用单脉冲模式刺激优势半球运动皮质拇指运动区，若在 10 次刺激中有 5 次可以诱发拇指外展肌运动（检测拇指外展肌运动诱发电位达到 $50\mu V$），则该刺激强度的能量被定义为该患者的 RMT。

在 DoC 促醒治疗中，为了增加神经元兴奋性应采用高频 rTMS。其治疗靶点的推荐与 tDCS 相似，仍然为 DLPFC。另外，楔前叶皮质作为 DMN 的重要组成部分也开始被研究是否可以作为 rTMS 促醒的另一调控靶点。目前关于 rTMS 治疗 DoC 的其他参数尚无一致意见，2020 年《慢性意识障碍诊断与治疗中国专家共识》中推荐的治疗参数如下：刺激强度为 90％～100％RMT，单次治疗脉冲次数为 300～1500 次，单个疗程为 1～20 天。高频 rTMS 刺激存在诱发癫痫或抽搐发作的风险，因此对于有癫痫病史的DoC 患者不建议使用。另外，对治疗部位颅骨缺损或体内有金属植入物的患者也不建议应用。

rTMS 刺激 DLPFC 改善 DoC 患者意识水平可能的作用机制与 tDCS 相同，即通过增加前额叶皮质兴奋，间接起到激活中央丘脑、改善丘脑—皮质连通性的作用。另外，与 tDCS 的治疗效果相似，rTMS 同样表现出对 MCS 患者的促醒效果总体好于 UWS 和昏迷患者的现象。

（三）LIFUP

相比于 tDCS 和 rTMS，LIFUP 对 DoC 的治疗研究起步较晚，还没有足够的文献证据支撑其临床应用。但 LIFUP 对 DoC 的治疗作用可能存在 tDCS 和 rTMS 所不具备的优势。

tDCS 和 rTMS 在改善 DoC 的治疗中最大的局限性在于，这两种刺激技术的聚焦性和刺激深度与治疗电极的尺寸或刺激线圈的直径存在明显相关性。rTMS 的空间分辨率为 0.5～1.0cm，刺激深度仅局限于大脑皮质下 2～5cm，而 tDCS 的空间分辨率比rTMS 更低。因此这两种刺激技术都只能作用于额叶皮质，通过提高前额叶的兴奋性间接达到改善中央丘脑激活程度的目的。

超声波具有传播方向性好、穿透能力强、聚焦效果佳等优势，且低强度超声波在生物体内传播时没有伤害险次生效应，已被广泛应用于无创医学诊断领域。LIFUP 于2016 年首次被报道对 DoC 患者可能存在治疗价值，其作用深度和精度可以直达患者的丘脑。这就意味着"中央环路"模型中最关键的区域，可以在非侵入性操作的情况下受到直接的调控。就目前的 tDCS 和 rTMS 技术而言，这都是无法达到的作用深度和精准度。该报道中，一名由脑外伤导致 DoC 的患者，在接受 LIFUP 治疗后出现意识水平的显著改善，包括语言理解和时空定向能力都出现了明显的恢复。

因此，虽然目前相关的研究报道还比较少见，但 LIFUP 在改善 DoC 患者中央丘脑兴奋性方面存在巨大的潜力，其作用深度较 tDCS 和 rTMS 更具优势，而作为一种非侵入性的治疗手段，相比于侵入性的外科促醒方式（如植入式的电刺激设备）又更加安全和简便，其在 DoC 促醒治疗中的应用效果值得更多的研究与探索。

二、外周神经调控技术

（一）MNS

正中神经是手部较大的神经，其在感觉中枢的投射区域占有较大面积。MNS 正是通过电流刺激前臂正中神经皮支，向中枢传导刺激信号以改善意识的一种外周神经调控技术。其信号可沿正中神经→脊神经→颈髓→脑干→丘脑→皮质区逐级上行传导，激发多种理化效应。

MNS 刺激部位通常置于前臂腹侧腕横纹上 2cm 处和大鱼际，多选择右侧正中神经（对应于优势半球），其他推荐的治疗参数为：电流强度 10~20mA，频率 40~70Hz，单次疗程为 7~30 天。而关于 MNS 单天治疗时间的报道差异较大，从 30 分钟到 8 小时均有报道，不过在有条件的情况下，推荐采用更长时间的持续性刺激。

MNS 改善意识的可能机制主要有以下三个方面。

1. 激活 ARAS 和觉醒相关核团

正中神经元的突触成分直接参与 ARAS 的组成，因此 MNS 可直接增加 ARAS 的信号输入，并能通过 ARAS 进一步激活丘脑和下丘脑内的相应核团。

2. 影响神经递质含量

既往研究表明 MNS 可引起 ARAS 中的乙酰胆碱（Ach）、去甲肾上腺素（noradrenaline，NE）、5-羟色胺（5-HT）、多巴胺（dopamine，DA）和脑脊液中多巴胺水平的增加，而这些兴奋性神经递质的增加均有利于提高大脑神经元兴奋性，从而促进觉醒。

3. 增加脑血流灌注

研究显示 MNS 可提高大脑中动脉和椎-基底动脉血流灌注。意识的恢复意味着神经兴奋性的提升及放电频率的增高，而每一次神经元放电都伴随着可观的能量消耗。脑的代谢本就极其旺盛，自身几乎没有能量储备能力。因此，脑部血供的增加为提升神经兴奋性提供了物质基础。

（二）taVNS

迷走神经是体内最长且分布最广的脑神经。迷走神经传入纤维主要进入孤束核，参与组成 ARAS，并进一步通过孤束核向丘脑及大脑皮质进行广泛投射。taVNS 可以通过佩戴于外耳道入口耳屏中间内外侧的刺激电极，刺激迷走神经耳支，传导神经信号进入脑干孤束核，从而激活 ARAS，参与意识环路的调控。

目前 taVNS 对 DoC 促醒治疗还缺乏大样本量的研究，目前推荐的刺激参数为：电流强度 $0.5\sim1.5\text{mA}$，频率 $20\sim25\text{Hz}$，脉宽 $250\mu s$，脉冲刺激或连续刺激均可，20 分/次，单个疗程为 10 天。

现有研究对 taVNS 改善意识水平可能的机制解释与 MNS 相似，同样可以主要归结为：激活 ARAS、激活丘脑－皮质通路、增加相关神经递质分泌，以及增加脑部血供等神经生理效应和代谢变化。另外，taVNS 与 tDCS 和 rTMS 一样，对 MCS 和 UWS 患者也被报道存在差异性的治疗效果，表现为对 MCS 的治疗效果优于对 UWS 患者。

三、感觉刺激治疗

（一）音乐疗法

音乐对大脑皮质有较广泛的激活效应，可以影响包括 DMN 在内的多个神经网络，所涉及的脑区包括双侧前额叶、颞叶、顶叶、小脑、扣带回、杏仁核、海马等。基于对 DoC 患者进行脑电图检测的结果，听音乐相较于非显著性听觉刺激（如白噪声），尤其是结合进行音乐化的名字唤醒、家人的演唱及选择患者偏爱的音乐类型，能够使患者前额叶 α 波振幅明显增强，提高患者觉醒程度。也有报道显示，通过 fMRI 发现音乐听力可能对与自我意识相关的 DMN 和外部注意相关的 DAN 均有显著的激活作用。

（二）多重感觉刺激治疗

如前所述，任何一种感觉刺激，都能在经过脑干网状结构的同时为 ARAS 的非特异性神经信号提供信息来源，而这些非特异性神经信号输出的核心靶点是中央丘脑。因此，对患者施加任何一种强烈的感觉刺激（如视觉、听觉、嗅觉、味觉、痛温觉、本体感觉、前庭觉等），都可以在一定程度上增加 ARAS 向丘脑的输出，促进丘脑兴奋性恢复。临床上常常对患者同时进行多重感觉刺激的综合治疗，以期达到更好的促醒效果。

1. 视觉刺激

常使用强光手电筒或专门的光刺激眼罩等，发出不同色彩和亮度的光线直接照射患者眼部。

2. 听觉刺激

除了音乐疗法之外，还包括呼唤患者姓名、回忆性讲述及朗读患者感兴趣的报刊书籍等声音信息输入，并尽量选用亲近家人的声音录制声源或现场诵读。

3. 嗅觉刺激

可在患者床头及室内摆放带有其喜爱香味的物体或具有刺激性气味的物体，也可直接用棉球蘸取香水或其他刺激性气味置于患者鼻孔处。

4. 味觉刺激

包括使用各种带有甜味、咸味、酸味、苦味、辣味的可食用液体，用棉签蘸取后刺激患者舌部。需谨慎掌握用量，以免患者出现误吸。

5. 痛温觉刺激

可对患者全身各感觉敏感部位（如手指、足底、眼眶等）施加强烈的按压或搓揉，以产生疼痛感。用冰水刺激患者口腔或用冰毛巾刺激患者敏感部位皮肤等。

6. 本体感觉刺激

常规的被动关节活动、肌肉牵伸、关节挤压等手法训练均可提供一定程度的本体感觉刺激。

7. 前庭觉刺激

使用可倾斜治疗床或电动起立床，被动维持患者直立坐位或站立，并反复升降角度，增加前庭觉信号输入。

四、其他

传统康复治疗及高压氧治疗也是临床实践中常常使用的康复促醒治疗方式。另外，除上述康复治疗促醒方法外，其他临床促醒治疗方式还包括外科侵入性神经调控治疗和药物治疗。侵入性神经调控治疗主要包括深部脑电刺激、脊髓电刺激和植入式 VNS，但侵入性操作对技术条件和患者耐受性要求都相对较高，且存在侵入性操作的一些固有风险，在临床推广方面存在一定的困难。药物治疗被报道最多的主要包括可以增强前额叶和纹状体棘状神经元兴奋性的金刚烷胺、可以抑制苍白球兴奋性的唑吡坦以及中国传统中医药（如安宫牛黄丸）。

（刘四维）

参考文献

[1] Berlucchi G，Marzi C A. Neuropsychology of consciousness：Some history and a few new trends [J]. Front Psychol，2019，10：50.

[2] 吴毅. 精准康复在重症颅脑损伤后意识障碍诊治中的作用 [J]. 康复学报，2018，28（2）：5－10.

[3] Edlow B L，Claassen J，Schiff N D，et al. Recovery from disorders of consciousness：Mechanisms，prognosis and emerging therapies [J]. Nat Rev

Neurol，2021，17（3）：135－156.

［4］Giacino J T，Katz D I，Schiff N D，et al. Practice guideline update recommendations summary：Disorders of consciousness ［J］. Neurology，2018，91（10）：450－460.

［5］Thibaut A，Schiff N，Giacino J，et al. Therapeutic interventions in patients with prolonged disorders of consciousness ［J］. Lancet Neurol，2019，18（6）：600－614.

［6］Wijdicks E F M. The ascending reticular activating system ［J］. Neurocrit Care，2019，31（2）：419－422.

［7］Kaplan J T，Gimbel S I，Dehghani M，et al. Processing narratives concerning protected values：A cross－cultural investigation of neural correlates ［J］. Cereb Cortex，2017，27（2）：1428－1438.

［8］Giacino J T，Fins J J，Laureys S，et al. Disorders of consciousness after acquired brain injury：The state of the science ［J］. Nat Rev Neurol，2014，10（2）：99－114.

［9］Kondziella D，Bender A，Diserens K，et al. European academy of neurology guideline on the diagnosis of coma and other disorders of consciousness ［J］. Eur J Neurol，2020，27（5）：741－756.

［10］Di H，He M，Zhang Y，et al. Chinese translation of the Coma Recovery Scale—Revised ［J］. Brain Inj，2017，31（3）：363－365.

［11］Thibaut A，Bodien Y G，Laureys S，et al. Correction to：Minimally conscious state "plus"：Diagnostic criteria and relation to functional recovery ［J］. J Neurol，2020，267（5）：1255－1259.

［12］中国医师协会神经修复专业委员会意识障碍与促醒学组. 慢性意识障碍诊断与治疗中国专家共识 ［J］. 中华神经医学杂志，2020，19（10）：977－982.

［13］冯珍. 意识障碍的康复评估及其进展 ［J］. 中华物理医学与康复杂志，2020，42（10）：940－943.

［14］Cavinato M，Genna C，Formaggio E，et al. Behavioural and electrophysiological effects of tDCS to prefrontal cortex in patients with disorders of consciousness ［J］. Clin Neurophysiol，2019，130（2）：231－238.

［15］中国医师协会神经调控专业委员会电休克与神经刺激学组. 重复经颅磁刺激治疗专家共识 ［J］. 转化医学杂志，2018，7（1）：4－9.

［16］Jang S H，Kwon Y H. Effect of repetitive transcranial magnetic stimulation on the ascending reticular activating system in a patient with disorder of consciousness：A case report ［J］. BMC Neurol，2020，20（1）：37－41.

［17］杨雪宁，杨佳佳，万柏坤，等. 低强度聚焦超声对中枢神经调控作用研究进展 ［J］. 生物化学与生物物理进展，2018，45（4）：422－431.

第十章　协调障碍

第一节　概述

一、定义

协调是指机体平滑、准确控制和执行动作的能力。协调运动需要机体多个关节、肌群协同工作，高效、精准地完成指定运动。因此，协调的本质是完成某动作时各参与肌群能以适当强度和正确时序被激活的能力。协调运动依赖于躯体感觉、视觉和前庭信息的输入，以及从运动皮质到脊髓的完整的神经控制系统。协调运动的特征包括适当的速度、距离、方向、时序和肌肉张力。

二、协调障碍常见原因

各运动控制系统间的完美配合是协调功能良好的基础，恰如交响乐团各个乐器间的协同演奏：感觉信息（如视觉、本体感觉）的完整输入，通过丘脑向大脑皮质投射，大脑皮质将感觉信息进行整合，产生运动指令，再通过下行运动传导通路传至外周躯体运动系统（肌肉、关节）执行。

协调障碍主要由小脑或小脑的传入、传出通路受损导致。任何参与到协调运动的成分受损，都可能导致协调障碍，小脑、脊髓、脑干、前庭核、基底节、丘脑核、大脑白质、大脑皮质或周围感觉神经的病变或损伤都存在导致协调障碍的风险。脑血管疾病（如小脑出血或梗死）、肿瘤、感染、外伤、脱髓鞘病变、遗传性疾病、神经退行性疾病等均可能导致不同程度的协调障碍。

三、协调运动的生理基础

协调运动依赖完整的运动传导通路，协调运动的前提是完整的、健全运作的神经通路，其组成与分工如下。

（一）大脑皮质

大脑皮质的主要作用是处理躯体、小脑、基底节等部位传入的感觉信息，将其进行整合并制定相应运动策略，并将运动信息传递至下行运动传导通路。

（二）下行运动传导通路

下行运动传导通路的主要作用是将来自大脑皮质的运动信息传递至脊髓，再由脊髓传导至肌肉、关节以完成运动。常见的下行运动传导通路有皮质脊髓束、皮质延髓束、顶盖脊髓束、网状脊髓束、前庭脊髓束和红核脊髓束。

（三）小脑

小脑的主要作用是调节运动、控制姿势和维持肌张力。小脑一方面可以为大脑制定运动策略提供既往运动经验的参考；另一方面可通过将来自大脑皮质的运动信息与来自外周的躯体实际运动信息（如姿势、位置、速度等）相比较，将信息反馈至大脑皮质，再由大脑皮质通过下行运动传导通路，对运动进行实时调整和纠正。

（四）基底节

研究认为基底节对于控制姿势、维持正常肌张力有重要作用。基底节的活动与启动和调节意向性粗大运动、计划和执行复杂性运动反应、参与自发性运动及姿势调整等过程存在紧密关系。基底节病变患者常出现运动减少和无关运动增多。

（五）脊髓（内侧丘系）

脊髓（内侧丘系）的主要作用是感觉信息的输入。外周躯体感觉感受器和传导通路能够提供环境状况、机体状态，以及机体与环境之间的相互关系等信息。这些感觉信息被编码后，通过脊髓传导至延髓，再交叉至对侧继续上行传至丘脑，通过丘脑发出纤维投射至躯体感觉皮质。根据外周反馈和记忆，中枢对这些感觉信息进行处理，最终做出选择或调整，制定适应个体和环境需求的运动策略。

第二节　与协调障碍相关的神经系统改变

一、大脑皮质病变

大脑额叶、颞叶、枕叶与小脑半球通过额桥束和颞枕桥束形成纤维连结，当纤维连结和（或）大脑存在病变时，可导致协调障碍，称为大脑性共济失调。但大脑性共济失调通常不如小脑性共济失调症状明显，较少伴发眼球震颤。大脑性共济失调主要分为以下几类。

（一）额叶性共济失调

由额叶或额桥小脑束病变引起，病变对侧肢体出现症状，表现类似小脑性共济失调，如体位性平衡障碍、步态不稳、向后或向一侧倾倒，但症状较轻；除有对侧肢体共济失调外，常伴有腱反射亢进、肌张力增高、病理反射征阳性，以及精神症状、强握反射和强直性跖反射等额叶损害表现。

（二）颞叶性共济失调

由颞叶或颞桥束病变引起，出现病变对侧肢体共济失调，症状较轻，早期不易发现，可伴有颞叶受损的其他症状或体征，如同向性象限盲、失语等，也可表现为一过性平衡障碍。

（三）顶叶性共济失调

表现为病变对侧患肢不同程度的共济失调，闭眼时症状明显，深感觉障碍多不重或呈一过性；两侧旁中央小叶后部受损可导致双下肢感觉性共济失调及大小便障碍。

（四）枕叶性共济失调

由枕叶或枕桥束病变引起，出现病变对侧肢体共济失调，症状轻，常伴有深感觉障碍，闭眼时加重，可同时伴有枕叶受损的其他症状或体征，如视觉障碍等。

二、小脑病变

小脑在控制肢体运动、眼球运动、平衡和行走方面起着不可或缺的作用。小脑对平衡和行走的影响体现了其在协调、感觉整合、协调转换、运动学习和适应方面的重要性。小脑疾病可分为散发性和遗传性，临床表现随小脑损伤的程度、部位和小脑外体征而变化。因小脑在运动控制、姿势控制及运动前馈与反馈中的重要作用，小脑本身、小脑脚的传入或传出纤维、红核、脑桥或脊髓的病变均可导致小脑性共济失调，主要表现如下。

（一）无力、肌张力下降

小脑损伤常导致患者多关节、肌肉无力或肌张力下降。

（二）构音障碍

小脑损伤常导致以构音肌肉协调障碍为主的言语表达障碍。由于发声器官如口唇、舌、咽喉等肌肉的共济失调，患者常表现为断续言语，语音、语调和语速都发生变化且有不合适的停顿，出现爆发性或吟诗样语言。

（三）轮替运动功能障碍

轮替运动功能障碍指患者执行快速交替动作障碍，表现为运动过程中主动肌和拮抗肌运动失调，肌肉收缩和松弛不及时，在快速来回重复性运动时最为明显。例如，快速进行前臂旋前旋后时，患者常见运动节律不均，运动速度和活动范围不对称。

（四）辨距障碍

患者不能将来自外周的信息与大脑运动指令进行对比，运动过程中缺少修正，导致难以准确判断运动的距离、幅度、力量和速度，表现为同侧肢体的共济失调，动作易超过目标。

（五）运动分解

各肌群在运动时序上不能良好地配合，患者不能流畅地完成一系列动作，平滑流利的动作变成许多孤立的动作，需要通过分解动作的方式来完成。

（六）共济失调步态

小脑蚓部病变可引起头和躯干的共济失调，导致平衡障碍、姿势和步态异常，表现为站立不稳，步态蹒跚，行走时双脚分开呈现宽基步态，且下肢启动迈步较缓慢，迈步不对称。直立时，常需上臂离开躯干以保持平衡。上蚓部病变时患者向前倾倒，下蚓部病变时患者向后倾倒；一侧小脑半球受损，行走时患者向患侧倾倒。

（七）震颤

震颤指机体一种不自主的振动运动，主要原因是主动－拮抗肌群的交替收缩障碍，常见意向性震颤与姿势性震颤。意向性震颤表现为患者肢体自主运动过程中，当接近目标或加速时，会诱发震颤，且精细运动存在障碍，如书写时字迹越来越大、笔画不均等。姿势性震颤表现为患者站立或肢体处于抗重力状态时会诱发震颤。

（八）眼球震颤

眼球震颤指眼球呈现快速节律性反复摇摆震动。眼球震颤与小脑对眼外肌的张力和协同作用发生改变相关。

（九）反跳现象

反跳现象是机体抑制反射减退或消失导致的病理现象。正常情况下，突然移除施加于等长收缩肌肉上的阻力时，因抑制反射的存在，该肌肉的拮抗肌会使机体维持在原来位置。当小脑出现病变时，解除阻力，患者肢体将不受控制，不能停止运动。

三、基底节病变

基底节在运动启动、肌张力维持和姿势调整方面具有重要作用。基底节病变患者主要表现如下。

（一）运动启动困难

运动启动困难指患者不能正常启动运动，与患者固定姿势的建立和维持相关，患者即便只执行简单动作也需要很大的努力和较高的注意力。运动启动困难常见于帕金森病患者（如典型的冻结步）。

（二）手足徐动

患者运动缓慢、不自主，呈现蠕虫、扭曲样，并且常伴肌张力障碍、舞蹈症等，临床表现最常见于上肢远端。患者腕关节和手指关节过伸、屈曲动作交替进行，同时可伴有手足的旋转运动。颈部、面部、躯干也可受累。

（三）动作迟缓

患者运动幅度和速率降低。临床表现多样，如手臂摆动幅度减小、拖拽步态、改变运动方向时出现困难、面具脸、终止运动存在困难等。

（四）舞蹈症

患者多关节呈现不自主、快速、不规律抽动，并且突然停止或突然启动，常见于上肢。

（五）舞蹈手足徐动

同时具有舞蹈症和手足徐动的特点。

（六）偏侧投掷

患者单侧上肢和下肢突然进行大幅度、剧烈的挥动动作。

（七）运动过度

肌肉活性或运动异常增加。

（八）运动功能减退

对特定刺激的运动反应减少。

（九）强直

因肌张力增高导致被动活动困难，常常累及躯干和四肢的屈肌，出现铅管样强直与齿轮样强直，导致患者出现穿衣、转移、言语、进食及姿势控制等活动障碍。

（十）静止性震颤

静息状态下，患者呈现节律性不自主震颤。这种震颤通常在目的性活动时减少或消失，情绪压力可诱发或加重。

四、脊髓（内侧丘系）病变

脊髓（内侧丘系）是外周感觉信息的主要传入通路。因此，脊髓（内侧丘系）对于运动调控有重要作用。通过脊髓（内侧丘系）传递的感觉信息包括辨别触觉、振动觉、本体感觉、肌肉运动觉等。脊髓（内侧丘系）病变常使运动中枢缺乏完整的感觉信息，导致协调和平衡障碍。患者表现为感觉性共济失调，对于运动的距离和速度判断出现障碍，运动速度下降等。但相比基底节与小脑病变，脊髓（内侧丘系）病变对患者的影响较小，患者更容易通过其他感觉输入进行代偿，如视觉信息可部分代偿因脊髓（内侧丘系）导致的协调和平衡障碍，因此脊髓（内侧丘系）病变患者在闭眼时症状更明显，常为闭目难立（Romberg）征阳性，即闭眼时难以维持平衡，身体晃动增加。

五、前庭病变

前庭病变时因失去身体空间定向功能，可产生前庭性共济失调，主要以平衡障碍为主，临床表现主要为站立不稳，站立或步行时躯体易向患侧倾斜，摇摆不定，沿直线行走时更为明显，改变头部位置可使症状加重，可伴有明显的眩晕、恶心、呕吐、眼球震颤，可出现双上肢自发性指误，四肢共济运动和言语功能多正常。前庭功能检查，如内耳变温（冷热水）试验或旋转试验，反应减退或消失。病变部位越接近内耳，共济失调症状越明显。

第三节　协调功能评价

一、协调功能评价的目的

进行协调功能评价的目的是确定以下几点：①随意运动时的肌肉活动特征；②肌肉或肌群协同完成任务或功能活动的能力；③运动的技能和效率；④启动、控制和终止运动的能力；⑤运动模式的计时、顺序和准确性；⑥随着时间的推移，或康复治疗和药物干预对运动功能的影响。

此外，协调功能评价的结果，有助于治疗师进行潜在损害、活动受限和参与受限的康复诊断，设立预期康复目标和制订具体的康复治疗计划。

二、协调功能评价的方法

按评价内容划分，协调功能评价分为姿势控制评价、平衡评价、粗大运动评价和精细运动评价。

协调功能评价以非均衡性测试与均衡性测试的方式进行。非均衡性测试主要测试四肢运动协调能力，而均衡性测试则测试机体在动态和静态情况下维持平衡的能力。

（一）非均衡性测试

非均衡性测试主要测试患者主动肌和拮抗肌反复转换运动、肌群共同完成运动、机体判断自主运动速度和距离，以及保持单个肢体或肢体节段位于固定体位的能力。

1. 上肢测试方法

（1）指鼻试验。患者肩关节外展90°，肘关节伸直，用示指触及自己鼻尖。变换起始位置，从不同方向观察患者表现。

（2）指-指试验。患者与治疗师相对而坐。治疗师将示指置于患者前方，嘱患者用自己的示指触及治疗师的示指。变换起始位置，从不同方向观察患者表现。

（3）交替指鼻试验。患者交替用示指触及自己的鼻尖和治疗师的手指。治疗师手指可变换位置，从不同方向观察患者表现。

（4）对指试验。患者用拇指依次触碰其余指尖，逐渐加快速度。

（5）粗大抓握试验。患者用力握拳和张开手掌，充分伸展手指，速度逐渐加快。

（6）旋前旋后试验。患者肘关节屈曲90°，上臂靠近躯干，双手交替翻转手掌，速度逐渐加快。

（7）反跳试验。患者闭眼，屈肘。治疗师于患者前臂远端施加阻力，嘱患者屈曲肘关节对抗阻力，使肱二头肌呈等长收缩，然后治疗师突然撤去阻力。正常情况下，患者肱三头肌将适时收缩以抑制屈肘运动。

（8）叩击试验（手）。患者屈曲肘关节，前臂旋前。嘱患者用手掌轻叩膝关节。

（9）画圈试验。患者用上肢在空中画一个圈或"8"字形。

（10）肢体保持试验。患者站或坐位。要求患者将上肢保持于身前水平位。

（11）过指试验。患者与治疗师相对而坐。开始时，治疗师与患者同时肩前屈90°，伸肘，伸出示指相碰。嘱患者完全屈曲肩关节，手指指向天花板，再回到起始位置与治疗师示指尖相碰。

2. 下肢测试方法

（1）叩击试验（足）。患者坐位，足触地，在膝关节不动、足跟不离开地面的情况下，通过踝关节运动用足掌敲击地面。

（2）交替跟-膝、跟-趾试验。患者仰卧位。嘱患者用一侧下肢足跟交替触及对侧下肢膝关节和大脚趾。

（3）趾-指他人试验。患者仰卧位。嘱患者用脚趾触及治疗师示指尖。治疗师手指可变化位置，从不同方向观察患者表现。

（4）跟-膝-胫试验。患者仰卧位。嘱患者一侧下肢足跟在对侧胫骨上来回滑动。

（5）画圈试验。患者仰卧位，用下肢画一个圈或"8"字形。

（6）肢体保持试验。患者采取端坐位，嘱患者保持膝关节伸直的状态下将下肢抬高悬空。

3. 前庭眼反射

患者坐在治疗师前面一臂长的距离，治疗师伸直手臂把患者的头先稳稳地放在中线上，嘱患者保持注视治疗师的鼻子，治疗师小幅度（10°~15°）、高速度地将患者头向一侧转，观察患者眼睛能否锁定在治疗师鼻子上，观察患者是否出现纠正性快速眼跳（眼睛与头部一起移动，随后出现回跳）。

4. 非均衡性协调功能分级

根据患者完成协调运动的能力，上述非均衡性协调功能均可分为5级。

0级：不能启动动作。

1级：重度损伤，只能启动动作，不能按照要求轨迹或模式完成动作，动作迟缓、摇晃明显并出现无关运动。

2级：中度损伤，可大致按照要求的轨迹或模式完成动作，但动作迟缓、笨拙、准确度较低。

3级：轻度损伤，可基本按照要求的轨迹或模式完成动作，运动控制、速度、准确性与稳定性较正常稍差。

4级：可正常完成测试动作。

协调测试难度进阶可遵循下述顺序：单侧运动→双侧对称运动→双侧不对称运动→多肢体运动。也可通过改变患者平衡维持难度来进阶。

（二）均衡性测试

均衡性测试主要测试患者在各种情况下的平衡维持和姿势控制能力，因此涉及动态与静态测试和多体位变换。

1. 坐位

（1）自然坐位：以正常舒适的姿势保持自然坐位。

（2）重心转移：可向任何方向做重心转移活动。

（3）功能性伸展：可于坐位完成多方向功能性伸展。

（4）坐位拾物：可从地板上捡起物体。

2. 站立

（1）自然站立：以正常舒适的姿势站立。

（2）窄基底站立：双腿并拢使支撑面变窄后站立。

（3）单腿站立：只依靠单侧下肢支撑站立。

（4）一字步站立：双足前后放置，且后足的足尖紧靠前足的足跟，保持站立。

（5）闭目站立：由睁眼状态变为闭眼并站立。

（6）一字步闭目站立：在完成动作（4）的基础上闭眼。

（7）功能性伸展：站立完成多方向功能性伸展。

3. 步行

（1）跟随标志物行走。

（2）侧步走。

（3）倒退步走。

（4）交叉步走。一侧下肢跨过中线至对侧完成横向行走。

（5）环形走。先从一侧绕行，再变换方向。

（6）足跟步行。翘起足尖，足跟着地并完成步行。

（7）足尖步行。踮起足跟，足尖着地并完成步行。

（8）原地踏步。

（9）步行时转动头部。

（10）步行时越过或绕过障碍物。

4. 上下楼梯

（1）在扶手帮助下爬楼梯。

（2）无扶手帮助下爬楼梯。

（3）跟随步爬楼梯。

（4）交替步爬楼梯。

5. 均衡性协调功能分级

0级：缺失，不能保持稳定平衡。

1级：差，在扶手等设施帮助下保持稳定平衡，需要中等程度的辅助措施（静态）。

2级：中等，在扶手等设施帮助下保持稳定平衡，可能需要最小程度的辅助措施（静态）；能承受最小程度的外力干扰，旋转头部/躯干时能保持平衡（动态）。

3级：好，无需扶手等设施保持稳定平衡，但姿势晃动受限（静态）；能承受中等程度的外力干扰，并且能够从地板上捡起物体（动态）。

4级：正常，无需扶手等设施保持稳定平衡（静态）；能承受最大程度的外力干扰，并且能够在各个方向全范围转移重心（动态）。

（三）注意事项

在进行均衡性测试或非均衡性测试时，治疗师均需要关注患者以下能力：①运动是否直接、精确，易于反转。②运动是否在合理时间内完成。③速度是否影响完成动作的质量。④患者对于运动中改变速度或方向的反应是否恰当（是否正确做出相应调整）。⑤患者进行姿势维持时，是否出现摇摆、晃动或无关运动。⑥阻挡视线是否影响运动质量。⑦两侧肢体参与度是否相同。⑧患者是否容易疲劳。

三、协调功能评价内容

根据患者不同的临床表现，可选择不同协调功能评价内容（表10-3-1）。

表 10-3-1　各种运动功能障碍可选择协调功能评价内容

运动功能障碍	协调功能评价内容
轮替运动功能障碍	指鼻试验； 交替指鼻试验； 旋前旋后试验； 膝关节屈伸试验； 步行试验（改变速度和方向）
辨距不良	过指试验； 画圆试验； 跟-膝-胫试验； 跟随标志物行走
动作分解	指鼻试验； 指-指试验； 交替跟-膝、跟-趾试验； 趾-指他人试验
意向性震颤	观察患者活动时表现（接近目标、加速时）； 交替指鼻试验； 指-指试验； 对指试验； 趾-指他人试验
静息性震颤	静止时观察患者（下颌、四肢）； 活动时观察患者（震颤是否减轻）
动作迟缓	行走时观察患者手和躯干的摆动； 行走时改变速度和方向； 行走时嘱患者突然停止行走； 观察患者功能活动
姿势紊乱	肢体保持试验（上肢和下肢）； 患者坐位或站立，干扰患者平衡； 站立时改变支撑面（单腿站、一字步站）
步态异常	直线走； 侧步走、倒退步走； 原地踏步； 步行时改变速度和方向； 环形走

世界神经病联合会国际合作共济失调量表（International Cooperative Ataxia Rating Scale，ICARS）是目前唯一被广泛使用的评价共济失调性疾病神经功能的半定量评价量表。ICARS 项目设置科学、齐全，评估效力已得到大量研究证实，其主要分为姿势和步态、动态功能、语言障碍、眼球运动四部分，共 19 个小项，满分 100 分（表 10-3-2）。

表 10-3-2 世界神经病联合会国际合作共济失调量表（ICARS）

Ⅰ 姿势和步态

1. 行走能力（观察靠墙约 1.5m，步行 10m 的能力，包括转身动作）：
   0＝正常
   1＝接近正常，但不能双脚一前一后地在一条直线上行走
   2＝行走不需要扶助，但明显异常
   3＝行走不需要扶助，但摇晃明显，转身困难
   4＝不能独立行走，在行走 10m 的测试中间断，需要扶墙
   5＝需借助一个拐杖行走
   6＝需借助两个拐杖或助行器行走
   7 ＝需他人扶助行走
   8＝即使在他人扶助下也不能行走（日常活动限于轮椅）
   评分＿＿＿＿＿＿

2. 步速（如第 1 项检查得 1～3 分，观察步速；如得 4 分及以上，在此项检查中得 4 分）：
   0＝正常
   1＝轻微减慢
   2＝显著减慢
   3＝极慢
   4＝不能独立行走
   评分＿＿＿＿＿＿

3. 睁眼站立能力（先让患者试着用一只脚支撑；如不能，双脚一前一后站立；如还不能，双脚并立站立，然后让患者选择一个自然舒适的姿势）：
   0＝正常，可用一只脚站立超过 10 秒
   1＝可以并脚站立，但不能用一只脚站立超过 10 秒
   2＝可以并脚站立，但不能双脚一前一后站立
   3＝不能并脚站立，但可在不支撑的自然姿势下站立，没有或伴中等程度的摇晃
   4＝可在不支撑的自然姿势下站立，但摇晃很明显
   5＝如无单臂强有力的支撑，自然姿势下不能站立
   6＝即使在双臂强有力的支撑下也不能站立
   评分＿＿＿＿＿＿

4. 在睁眼、没有支撑的自然姿势下站立时，测量足距（让患者处于一个舒适的站立姿势，测量双脚内踝之间的距离）：
   0＝正常（足距≤10cm）
   1＝轻度增大（10cm＜足距≤25cm）
   2＝明显增大（25cm＜足距≤35cm）
   3＝严重增大（足距＞35cm）
   4＝自然姿势下不能站立
   评分＿＿＿＿＿＿

5. 睁眼，双脚并立时身体摇晃程度：
   0＝正常
   1＝轻度晃动
   2＝明显晃动（在头部水平≤10cm）
   3＝严重晃动（在头部水平＞10cm），有摔倒危险
   4＝立即摔倒
   评分＿＿＿＿＿＿

6. 闭眼，双脚并立时身体摇晃程度：
   0＝正常
   1＝轻度晃动
   2＝明显晃动（在头部水平≤10cm）
   3＝严重晃动（在头部水平＞10cm），有摔倒危险
   4＝立即摔倒
   评分_____

7. 坐姿（双臂交叉，双大腿并拢，坐在硬座上）：
   0＝正常
   1＝躯干轻度摇晃
   2＝躯干和腿中度摇晃
   3＝严重不平衡
   4＝不能坐
   评分_____
   姿势和步态评分（静态分数）：_____/34

Ⅱ 动态功能

8. 跟膝胫试验（动作分裂和意向性震颤）（患者仰卧，头倾斜，要求患者目光控制动作。一侧下肢举起，将足跟放在对侧下肢的膝盖上，然后将足跟沿胫骨向下滑动至踝关节。再次举起下肢至约40cm高度，重复以上动作。每侧肢体检查至少3次）：
   0＝正常
   1＝可在连续轴性运动中放下足跟，但整个动作分裂成数个阶段。不伴有真正的舞蹈样冲撞运动和异常缓慢
   2＝在轴性冲撞样运动中放下足跟
   3＝在冲撞样运动中放下足跟，伴侧方运动
   4＝在冲撞样运动中放下足跟，伴非常严重的侧方运动；或测试无法完成
   评分_____ 右_____ 左_____

9. 跟膝胫试验（动作性震颤）（与第8项检查方法相同。在足跟沿胫骨向下滑动至踝关节前，仔细观察患者足跟放于膝盖上的动作性震颤数秒，要求患者目光控制动作）：
   0＝正常
   1＝足跟放在膝盖上后，震颤立即停止
   2＝足跟放在膝盖上后，震颤在10秒内停止
   3＝足跟放在膝盖上后，震颤持续10秒以上
   4＝震颤不停止或测试不能完成
   评分_____ 右_____ 左_____

10. 指鼻试验（动作分裂和辨距不良）（患者坐在椅子上，每次测试前手放在膝盖上。要求患者目光控制动作。每侧肢体检查3次）：
    0＝正常
    1＝摇摆，但不伴有动作分裂
    2＝动作分裂成两个阶段和（或）在触及鼻子时中度的辨距不良
    3＝动作分裂成两个以上阶段和（或）在触及鼻子时重度的辨距不良
    4＝辨距不良，手指不能触及鼻子
    评分_____ 右_____ 左_____

11. 指鼻试验（手指意向性震颤）（在投掷样运动阶段出现。患者坐在适合的椅子上，每次测试前手放在大腿上。要求患者目光控制动作。每侧肢体检查3次）：

    0＝正常

    1＝动作轻度偏差

    2＝中等程度震颤，幅度＜10cm

    3＝震颤，幅度在10cm和40cm之间

    4＝严重的震颤，幅度＞40cm

    评分_____　右_____　左_____

12. 指指试验（动作震颤和/或不稳定性）（患者坐位，双手在胸前高度，相距1cm，做匀速对指动作10秒。要求患者睁眼控制动作）：

    0＝正常

    1＝轻度不稳

    2＝中等程度的摇摆，幅度＜10cm

    3＝手指相当大的摇摆，幅度在10cm和40cm之间

    4＝冲撞样运动，幅度＞40cm

    评分_____　右_____　左_____

13. 轮替动作（患者坐在舒适的椅子上，抬起前臂呈垂直位，做手的轮替动作，每只手分别测试）：

    0＝正常

    1＝轻度的缓慢、不规则

    2＝明显的缓慢和不规则，但是没有肘部的摇摆

    3＝显著的缓慢和不规则，有肘部的摇摆

    4＝动作十分紊乱或不能完成

    评分_____　右_____　左_____

14. 在预先设计的图案上绘阿基米德螺旋图形（患者坐在固定的座位上，面前摆一张桌子。固定放置一张纸，防止移动等人为误差。患者完成该项测试无时间限制。每次检查必须使用相同的桌子和钢笔。只检查优势手）：

    0＝正常

    1＝受损，动作分裂。描线轻微偏离预先设计的图案，但无过多的偏差

    2＝描线完全离开预定图案，重复交叉，和（或）过多的偏差

    3＝描绘动作过大，分裂

    4＝完全杂乱的描绘或者无法完成

    评分_____

动态功能评分（肢体协调）：_____/52

Ⅲ　语言障碍

15. 构音困难（语言流利度，患者重复一句相同标准句数次）：

    0＝正常

    1＝轻度障碍

    2＝中度障碍

    3＝明显缓慢伴构音障碍性语言

    4＝不能言语

    评分_____

续表

16. 构音困难（语言清晰度）： 　　0＝正常 　　1＝似乎不清，大多数词语可理解 　　3＝严重不清，不能理解 　　4＝不能言语 　　评分_____
语言障碍评分：_____ / 8
Ⅳ 眼球运动
17. 凝视诱发的眼震（患者眼睛注视检查者手指，主要测试水平方向，也可包括斜位、旋转或垂直）： 　　0＝正常 　　1＝短暂 　　3＝持续但中度 　　4＝持续但严重 　　评分_____
18. 眼球追踪异常（患者目光追踪检查者手指缓慢地侧方运动）： 　　0＝正常 　　1＝轻度跳跃 　　3＝显著跳跃 　　评分_____
19. 眼睛扫视辨距不良（检查者两示指分别置于患者两侧颞侧视野。开始患者眼睛平视前方，然后交替扫视检查者右侧和左侧示指。综合评估眼球的超目标运动和未达目标运动）： 　　0＝无 　　1＝眼扫视时，双侧有明显的超目标运动和未达目标运动 　　评分_____
眼球运动评分：_____ /8
总评分：_____ /100　　　　　　　　　　　　　　　测评日期：_____ 年____ 月____ 日

第四节　协调障碍的物理治疗

一、物理治疗的目的

多种病理生理改变都可能导致协调障碍，且部分疾病是进展性的，其物理治疗方法并无统一规范与标准。然而，明确患者的主要协调障碍表现形式，制定治疗策略，进行针对性的物理治疗干预，可以减少患者不必要的制动，预防并发症，降低跌倒风险，提高独立能力，从而提高患者的生活质量。根据协调障碍患者的主要症状，可将协调障碍分为 4 类并明确其治疗目标。

（一）平衡维持障碍

患者主要协调障碍表现为负重和重心转移困难。主要治疗目标为增加姿势性稳定，增强重心转移或体位变化时的重心控制能力。

（二）运动协调障碍

患者主要协调障碍表现为异常的运动模式。主要治疗目标为增加运动模式的平顺性，从简单运动模式到复杂运动模式，运动速度从慢到快。

（三）躯干和身体中轴活动障碍

患者主要协调障碍表现为身体整体活动困难（如转移）。主要治疗目标为增加头部运动控制，增加躯干运动控制，增加相对于身体中线的运动（如旋转）。

（四）肢体活动障碍

患者主要协调障碍表现为自主活动困难。主要治疗目标为增加近端肢体稳定性，增加主动肌和拮抗肌的协调，从小范围活动到大范围活动，减少活动的视觉引导。

二、物理治疗的原则

目前，协调障碍患者的物理治疗技术不尽相同，但一般都遵循以下原则。

（一）保持良好的姿势和功能

鼓励患者在能力范围内尽可能保持现有功能的前提下，进行训练的动作个体化选择，但都要强调一直保持良好的姿势。例如，在进行家庭训练时，鼓励患者在看电视时保持一段时间站立。

（二）不同体位下的平衡训练

在每个体位下都应进行动态和静态的平衡训练，应该让患者意识到平衡训练的重要性，并将其融入日常生活中。通过对关节、肌肉和肌腱等不断的机械刺激，增加本体感觉输入，以提升患者平衡能力。

（三）肌力训练和牵伸

为使患者维持现有的功能，在平衡和协调训练之余应辅以肌力训练和牵伸。有些患者可能需要进行牵伸训练（如痉挛的患者），才能进阶到下一个体位的训练。而肌力训练要注意不要使患者肌肉过度疲劳，因此更推荐利用自身重量的训练，而非器械类训练。

（四）保证安全，循序渐进

患者需要在不稳定环境下来训练平衡能力，因此安全是重要的考量与训练的基础。同时，要考虑到患者目前的能力，掌控训练难度，循序渐进。

（五）科学进阶

协调障碍患者的训练也同样遵循平衡训练的一般原则，即从有意识至无意识，训练任务根据现有功能从简单至复杂，从睁眼至闭眼，支撑面从大至小，从静态至动态。

（六）家庭训练

持之以恒的训练是良好功能结局的前提，康复训练不应局限在专业监督与指导下，基于家庭环境的自我训练也是康复治疗中非常重要的组成部分，让患者充分意识到康复训练已经成为他们生活的一部分是必要的。

三、物理治疗的内容

目前还没有高质量的研究证明到底何种物理治疗方式对于协调障碍最有效，基于神经发育学的训练技术，如 Bobath 技术、本体感觉神经肌肉促进技术或动态神经肌肉稳定技术都是可选择的训练方式；同时，Frenkel 体操、Cawthorne－Cooksey 训练也都被认为对患者有益。

（一）平衡训练

平衡是指机体将重心保持在支撑面内的能力。与协调相似，平衡的控制同样依靠本体感觉、前庭、视觉的输入和中枢神经系统的感觉整合和运动计划、控制，以及外周运动系统的执行。因此，影响协调功能的病理生理改变几乎都会影响患者的平衡功能。良好的身体控制与平衡能力是协调运动的基础，因此在对协调障碍患者进行物理治疗的过程中，平衡训练是必不可少的。平衡训练设计离不开对姿势控制过程的理解和运动学习技术的支撑。

重心转移及重心控制训练是平衡最主要的操作方式。良好的重心控制能力取决于对身体位置和运动的感知能力。对于神经功能损伤患者，头部、颈部和躯干的控制尤为重要，因为他们可能无法利用四肢来辅助姿势稳定，头、颈部和躯干控制成为维持平衡的主要方式。头部、颈部和躯干需要尽量保持在中线，必要时围绕中轴进行旋转或偏斜运动，并且在离开中线时尽量保持稳定。平衡训练主要包括以下几个方面。

1. 坐位平衡训练

在坐位情况下，骨盆和大腿后侧构成了主要支撑面，与地面接触的足底提供额外支持。坐位平衡训练主要包括骨盆和躯干前后倾、伴躯干侧屈的左右重心转移和绕中轴旋转等。骨盆前倾伴躯干前伸甚至能够帮助患者发展向前够物和从坐到站的能力。伴躯干侧屈的左右重心转移能够帮助患者发展侧方够物的能力，伴躯干旋转的左右重心转移能够帮助患者发展跨中线够物的能力。

2. 站立平衡训练

在站立时，双腿构成了支撑面。站立的重心转移训练是站立够物和迈步的基础。站立平衡训练可以先从保持重心稳定开始，完成较好之后，鼓励患者有控制地进行缓慢的、小范围的移动。可以通过在稳定极限内增加远离中线的距离来提高训练的难度，也可以尝试增加组合的上肢活动，还可采取增加阻力、缩小支撑面大小等方法。

3. 步行平衡训练

在步行时，因重心不断向前推进并且不断在支撑腿之间转移，每一步都会形成一个新的支撑面。拐杖、助行器等辅助器具可以进一步增大支撑面，从而减少对平衡控制系统的调整。步行重心控制能力包括形成一个稳定的支撑面并且将重量转移到该支撑面之上。因此，步行平衡训练方案包括形成稳定支撑面，保持在该支撑面内的平衡，减小支撑面大小，进而发展在重心转移过程中的自动、自主的姿势反应。

4. 从坐到站和转移平衡训练

转移类运动，如从坐到站，需要重心在稳定支撑面上进行大范围移动。从坐姿到站姿，支撑面由座椅变为脚部。当骨盆向前移动时，通过脚后跟向下的压力，脚掌开始承受重量。当躯干向前，骨盆从座椅面抬起时，重心转移到脚掌前部，当躯干延伸到站立时，重心向后移动至中线。如果双腿均衡地参与平衡过渡，重心会保持在中线附近，但在偏瘫患者转移过程中，重心经常会偏向负重多的一侧。此时训练应该包括减少偏爱使用的下肢用力，以使受影响较大的下肢体验重量的转移。

5. 平衡策略训练

平衡训练还应涉及平衡策略训练，包括踝策略训练、髋关节策略训练和迈步策略训练等。尽可能发展到机体可以自动使用的水平，以获得应对平衡扰动的能力，并在实际生活中防止平衡策略的丧失。在进行平衡策略训练前，治疗师应使患者充分理解所需要训练的策略的作用，并确保患者目前的运动能力可以达到所需训练的层次。踝策略是最高效的将重心控制在稳定极限内的调整策略；当踝策略不能维持平衡时，髋关节策略则会参与到平衡控制中；现实生活中大而快速的干扰使得踝策略和髋关节策略不能够充分稳定人体平衡，这时需要通过迈步策略或伸展身体重新获得平衡稳定。

（1）踝策略训练：应该在宽阔的场地进行，训练过程中可要求患者稳定躯干，踝关节在前后、左右及对角线方向做缓慢的摇摆运动。也可以选择站在墙壁前方，在患者的前方放置一张桌子，患者身体直立，躯干向前摆动，用肚子（骨盆领先）接触桌子，然后向后摆动，轻轻地用后脑勺接触墙面。训练过程中需提醒患者避免出现屈髋的动作代偿。一旦患者能够完成上述活动，可以增加上肢的活动如手向前或横向伸手完成任务，双手举过头顶将物品从架子上取下，以及在淋浴时向后倾斜以冲洗头发，通过更多的日常生活作训练，提高机体预见性和自动的踝策略的使用。

（2）髋关节策略训练：可以选择在狭窄或稳定的平面上进行训练。训练过程中，指导患者头部和骨盆朝向相反的方向运动以相互平衡，要求患者完成向前－向后、向右－向左和对角线方向的快速摆动。通过上述踝策略中墙壁和桌子的设置，指导患者完成臀部触碰墙面的同时鼻子朝向桌面。侧面的髋关节策略也可进行类似的训练。一旦患者表现出执行髋关节策略的能力，应尽快引导患者进行功能性任务训练。

（3）迈步策略训练：可以先从台阶、路缘或平衡杠的边缘开始训练。现实生活中存在各种意外导致平衡可能会从任意方向被破坏，因此在迈步策略训练时应包含双下肢所有方向的活动，包括横向和对角线方向迈步策略，并且要训练迈步速度和迈步幅度。治疗师还需提醒患者减少平衡训练中对上肢支撑的依赖，因为现实生活中可能出现无法通过上肢支撑的状况。

（二）协调功能训练（Frenkel 体操）

Frenkel 体操是 Heinrich Sebastian Frenkel 教授设计的用于改善本体感觉和共济失调的一系列难度递增的训练方式，旨在通过残存的感觉来代偿运动觉的丢失，从而使患者增加对随意运动的控制，提高独立能力。

Frenkel 体操的学习过程与其他训练相比，重点在于专注、精确并多次重复，特别是运动学习能力相对较差的小脑病变患者。通过不断重复地运动学习，在一定程度上帮助患者重建对运动的控制。

训练方案如下，可根据患者功能水平进行调整。

1. 平卧位下肢训练

（1）起始姿势：患者平卧，头垫高枕，使其能够看到自己的下肢。

（2）髋关节外展、内收：患者足跟与床接触，髋关节外展至稍宽于肩，再缓慢回到起始姿势。进阶：足跟离开床约 10cm，重复上述动作，或下肢远端（小腿）增加阻力（沙袋），重复上述动作。

（3）髋关节交替屈曲：患者一侧下肢缓慢屈膝屈髋超过 90°，再回到起始位，另一侧下肢重复。过程中尽量保持良好的速度与姿势控制。

（4）跟胫协调：患者一侧下肢足跟置于对侧下肢胫骨结节处，然后紧贴胫骨缓慢下滑至内踝，再缓慢回至起始位。过程中尽量保持良好的速度与姿势控制。

（5）床上自行车：患者屈膝屈髋 90°，大腿与床面垂直，小腿与床面平行。缓慢、交替伸膝伸髋，进行"蹬自行车"动作。过程中尽量保持良好的速度与姿势控制。

2. 坐位下肢训练

（1）起始姿势：端坐，双腿自然分开与肩同宽，双手置于双腿上。

（2）脚触及标志物：将若干标志物置于患者双足四周，要求患者一侧下肢触及标志物，再回到起始姿势，要求准确，匀速，并保持对侧下肢和躯干稳定。

（3）从坐到站：患者先呈起始姿势端坐，双手合十置于胸前，要求患者双手无支撑，缓慢站起，再坐下回到起始位置。过程中尽量保持良好的速度与姿势控制。

3. 站立或步行训练

（1）起始姿势：自然站立，双腿分开 10~15cm 宽。

（2）分腿站，左右重心转移：以起始姿势自然站立，开始后，嘱患者缓慢将重心从一侧下肢转移至另一侧。过程中尽量保持良好的速度与姿势控制。

（3）脚触及标志物：以起始姿势自然站立，将若干标志物置于患者双足四周，开始后，嘱患者用一侧足触及标志，再回到起始姿势。过程中尽量保持良好的速度与姿势控制。

（4）在两条平行线间行走：嘱患者在两条平行线间行走，足迹尽量保持在平行线内，可通过增加或移除视觉引导来改变难度。

（5）步行时转向：步行时，嘱患者跟随指令突然转向，并保持躯干稳定。可通过改变步行速度调整难度。

（6）步行时转向避开障碍物：步行时，嘱患者转向避开放置的障碍物，尽量保持躯干稳定。可通过调整障碍物的数量或患者步行速度调整难度。

4. 上肢训练

上肢训练的设计也可以参照下肢，主要以手眼协调、指鼻协调、够物、拾物为主。例如，可以指导患者用手触碰桌子或墙板上标记的各个点位，以改善上肢所有方向运动的协调性。

（1）上肢 Frenkel 坐姿训练：①让患者坐在桌子前，在桌子上放置一些物品，嘱患者先用右手再用左手触摸每个物品。②患者保持肩关节屈曲至 $90°$，而肘部和腕部保持伸展，伸出示指，通过屈肘触摸自己的鼻尖。双侧上肢重复交替进行该运动。③患者端坐，双手快速轻拍自己的双侧大腿，同时尽可能快速地进行手掌和手背的旋转交替。

（2）进阶：当患者在当前难度下有良好的控制后，可进行进阶训练。需注意以下四个原则：①调整完成动作的速度、范围和复杂性。②要求患者更快地完成动作，减少有意识控制。③要求患者更慢地完成动作，增加有意控制。④根据患者的能力，选择开始体位（仰卧、坐位或站立）。

（三）家庭训练

对协调障碍患者而言，积极持续的康复训练是改善功能障碍、提高生活质量的关键，因此训练不应仅在康复机构或医院中进行。在家庭环境中，患者也应在一定监督下进行自我训练。

美国国家共济失调基金会出版的《家庭训练的指导》为协调障碍患者的家庭训练提供了可行的参考。该指导共 11 个训练，主要包括躯干稳定性训练，四肢稳定性、力量训练，坐位、站立平衡训练。具体如下。

1. 仰卧躯干旋转

该动作可训练下肢的节段性活动，有助于床上活动和转移。嘱患者仰卧，屈髋屈膝，双手水平打开，尽量使躯干、上肢与床面贴合，缓慢将双膝旋转至一侧，再旋转至另一侧，重复 10 次。

2. 跪地挺身

该动作可训练下肢力量和躯干稳定性。起始姿势为双膝跪位，双髋坐于脚后跟上，躯干保持直立。患者缓慢伸髋伸膝至大腿与地面垂直，而后缓慢回到起始姿势，躯干全程保持直立与稳定，重复 10 次。

3. 四点跪姿重心转移

该动作可训练跪姿下核心稳定性，有助于提升患者在相对不稳定的平面上保持平衡的能力。起始姿势为四点跪位，双手支撑，肩、髋屈曲 90°与地面垂直，脊柱保持中立位。嘱患者缓慢向前转移重心至最大角度，保持 5 秒，再缓慢向后转移重心至最大角度，伸展脊柱，再回到中立位，重复 10 次。

4. 四点跪姿下伸髋肩前屈

跪姿下核心稳定性训练。起始姿势为四点跪位，双手支撑，肩、髋屈曲 90°与地面垂直，脊柱保持中立位。嘱患者缓慢前屈一侧肩关节至与地面平行，同时缓慢后伸对侧髋关节至与地面平行，全程保持脊柱中立位，维持 5~10 秒，重复 10 次。

5. 从坐到站

该动作可训练坐位下肢力量和坐站平衡，有助于患者进行坐－站体位转移。起始姿势为自然坐于床旁或椅子上，双腿分开与肩同宽。嘱患者缓慢将重心向前转移，超过足尖后，双腿缓慢用力蹬起使臀部抬离床/椅面，站立，再缓慢回到起始姿势，重复 10 次。可以通过增高或降低床/椅高度或使用额外辅助（如助行器或拐杖）来增加或降低难度。

6. 坐姿重心侧移

该动作可训练坐位平衡和核心稳定性。起始姿势为自然坐于床旁或椅子上，双腿分开与肩同宽。嘱患者缓慢将重心先移至一侧使另一侧臀部抬离床/椅面，维持 5~10 秒，再缓慢回到起始姿势，重复 10 次。双侧交替进行。躯干在整个过程保持稳定并始终处于中立位。可以通过改变支撑面（如坐于瑜伽球上）来增减难度。

7. 站姿一字步

该动作可训练站姿静态平衡，有助于提升患者在较小的支撑面上维持平衡的能力。开始姿势为一字步站立（一侧足尖紧靠对侧后跟），要求患者尽量保持躯干姿势在中立位，根据患者目前能力设定保持时间（如 10 秒、20 秒、30 秒），再交换下肢前后顺序，重复 10 次。可通过闭眼来增加难度。

8. 站姿重心侧移

该动作可训练站立重心转移能力，为迈步动作做准备。起始姿势为自然站立，双腿分开与肩同宽。嘱患者缓慢将重心转移至一侧下肢足底，保持 5 秒，回到中立位，再转移至对侧下肢足底，全程保持躯干稳定。重复 10 次。可通过闭眼或站立于不稳定平面上来增加难度。

9. 站姿重心前后倾

该动作可训练站立重心转移能力，为迈步动作做准备。起始姿势为自然站立，双腿分开与肩同宽。嘱患者缓慢将重心向前转移至足尖并维持，再回到中立位，再向后转移至足跟进行维持，维持 5~10 秒，全程保持躯干稳定。重复 10 次。可通过闭眼或站立于不稳定平面上来增加难度。

10. 侧蹲

该动作可综合训练下肢力量、核心控制和平衡维持能力，有助于患者进行够物、转移等功能活动。起始姿势为自然站立，双腿分开稍宽于肩。嘱患者向一侧转移重心，微屈该侧髋、膝关节，对侧下肢伸直，保持 5 秒，再缓慢回到起始姿势，换另一侧，全程保持躯干稳定，重复 10 次。

11. 单腿站立

通过该动作可训练站立平衡能力，有助于步行和转移。起始姿势为自然站立。嘱患者重心先转移到一侧下肢足底，对侧下肢缓慢抬起离开地面，保持稳定且保持躯干中立位，坚持 30 秒，再回到起始姿势，换另一侧下肢抬起，重复 10 次。可通过闭眼来增加难度。

（四）前庭功能训练（Cawthorne–Cooksey 训练）

Cawthorne–Cooksey 训练是 20 世纪 40 年代由 Cawthorne 与 Cooksey 设计的一系列用于解决患者平衡受损与眩晕问题的训练。这种训练是基于反复刺激可诱导神经功能重塑的理论，通过视觉、内耳和本体感觉训练，达到改善平衡功能的目的。Cawthorne–Cooksey 训练包括眼球的追踪、扫视练习，头部运动，手眼协调任务，全身运动和平衡任务。训练方案示例如下。

1. 床上平卧（训练 A）

（1）眼球活动：①上下运动，双眼先向上看，再向下看；②左右运动，双眼先向一侧看，然后转到另一侧；③远近注视，一只手持视靶（如手持一个小球，或竖起一根手指），平举至胸前一臂距离，眼睛注视着视靶，将视靶从一臂距离处，逐渐移近到鼻子前面 15cm 处，训练中双眼始终盯住视靶。

（2）头部运动：一只手持视靶，平举到胸前一臂距离，眼睛盯住视靶，头部做上下活动或左右活动。活动速度较缓慢，随后根据情况逐渐加速。

2. 坐位（训练 B）

（1）眼球活动：动作同训练 A（1）。

（2）头部运动：动作同训练 A（2）。

（3）耸肩绕肩：前后交替旋转肩部。

3. 站立（训练 C）

（1）眼球活动、头部运动及肩部活动：动作分别同训练 A（1）、训练 A（2）、训练 B（3）。

（2）从坐到站：可嘱患者在睁眼或闭眼时完成；或嘱其站起后，转个圈再坐下，转圈方向应包括顺时针和逆时针。

（3）将小球从一只手转移至另一只手：可在视平线以上或在膝盖水平以下完成该动作。

4. 活动能力（训练 D）

（1）步行穿过房间：可睁眼或闭眼。

（2）向上或向下走斜坡：可睁眼或闭眼。

（3）上下台阶：可睁眼或闭眼。

（4）进行任何涉及弯腰、伸腰和瞄准的游戏：篮球、保龄球等。

Cawthorne-Cooksey 训练应每天进行两次，每次约 10 分钟，但应避免过度训练，当眩晕等症状加重时，应适当休息。建议患者以不同位置和不同运动速度进行训练，并且在睁眼和闭眼情况下进行训练，闭眼运动减少患者对于视觉的依赖，被迫使前庭和本体感觉更有效地进行代偿。另外，相比个人单独训练，组织多名患者进行集体训练，能使训练过程更具竞争性，以帮助患者保持训练动机。

（马惠）

参考文献

［1］Zesiewicz T A，Wilmot G，Kuo S H，et al. Comprehensive systematic review summary：Treatment of cerebellar motor dysfunction and ataxia：Report of the Guideline Development，Dissemination，and Implementation Subcommittee of the American Academy of Neurology［J］. Neurol，2018，90（10）：464-471.

［2］陈琳，郗海涛，黄红云. 世界神经病联合会国际合作共济失调量表介绍［J］. 中国组织工程研究与临床康复，2007，11（39）：8005-8007.

［3］Fonteyn E M R，Keus S H J，Verstappen C C P，et al. The effectiveness of allied health care in patients with ataxia：a systematic review［J］. J Neurol，2014，261（2）：251-258.

［4］Smania N. Physical management for neurological conditions［J］. J Rehabi，2019，51（9）：721.

［5］Divya K P，Kishore A. Treatable cerebellar ataxias［J］. Clin Park Relat Disord，2020，3：100053.

第十一章　神经系统疾病并发症

第一节　疼痛

疼痛是由体外或体内的伤害性或潜在伤害性刺激作用于机体所引发的一种躯体感觉、情绪、认知及与其他因素有关的主观感受，并伴随躯体运动反应、自主神经反应和情感反应等。疼痛影响患者的食欲、睡眠及日常生活活动，导致焦虑、抑郁情绪，从而对患者、照护者及医护人员构成严重威胁和巨大挑战。

疼痛也是成人神经损伤常见并发症之一。疼痛往往与精神心理合并症相关，并且严重到足以影响日常功能，并且可能持续存在。

一、临床表现

（一）肌肉骨骼性疼痛

当肌肉骨骼出现损伤或感染、结构不稳、肌肉痉挛、过度使用综合征等，触诊时可出现肌肉骨骼等组织压痛。这类疼痛应用非甾体类抗炎药等治疗有较好的反应，是肌肉骨骼等组织存在损伤的重要证据。常见的原因是肌肉骨骼、肌腱韧带等组织的过度牵拉、过度使用，外伤、挤压等引起的物理或化学刺激。

（二）神经病理性疼痛

最初是由神经系统受损或功能失调引起的病理性疼痛，是建立在神经功能、递质和结构改变的基础上。自发性疼痛、痛觉过敏和异常性疼痛是神经病理性疼痛的主要表现。自发性疼痛是以烧灼样、绞痛或剧烈疼痛为特征。痛觉过敏是阈值上的伤害性刺激引起的过度疼痛。异常性疼痛是指由非伤害性刺激产生的疼痛。自发性疼痛是刺激非依赖性的，而痛觉过敏和异常性疼痛是刺激依赖性的。一般来说，神经损伤所在平面发生神经病理性疼痛的时间要比神经损伤平面以下更早一些，而且这些疼痛往往不随时间改善。

（三）内脏伤害感受性疼痛

源于膀胱、肠道或肾脏疾病，表现为痛性痉挛和钝痛，并且与恶心、自主神经反射异常和自主神经功能异常有关。

二、临床评估

（一）病史评估

疼痛的详细病史应该包括疼痛的原因、区域、性质、严重程度和时间等属性，还有发病模式、持续时间、发病时间、加重及缓解因素等，还应包括有用的医疗措施。当前的用药和以前的用药、患者的主观感受也都应该被记录下来。还应询问治疗的细节，患者既往病史和职业、兴趣爱好、角色等。

（二）辅助检查

1. 体格检查

不管疼痛是首次发作，还是病程进展，都应该对患者进行全面的体格检查来评估疼痛对患者的运动和活动能力的影响。体格检查包含肌肉骨骼相关检查（触诊和视诊）和神经功能评估。疼痛部位需要与病灶对侧的正常部位相比较，比较两者之间感觉、温度和触诊敏感性是否有差异。客观的、定量的测量为评价进展和长期疗效提供了基线数据。

2. 影像学检查

影像学检查被广泛应用于疼痛的评估。X线摄影、CT 和 MRI 可显示解剖结构异常，对解剖结构异常引起的疼痛诊断率较好，对非结构问题引起的疼痛易出现大量的假阳性结果。

3. 电生理检查

电生理检查是客观的神经生理检查。典型的电生理检查包括个别肌肉的神经传导速度测定和肌电图检测。另外，体感诱发电位有助于得到更多的电生理检查信息。

（三）疼痛程度评估

1. VAS

在纸上画一条 10cm 长的横线，横线的一端为 0，表示无痛，另一端为 10，表示最剧烈疼痛，中间表示不同程度的疼痛。让患者根据自我感觉在横线上画记号，表示疼痛的程度。大量的临床研究表明 VAS 简便可靠，具有很高的信效度，可以灵敏地反映治疗前后的变化，是目前临床上常用的疼痛评估方法之一。

2. NRS

用 0~10 代表不同程度的疼痛，询问患者疼痛的程度并做出相应的标记，或让患者自己指出一个最能代表自己疼痛程度的数字。0 表示无痛，1～3 为轻度疼痛（一般指疼痛不影响睡眠），4～6 为中度疼痛，7～9 为重度疼痛（不能入睡或者睡眠中痛醒），10 表示剧痛。

3. 神经病理性疼痛筛查量表

神经病理性疼痛筛查量表是患者对疼痛病程、程度、分布、类型进行自评的神经病理性疼痛诊断量表，完全由患者自评。得分－1～0 分：基本排除诊断为神经病理性疼痛；1 分：不完全排除诊断；2～3 分：考虑诊断为神经病理性疼痛；4～5 分：高度考虑诊断为神经病理性疼痛。

4. 情绪状态量表（profile of mood states，PMS）

疼痛常伴有情绪异常，常见的有抑郁或焦虑，因此有学者提出进行疼痛治疗后应对患者的情绪进行评估。情绪状态量表由 6 个分量表组成，即紧张、抑郁、愤怒、活力、疲惫、迷茫。每个分量表各代表 1 项独立的情绪要素，分别包括若干个描述不同情绪状态的形容词，如紧张的、不愉快的、愤怒的、精力充沛的等。

三、物理治疗

（一）经皮神经电刺激疗法

经皮神经电刺激疗法以特定的低频脉冲电流作用于皮肤，刺激感觉神经而达到镇痛效果，是治疗慢性疼痛的有效方法。刺激电极可放置于疼痛部位或其邻近部位，或神经干、丛的投射区，刺激参数为波宽 $100\sim500\mu s$、频率 $2\sim160Hz$，波形常用单向或双向不对称方波，并以连续脉冲刺激。

（二）运动疗法

运动疗法主要是通过激活下丘脑－肾上腺素系统，释放一些具有麻醉作用的内源性物质（如 β－内啡肽、肾上腺皮质激素和皮质醇等）而发挥镇痛作用。

（三）热疗

热疗是治疗疼痛的常见方法。普遍认为热疗在亚急性和慢性疼痛阶段最有效。热疗产生的生理反应是增加肌肉等组织的延展性，加速血流和新陈代谢率，缓解炎症，改善关节僵硬及肌肉痉挛。热疗可以减轻疼痛、增加活动和功能的范围。

（四）推拿与按摩

推拿与按摩是使用不同强度的按压手法刺激或抑制感觉传入，是临床上常用和有效的非药物治疗措施之一，有助于降低急性和慢性疼痛分级以及改善全身性疼痛症状。

（欧毅）

第二节　压疮及肺部感染

一、压疮

压疮也称压力性损伤，是由压力、剪切应力或摩擦力导致的皮肤、皮下组织和肌肉的局限性损伤，常发生在骨隆突处。压疮极大地阻碍了患者康复治疗的进程和效果，在康复治疗过程中预防压疮尤其重要。

（一）危险因素

常见外在危险因素有体位性压力、表面剪切应力和摩擦力、局部微环境和心理社会因素。常见的内在因素有肌肉萎缩、营养不良、贫血、血管状况不佳、行动障碍和感觉障碍。

（二）分期

压疮的分期方法有很多，国内一般采用美国国家压疮专家组（National Pressure Ulcer Advisory Panel，NPUAP）的分期法。

1 期：指压不变白红斑，皮肤完整。

2 期：部分皮质缺失伴真皮质暴露。

3 期：全层皮肤缺失。

4 期：全层皮肤和组织缺失。

不可分期：全层皮肤和组织缺失，损伤程度被掩盖。

深部组织损伤：持续的指压不变白，颜色为深红色、栗色或紫色。

（三）临床评估

压疮的一些危险因素可以采用临床检测方法来进行评估，如用血液检查评估患者的营养状况。而对于特危险因素，如压力分布和血液流动情况，则需更专业的量化测试方法。临床量表为评估压疮风险和监测伤口愈合提供了结构化工具，通过定量和定性的方式评估多种指标，并设定了阈值以判断治疗效果。

在常用的压疮风险评估量表中，Braden 量表、Norton 压疮评估量表和 Waterlow 压疮危险因素评估量表是应用得最广泛的，尤其是 Braden 量表。Braden 量表综合考虑了感觉、潮湿、活动能力、移动能力、营养状况、摩擦力和剪切应力等因素。

伤口大小作为愈合过程中的关键指标，其测量应精确一致，避免使用估测或与日常物体比较的方法。伤口的长度、宽度和深度，以及是否有窦道形成，都应使用统一的术语和测量工具进行记录，通常以厘米为单位。伤口大小的测量方法多样，包括线尺直接测量、伤口描绘法、伤口体积测量、拍照记录及体表面积比例估算等。每种方法都有其适用场景和优势，选择合适的测量方法对于准确评估伤口状态和监测治疗效果至关重要。

（四）压疮教育

压疮教育有两个主要目标：一是使患者及其照护者了解哪些属于危险因素，如何避免压疮发生，每个患者的具体危险因素是什么，如何调整生活习惯、活动方式和周围环境来避免皮肤发生破损；二是使患者认识到，压疮的预防从在治疗师指导下进行活动开始，但应逐渐过渡至由患者自主进行全方位的日常生活活动并维持终生。治疗师应针对可控的危险因素，对患者进行不同活动时的压疮预防策略进行个体化指导。

（五）物理治疗

1. 体位管理

研究显示，最佳的侧卧体位应该是在衬垫帮助下使身体与床面成 30°、屈髋 30°、屈膝 35°，确保小腿低于身体中点。临床上常见的做法是每 2 小时翻身一次。此外，在不存在禁忌证的情况下，建议床头抬高的角度不超过 45°，并且应将床头抬高的持续时间尽量缩短。抬高床头时患者的身体因重力而存在下滑趋势，将增加骶尾部所受压力和剪切应力。但对于坐位患者，相关指南推荐每 15 分钟释放压力一次。

2. 水疗法（漩涡浴和脉冲式冲洗法）

水疗法对 3 期和 4 期压疮的清洗和机械清创尤其有效。传统上，压疮管理中使用的水疗法是漩涡浴。尽管漩涡浴有一定疗效，但此种方法在临床应用时也存在一定局限性，如患者之间可能存在交叉感染，以及护理者接触污水可能导致潜在性皮肤感染。脉冲式冲洗法与漩涡浴不同，前者包含了后者所有的优点，并避免了其潜在的缺陷。可移动的设备释放脉冲式的水流，只供一位患者使用，并且由护理者在病室内进行治疗，因此没有交叉感染的风险；避免了搬运患者且仪器设备在使用后不用清洁去污，节约了医护人员的时间。脉冲式冲洗法在压疮管理中被认为是漩涡浴的新型替代治疗方法，其临床效果也正在研究中。

3. 电刺激疗法

电刺激疗法被用于治疗慢性伤口已经很多年，也被推荐为 2~3 期压疮的治疗方法。多篇临床文献都报道了该项技术，认为电刺激疗法是一个有效的物理治疗方法。然而，具体的治疗和刺激方案还存在极大的差异，其促进伤口愈合的机制仍未完全知晓，治疗方案仍需要优化。

4. 电磁疗法

电磁疗法应用于压疮治疗的关注度越来越高。该方法可以增加局部血流，促进胶原蛋白合成，同时促进粒细胞浸润，在活体组织和动物模型中，显示出促进伤口愈合的作用，但仍缺乏临床证据。

5. 治疗用超声

治疗用超声较常用于治疗压疮。理论上其深部加热的特性能有效地改善伤口组织血供，从而促进伤口愈合，但尚缺乏临床试验证据。

6. 压力释放床垫

压力释放床垫可由不同材料制作，包括静力支持床垫和动力支持床垫。静力支持床垫适合于无压疮患者使用，或那些采取任何姿势都不会压到压疮部位的患者。动力支持床垫包括气枕床垫和气垫床垫，由于使用费用高，通常只用于已发生压疮的患者。

二、肺部感染

患者因中枢神经损伤后腹肌、膈肌及肋间肌的功能下降，咳嗽反射消失或减弱，迷走神经张力提高导致呼吸道分泌物明显增加，呼吸道分泌物清除能力下降，易发生肺部感染。

（一）临床表现

细菌性肺炎的症状差异较大，可轻可重，取决于病原体和宿主的状态。常见临床表现为咳嗽、咳痰，或原有呼吸道症状加重，并出现脓性痰或血痰，伴或不伴胸痛范围变大，可有呼吸困难、呼吸窘迫，可并发急性肺损伤和急性呼吸窘迫综合征、左心衰竭、肺栓塞等。大多数患者有发热。早期肺部体征无明显异常，重症患者可有呼吸频率增快、鼻翼扇动、发绀。肺实变时有典型的体征，如叩诊浊音和支气管呼吸音等，也可闻及湿啰音。并发胸膜腔积液者，患侧胸部叩诊浊音，呼吸音减弱。肺部革兰阴性杆菌感染的共同点在于肺实变或病变融合，组织坏死后容易形成多发性脓肿，常累及双肺下叶，若波及胸膜，可引起胸膜渗液或脓胸，如并发中毒性心肌病变，可出现心音低钝、奔马律、心律失常和周围循环衰竭。老年人心动过速比较常见。

（二）临床评估

1. 病史评估

详细记录患者肺部感染的时间和临床表现，了解患者食欲、营养状态及体重，询问患者既往病史、家族史、吸烟史以及药物过敏史。

2. 辅助检查

（1）体格检查：进行胸部叩诊和肺部听诊，听诊有无啰音和呼吸音减弱。
（2）实验室检查：血常规、降钙素原（PCT）分析患者炎性指标，血气分析。
（3）影像学检查：胸部 X 线摄影和 CT。

3. 康复评估

(1) 呼吸肌评估：呼吸肌包括膈肌、肋间肌、颈部肌肉和腹壁肌等。膈肌功能检查需要特殊方法，即患者在仰卧位下最大用力吸气时观察其上腹部隆起幅度。颈部肌肉和躯干肌肉力量可用标准徒手肌力检查方法予以评估。

(2) 胸廓活动度评估：一般测量腋下和剑突两个水平在最大呼气末与最大吸气末的胸廓周径差值。该数据通过与正常胸廓扩张性比较，可以客观反映患者胸廓主动扩张程度和吸气肌的肌力情况。

(3) 呼吸频率评估：正常成人的呼吸频率为 12～20 次/分，儿童为 30～40 次/分。膈肌力量下降时，因吸气量下降而出现代偿性呼吸频率增加。评估呼吸频率的目的是检测患者参与通气的肌肉的工作效率。

(4) 呼吸模式评估：检测呼吸模式的目的是评估呼吸肌质量及其对呼吸运动的作用。正常呼吸模式为混合呼吸模式，既有胸式呼吸，又有腹式呼吸。吸气时患者膈肌收缩下降，上腹部凸起，肋间外肌收缩，肋骨上抬，共同作用使胸腔体积增大；呼气时患者膈肌松弛，腹肌和肋间内肌收缩，肋骨下降，胸腔体积缩小。

(5) 咳嗽功能评估：在对咳嗽功能进行评估时，需重点评估以下几个问题，即吸气能力、屏气能力、气体升压能力、打开声门和进一步用力升压的配合能力等。

(6) 痰液评估：一般使用痰液评估量表。

(7) 呼吸困难评估：一般使用呼吸困难分级评分。0 分，仅在费力运动时出现呼吸困难；1 分，平地快步行走或步行爬小坡时出现气短；2 分，由于气短，平地行走时比同龄人慢或需要停下来休息；3 分，在平地行走 100 米左右或数分钟后需要停下来喘气；4 分，因严重呼吸困难以致不能离开家，穿脱衣服时出现呼吸困难。

(8) 肺活量（vital capacity，VC）评估：最大吸气后能缓慢而又完全地呼出的最大气量，等于深吸气量+补呼气量。

(9) 用力肺活量（forced vital capacity，FVC）评估：深吸气至肺总量后以最大力量、最快的速度所能呼出的全部气量。

(10) 每分钟静息通气量（minute ventilation，VE）评估：在静息状态下每分钟吸入或呼出的气体总量。

（三）物理治疗

1. 腹式呼吸训练

首先将患者膝部抬起，放松腹肌，抑制胸廓运动，使腹部隆起。治疗师将自己的一只手放在患者胸部，感觉患者上胸及辅助呼吸肌的活动。另一只手放在患者上腹部（剑突下）并略向下施加压力，感觉横膈和腹部的活动。嘱患者闭嘴经鼻腔做深吸气，同时向上用力隆起腹部顶起治疗师放在上腹部的手，使胸廓运动保持最小，然后缩唇缓慢呼出气体。患者呼气末 1/3 时，治疗师的手向上后方用力，使患者腹部回缩。患者吸气时，治疗师也可将双手放置于患者胸骨下方腹部位置略加压，在呼气时向胸部加压以促进气体的排出，使患者吸入更多的新鲜气体。

2. 缩唇呼吸与吹哨呼吸训练

患者用鼻深吸气后，缩唇状态下用口深呼气；或者深吸气后，尽力呼气将口哨吹响（注意不要漏气）。此项训练也可用吹气球、吹纸片或吹蜡烛来代替，随着患者功能的恢复，渐渐增加蜡烛和口部的距离。

3. 呼吸肌肌力训练

在剑突下、上腹部区域加压以进行膈肌的渐进抗阻训练。也可用抗阻呼吸器（具有不同直径的吸气管）使患者吸气时阻力增加，通过不断降低吸气管直径以锻炼膈肌肌力。

4. 排痰训练

排痰训练包括体位引流、手法治疗及正确咳嗽，目的是促进呼吸道分泌物排出，下降气流阻力，减少支气管肺的感染。

5. 体位引流

体位引流是利用重力促进各个肺段内积聚的分泌物排出。不同的病变部位采用不同的引流体位，目的是使此病变部位的肺段向主支气管垂直引流。

6. 手法震动

手法震动主要是指胸部叩击、震颤，即利用外力使附着在支气管壁上的黏稠浓痰松动，使其易于脱离支气管壁。近来也有人将腹部冲击疗法用于颈髓损伤患者，其目的是利用外力使腹压升高，形成人工咳嗽，使呼吸道内的分泌物上移或驱出。

7. 咳嗽训练

第一步，先进行深吸气，以达到必要的吸气容量；第二步，吸气后要有短暂闭气，以使气体在肺内得到最大分布，同时气管到肺泡的驱动压尽可能保持持久；第三步，当气体分布达到最大范围后再紧闭声门，以进一步增强呼吸道中的压力；第四步，通过增加腹压来增加胸膜腔内压，使呼气时产生高速气流，对腹肌受损的脊髓损伤患者，可通过治疗师或患者自己用手在腹部加压来实现；第五步，声门开放，当肺泡内压力明显增高时，突然将声门打开，即可形成由肺内冲出的高速气流，促使分泌物移动并随咳嗽排至体外。

8. 物理因子

超短波及超声雾化治疗具有消炎、稀释痰液的作用，有助于痰液的排出。超短波治疗：将一对电极分别置于患者的胸背部，应用无热量或微热量，每次 10~12 分钟，每天 1 次，15~20 次为 1 个疗程。如果患者胸椎骨折，有金属内固定物，则不能进行此项治疗。

（欧毅）

成人神经障碍的物理治疗管理 理论与实践

第三节　肌肉萎缩与关节挛缩

肌肉萎缩指骨骼肌质量减少、肌肉功能降低。骨骼肌的生长和维持依赖于对肌肉活动与机械负荷的刺激反应，肌肉活动减少或机械负荷减少都会导致废用性肌肉萎缩。临床上，因机体患病（如瘫痪、心血管疾病、肌肉拉伤），或治疗措施（如骨折固定）的要求，患者需要长时间卧床休息和制动，极易诱发废用性肌肉萎缩。其主要特征是肌肉蛋白合成代谢下降，分解代谢增强，主要表现有肌肉质量下降、肌纤维横截面积减小、慢肌纤维向快肌纤维转换、肌肉力量下降等。

目前对于神经损伤引起的肌肉萎缩的发生机制尚不明确，通常认为瘫痪肢体肌肉萎缩的原因，一方面是肌肉失神经支配的直接作用，另一方面是瘫痪肢体长期不能活动造成的废用性肌肉萎缩。

关节挛缩是指各种原因造成的关节主动活动度和被动活动度的降低，伴随变形、废用、疼痛等，关节囊或关节周围软组织纤维化和短缩，延展性受限或者刚度增加，是神经系统疾病与骨关节创伤后的常见并发症。关节挛缩包括神经源性关节挛缩与非神经源性关节挛缩。神经源性关节挛缩是上运动神经元损伤常见的后遗症，关节挛缩是由肌源性组织（如肌肉、筋膜等）的痉挛（非自主反射性收缩）引起的并发症。非神经源性关节挛缩是由于软组织结构的适应性改变，常见于创伤后制动引起关节活动性下降，部分动物实验研究显示持续制动导致的改变，尤其软组织短缩，与肌小节数量减少、韧带改变及肌腱静息长度缩短有关。

导致关节挛缩的原因：①长时间的关节活动减少，如骨折、脱臼和其他外伤后等固定制动等；②过度纤维化，常见于手术操作或烧伤后，软组织过度增生；③特发性疾病，如特发性纤维化、掌腱膜挛缩症、类风湿骨关节炎、无菌性关节炎、先天性多发性关节炎及先天性寨卡病毒感染等。在肌肉失神经支配条件下，制动、肌肉无力、瘫痪和痉挛是导致不同程度关节挛缩的主要因素。

一、临床表现

（一）肌肉萎缩的临床表现

1. 肌容积缩小

萎缩的肌肉形态发生改变，表现为肌肉质量下降、体积减小、肌纤维横截面积减小以及肌纤维类型发生改变（图 11-3-1）。

208

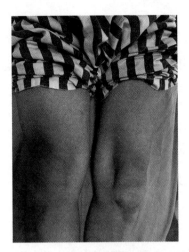

图 11-3-1　左下肢运动功能障碍致肌肉萎缩

2. 肌力下降

萎缩的肌肉除了质量下降，还伴有肌力显著下降。对于废用引起的肌肉萎缩，研究显示，同等强度的肢体固定比卧床休息和肢体悬挂的肌力下降幅度更大。此外，肌力下降幅度远超肌肉质量流失程度。Trapper 等研究指出，卧床休息 84 天可使慢肌纤维单位横截面积最大收缩力减少 26%，峰值功率降低 41%，可能与肌凝蛋白含量下降有关。废用也能减少细肌丝蛋白的分布密度。Riley 等发现，航天员 17 天的失重状态可导致比目鱼肌 A 带重叠区域细肌丝密度减少 26%。这种功能上的变化可能导致肌节结构变弱。废用导致肌腱的力学性能发生改变。有研究指出，卧床休息 90 天可使腓肠肌肌腱刚度降低 58%。

3. 肌肉疲劳度改变

有学者对废用性肌肉萎缩研究发现，废用可使肌肉能量和血流量发生改变。基于这一前提，目前普遍认为，废用可以导致肌肉抗疲劳度降低。例如，动物实验表明，废用可使肌肉糖原消耗增加，并且降低氧化长链脂肪酸的能力。这与人类卧床休息后肌肉中脂肪酸代谢的关键酶羟酰辅酶 A 脱氢酶活性降低是一致的。此外，已证实大鼠后肢悬吊可以减弱比目鱼肌内皮依赖性血管舒张功能。

4. 肌张力及腱反射异常

失神经支配所致的肌肉萎缩，可导致肌张力的异常。上运动神经元损伤可导致肌张力增高及腱反射亢进，下运动神经元损伤可导致肌张力降低及腱反射减弱。

5. 关节活动度改变

关节周围肌肉萎缩导致肌力下降，严重时可使主动关节活动度下降。尤其下运动神经元损伤导致的肌肉萎缩，可能会因为肌张力的降低引起被动关节活动度增加。

6. 肌束震颤

可用拇指轻叩萎缩的肌肉而诱发肌束震颤，通常由下运动神经元病变所致。

7. 其他

肌肉收缩力量减弱，引起循环血量不足，导致运动耐力降低、呼吸功能减弱等。肌肉萎缩也可伴发疼痛、感觉障碍等症状。

（二）关节挛缩的临床表现

1. 关节活动度受限

将肢体长期置于某种体位，由于关节周围肌肉不均衡张力的影响，造成关节周围组织纤维化、结缔组织胶原纤维增生、软组织结构破坏、关节软组织挛缩及变形（图11-3-2）、关节活动度减小，关节处于限制性体位状态而活动受限。

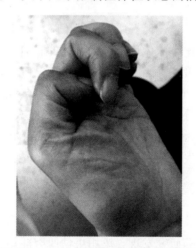

图11-3-2　手指指间关节挛缩致畸形

2. 肌肉萎缩

关节挛缩导致关节主动、被动活动范围受限，关节周围肌群长期处于收缩不充分的状态，肌肉出现废用性或营养不良性萎缩。

3. 疼痛

关节挛缩往往会导致疼痛，患者会为了避免疼痛而减少关节的活动，由此形成恶性循环。

4. 其他

正常关节活动度是患者进行功能活动的基础之一。关节挛缩可能导致其他结构及功能受限，进而加重瘫痪后肢体功能障碍。

二、临床评估

（一）肌肉萎缩的临床评估

1. 病史评估

了解发病年龄，肌肉萎缩部位，起病缓急，病程长短，病程进展情况，有无感觉障碍等；如存在肌力下降，明确是局限性还是全身性，有无肌肉跳动，有无疼痛，活动后有无加重或减轻。同时需了解患者既往史，如有无神经系统疾病、恶性肿瘤、慢性消耗性疾病，有无中毒史等。

2. 辅助检查

超声或 MRI 检查了解肌肉的厚度；肌电图检查鉴别神经源性肌肉萎缩及肌源性肌肉萎缩；临床上可根据情况，必要时行神经肌肉活检、血清肌酶检查等。

3. 康复评估

（1）一般情况评估：结合病史，了解肌肉萎缩的部位，询问肌肉萎缩的进展情况等，并询问既往史。

（2）肌容积评估：为了解肌肉萎缩程度，常用皮尺测量肌肉萎缩的肢体周径，常选择肌腹进行测量。测量需双侧对比并记录。

（3）肌力评估：最常用徒手肌力评定（manual muscle test，MMT，表 11-3-1），一共有 6 个等级。

表 11-3-1 MMT 肌力分级标准

级别	标准
0	无可测知的肌肉收缩
1	有轻微肌肉收缩，但不能引起关节活动
2	在减重状态下能做关节全范围运动
3	能抗重力做关节全范围运动，但不能抗阻力
4	能抗重力、抗一定阻力做关节全范围运动
5	能抗重力、抗充分阻力做关节全范围运动

（4）肌张力评估：萎缩肌肉的张力表现与引起肌肉萎缩的原发疾病相关。临床上需评估萎缩肌肉张力是增高、减低或者异常。

（5）关节活动度测量：使用量角器测量关节运动时所能活动的弧度，包括主动关节活动度和被动关节活动度。记录结果并进行双侧对比。

（6）反射评估：外周神经损伤引起的肌肉萎缩可能会导致腱反射减弱或消失。中枢性神经损伤引起的肌肉萎缩可能会导致腱反射亢进。

（7）其他：肌肉萎缩可能导致患者平衡功能、步态异常，日常生活活动能力受限等，需进行相应的评估，以明确患者功能状态。

（二）关节挛缩的临床评估

1. 病史评估

了解原发疾病，明确关节挛缩的原因。需鉴别关节源性挛缩、肌肉源性挛缩或神经源性挛缩。

2. 辅助检查

严重的关节挛缩可能会导致关节脱位及关节畸形。结合 X 线摄影，必要时行 CT 和 MRI 检查，了解骨关节及关节周围组织内的异常改变。

3. 康复评估

（1）详细了解关节僵硬的致病原因，发生、发展过程及治疗情况。

（2）关节活动度测量：关节挛缩形成后，受累关节的活动度会不同程度受限，因此关节活动度也是一项重要评估内容。用量角器或皮尺测量关节活动度，并双侧对比，了解关节活动度受限的程度。

（3）肌力评估：关节挛缩发生后，挛缩关节周围肌肉常发生萎缩，需对关节周围肌肉肌力进行评估，临床常用的是 MMT。

（4）肢体周径的测量：关节挛缩发生后，由于肌肉萎缩，关节周围肢体周径也会减小，可对关节周围肢体周径进行测量并记录。

（5）疼痛评估：用 VAS 对患者疼痛程度进行评估。

（6）步态评估：下肢关节如髋关节、膝关节、踝关节等发生挛缩后，可引起步态的改变，需对此类患者进行步态评估。

（7）日常生活活动能力评估：由于受累关节活动能力不同程度受限，关节挛缩患者的日常生活活动能力受限。需进行相应日常生活活动能力的评估，包括床上活动、站立行走和自理的活动能力（如穿衣、洗漱、进食等）。

三、物理治疗

（一）肌肉萎缩的物理治疗

1. 电刺激

电刺激是目前应用最广泛的治疗方法，可延缓肌肉萎缩、维持肌肉功能。神经肌肉电刺激作为肌肉萎缩的一种常用物理治疗手段，可诱导骨骼肌非自主收缩，替代废用状态下肌肉活动，限制或逆转废用状态下肌肉萎缩进程。

2. 主被动活动

主被动活动是临床上预防和治疗肌肉萎缩的主要方法，包括耐力训练、抗阻训练、被动运动训练等。合理的运动方案能够显著增加骨骼肌质量与收缩张力，提高肌肉抗氧化能力，改善血流供应。被动肌牵张刺激可促进肌肉蛋白合成，抑制肌肉分解，对肌肉萎缩也有一定促进恢复的作用。

（二）关节挛缩的物理治疗

物理治疗以增加关节运动范围、改善功能为目的，包括牵伸治疗、持续被动运动（continuous passive motion，CPM）、关节活动度训练、牵引术、物理因子治疗等。

1. 牵伸治疗

目前认为牵伸治疗是预防和治疗关节挛缩的有效手段，利用应力松弛或蠕变力学原理，恢复软组织的延展性与弹性。牵伸力的大小与持续时间主要以关节活动度与患者主观感觉反馈为指导，目前缺乏统一标准。

2. 持续被动运动

持续被动运动是选择相应关节的专用器械对关节进行较长时间缓慢被动运动的一种训练方法。预先设定关节活动范围、运动速度、被动运动持续时间等指标，使关节在一定活动范围内进行缓慢被动运动，以防止关节粘连和挛缩。

3. 关节活动度训练

可行关节被动运动、关节松动术、主动-辅助运动、主动运动等，以维持及改善关节活动度。对于制动的关节如关节外伤、骨折复位固定后未愈合的关节，早期不能进行关节活动时，可进行关节周围肌肉等长收缩训练，防止肌肉萎缩，避免关节挛缩的发生。

4. 牵引术

通过特定牵引装置或徒手对肢体牵引，产生足够大的机械力，使关节间隙拉长，关节周围组织及关节囊处在一个松弛状态。通过缓慢渐增及持续的牵引，使病变周围组织的张力明显下降，在牵引力的作用下，关节远端出现一定的位移，使关节间隙增宽，恢复或重建关节的生物力学关系，从而调整和恢复关节内外平衡，增加关节活动度，起到治疗作用。

5. 物理因子治疗

物理因子治疗常与运动疗法同时进行，以促进关节功能的恢复，在治疗前后均可采用如蜡疗、光疗、红外线、超短波、超声波、微波治疗等手段，以缓解关节的紧张性，改善局部的血液循环，增强关节周围组织和皮肤的弹性等，对关节的功能恢复有明显的促进作用。

6. 矫形器应用

矫形器是康复治疗中的一类重要辅具，通过提供一个温和持久的牵伸力，长时间作用于肌腱、韧带和关节囊等部位，影响其胶原重塑和组织生长，提高组织延展性（图11-3-3）。治疗关节挛缩的矫形器有静力型、静态进展型、动力型三大类型。

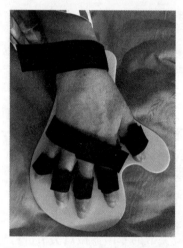

图 11-3-3　矫形器牵伸手指关节

（黄亚琴）

第四节　深静脉血栓形成

深静脉血栓形成（deep venous thrombosis，DVT）是指血液在深静脉腔内不正常凝结引起的病症，属静脉血栓栓塞疾病谱的一部分，多发生于下肢。DVT 的主要后果包括肺栓塞和血栓后综合征，严重者可显著影响生活质量，甚至导致死亡。

经典的 Virchow 理论认为静脉壁损伤、静脉血流滞缓、血液高凝状态是 DVT 的三大病理基础。DVT 的形成通常是以上两个或三个因素的综合作用结果。

DVT 形成的最大危险因子可能是直接损伤血管内皮，损伤部位发生血小板黏附、聚集、释放，以及带负电荷的磷脂暴露于血小板表面，发生凝血过程。在这一过程中凝血酶起关键的促凝血作用。

血流是血栓形成过程中的一个重要因素。低流率将增加血液黏度，从而加重原发病理改变，促使 DVT 的发生和发展。

一、临床表现

由于静脉系统存在大量的侧支循环，早期的血栓形成并不会妨碍静脉血的回流。只有血栓蔓延到一定长度，堵塞侧支循环时，才在临床上表现出肢体肿胀。在临床上，只有 10%~17% 的 DVT 患者有明显的症状。

（一）症状

1. 肿胀

静脉血栓形成引起的病理生理改变，主要是静脉回流障碍所致的各种影响。静脉回流障碍的程度取决于受累血管的大小和部位，以及血栓形成的范围和性质。静脉血栓形成后，在血栓远侧静脉压力升高，从而引起一系列病理生理变化，如小静脉甚至毛细血管处于明显的淤血状态，毛细血管的渗透压因静脉压力改变而升高，血管内皮细胞缺氧而渗透性增加，以致血管内液体成分向外渗出，移向组织间隙，从而造成肢体肿胀。

在静脉血栓形成时，可伴有一定程度的动脉痉挛，在动脉搏动减弱的情况下，会引起淋巴液淤滞，淋巴回流障碍，加重肢体的肿胀（图 11-4-1）。

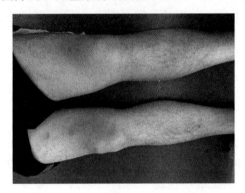

图 11-4-1　左下肢 DVT 致下肢肿胀

2. 疼痛

在静脉血栓形成过程中，静脉本身及其周围组织会发生炎症反应，以及前述一系列病理生理变化，都能引起不同程度的疼痛症状。

（二）体征

1. 直腿伸踝试验（Homan 征）和压迫腓肠试验（Neuhof 征）阳性

血栓发生在小腿肌肉静脉丛时，可出现血栓部位压痛（Homan 征和 Neuhof 征阳性）。

Homan 征：患肢伸直，踝关节背屈时，由于腓肠肌和比目鱼肌被动牵拉而刺激小腿肌肉内病变的静脉，引起小腿肌肉深部疼痛，为阳性。

Neuhof 征：刺激小腿肌肉内病变的静脉，引起小腿肌肉深部疼痛，为阳性。

2. 股白肿与股青肿

严重的下肢 DVT 患者可出现股白肿甚至股青肿。股白肿为整个下肢明显肿胀、剧痛，股三角区、腘窝、小腿后方均有压痛，皮肤苍白，伴体温升高和心率加快。股青肿是下肢 DVT 最严重的情况，由于髂股静脉及其侧支全部被血栓堵塞，静脉回流严重受阻，组织张力极高，导致下肢动脉痉挛，肢体缺血；临床表现为患肢剧痛，皮肤发亮呈青紫色、皮温低伴有水疱，足背动脉搏动消失，全身反应强烈，体温升高；如不及时处理，可发生休克和静脉性坏疽。

3. 血栓后综合征（post thrombosis syndrome，PTS）

后期血栓机化，常遗留静脉功能不全，出现浅静脉曲张、色素沉着、溃疡、肿胀等，称为血栓后综合征。

4. 肺栓塞

血栓的蔓延可沿静脉血流方向，向近心端延伸，如小腿的血栓可蔓延至下腔静脉。当血栓完全阻塞静脉主干后，就可能逆行延伸。血栓的碎块还可能脱落，随血流经右心，继之栓塞于肺动脉，即并发肺栓塞。

二、临床评估

（一）临床诊断

DVT 的诊断不能仅凭临床表现，还需结合辅助检查加以证实。

（1）血浆 D-二聚体：D-二聚体是反映凝血激活及继发性纤溶亢进的特异性分子标志物，诊断急性 DVT 的灵敏度较高（高于 99%），>500g/L（ELISA 法）有重要参考价值。

（2）超声检查：灵敏度、准确性均较高，是 DVT 诊断的首选方法，适用于对患者的筛查和监测。如连续两次超声检查均为阴性，对于低度可能的患者可以排除诊断，对于高度、中度可能性的患者，建议行血管造影等影像学检查。

（3）CT 静脉造影：可以同时获得肺栓塞及 DVT 的情况，在 CTPA 的同时进行，不需额外添加造影剂，使下肢静脉、盆腔静脉及下腔静脉迅速显影。

（4）MR 静脉造影：对有症状的急性 DVT 诊断的灵敏度和特异度可达 90%～100%。MR 静脉造影在检出盆腔和上肢 DVT 方面有优势。

（5）电阻抗体积描记检查：采用各种容积描记仪，判断下肢静脉通畅度，以确定有无静脉血栓形成。对有症状的近端 DVT 具有很高的灵敏度和特异度，对无症状的下肢静脉血栓灵敏度低。

（6）X 线静脉造影：是诊断 DVT 的"金标准"，可显示静脉堵塞部位、范围、程度及侧支循环和静脉功能状态，其诊断灵敏度和特异度接近 100%。但其有创性限制了临床推广应用。

通过以上手段可基本明确 DVT 诊断，同时可行血浆蛋白 S、蛋白 C、抗凝血酶Ⅲ（AT-Ⅲ）和抗心磷脂抗体（PA）等检查以达到求因诊断。

（二）临床可能性评估

DVT 的临床可能性评估参考 Wells 临床评分表（表 11-4-1）。

表 11-4-1 **Wells 临床评分表**

临床特征	分值（分）
肿瘤	1
瘫痪或近期下肢石膏固定	1
近期卧床>3 天，或近 12 周内行大手术（全麻或局麻）	1
沿深静脉走行有局限性压痛	1
整个下肢肿胀	1
肿胀小腿周径至少大于无症状侧 3cm（胫骨粗隆下 10cm 测量）	1
凹陷性水肿（仅症状腿）	1
浅静脉侧支（非静脉曲张）	1
既往 DVT 史	1
至少可能和 DVT 相当的其他病因诊断*	-2

* 其他病因诊断包括肌肉损伤、慢性水肿、浅静脉炎、血栓后综合征、关节炎、慢性静脉功能不全、蜂窝织炎、腘窝囊肿、骨盆肿瘤、术后肿胀、多种混杂因素。

临床可能性：-2~0 分，低度可能性；1~2 分，中度可能性；3 分及以上，高度可能性。若双侧下肢均有症状，以症状严重的一侧为准。

（三）康复评估

1. 风险评估

高龄、吸烟、制动、肥胖、高血压、糖尿病、肿瘤、手术、下肢静脉曲张、长期服用糖皮质激素类药物、既往有 DVT 史等是 DVT 的高危因素。临床常用 Caprini 血栓风险评估量表进行评估。

2. 症状评估

（1）疼痛评估：了解患肢疼痛发生的时间、部位，并进行疼痛评分。
（2）肢体周径的测量：了解患肢肿胀程度。
（3）皮肤检查：查看患者皮肤颜色，是否出现浅静脉曲张、色素沉着、溃疡等。明确患者是否存在静脉功能不全。
（4）Homan 征与 Neuhof 征 。
（5）肺栓塞相关评估：有无呼吸困难、胸闷胸痛、咳嗽等症状，并监测患者血氧饱和度。

三、预防与治疗

（一）预防

DVT 预防的关键措施是去除诱发血栓的基本因素，具体如下。

1. 适当体位

减少患者的卧床时间。对于可以自主坐和站的患者，应鼓励患者每天进行多次坐位和站立的训练。如患者因为病情不能独立坐和站，如脊柱骨折和脊髓损伤的患者，可采取摇高床头、靠坐在床上的训练方式。对于心肺疾病患者，采取坐位不仅可以预防DVT，也有利于降低心脏负担，改善呼吸功能。

2. 适当饮水和补充液体

给予患者足够的水分摄入被认为是预防 DVT 的辅助措施之一。适当饮水与补充液体可增加患者的血容量。

3. 适当肢体活动

肢体活动可以通过肌肉泵的作用，促进静脉血流，预防 DVT 发生。根据患者病情，可进行肌肉等张或等长收缩训练。心肺疾病患者在进行肢体活动时需注意运动方式及运动强度。

4. 压力治疗

压力治疗是一种物理性预防手段，通过对肢体从远端向近端施加分级的压力达到促进局部血液循环的作用。通过对肢体外部进行梯度加压，血液通过穿孔静脉从浅表静脉系统到深静脉系统，有效增加血液的流速和流量，预防血栓形成。

5. 早期下地活动

尽早下床活动，有利于预防 DVT 的发生。临床经验表明，已经恢复步行的患者极少发生 DVT。

（二）治疗

1. 急性期 DVT 的治疗

急性期 DVT 的治疗目的是促进血管再通、防止血栓形成和脱落。

（1）体位治疗：早期 DVT 患者在进行抗凝治疗的同时，推荐进行一段时间严格的卧床休息以防止血栓脱落造成肺栓塞。平卧时采取下肢抬高的体位，一般患肢保持在心脏平面之上 20-30cm，以促进静脉回流，减轻肢体肿胀。

（2）药物与手术治疗：包括抗凝治疗、溶栓治疗、手术取栓、下腔静脉滤器等。

2. 慢性期 DVT 的治疗

慢性期 DVT 的治疗目的是改善循环，消除肢体肿胀，促进侧支循环的建立，改善肢体功能。

DVT 患者需长期抗凝治疗以防止出现有症状的血栓发展伴或不伴复发性静脉血栓事件。

3. 物理治疗

（1）压力治疗：可采用梯度弹力袜或定制压力袖套进行治疗。压力袖套要求保持从远端到近端的压力梯度，即远端压力最大，近端压力最小。也可以采用弹力绷带，包扎时应从肢体远端开始，逐渐向上缠绕，要求和梯度弹力袜/压力袖套同样的压力梯度。应用普通弹力袜需注意袜的近端不能有弹力圈，以避免近端压力太大，反而影响静脉回流，近端的松紧度以能将一个手指伸入袜内为宜。在压力治疗前应该先将患肢抬高，尽量保证肢体潴留液体的回流。在 DVT 后期和血栓稳定的情况下，可以谨慎地使用间歇式梯度压力治疗。

（2）运动治疗：血栓形成部位远端肢体的不抗阻力主动收缩运动，特别是等长收缩运动，有利于通过肌肉泵的作用，促进静脉回流。每天可进行 2~3 次，每次活动 10~20 分钟。常用的运动有踝关节屈伸运动、股四头肌等长收缩运动（绷紧大腿）、握拳运动等。不抗阻力的踏车或者手摇车运动也有明确的价值。运动治疗一般不在早期进行，以免发生血栓脱落，导致肺栓塞。进行肌肉收缩时，强调动作缓慢持续，以增加运动的安全性。可酌情鼓励患者下床活动，每天下床活动 3~4 次，每次活动 10~20 分钟，活动量循序渐进，避免久坐、久站和劳累。

（3）手法治疗：DVT 后期或恢复期，在临床判断血栓稳定的情况下，可以采用淋巴按摩的手法，即由远端到近端的向心性按摩。手法必须轻柔和表浅，禁忌深部和发力的手法。

4. 控制危险因素

变换体位，避免血容量降低；足量饮水，保证合理的血容量；预防便秘，避免腹压升高；禁止在血栓形成的肢体进行静脉输液；禁止在血栓不稳定的肢体进行间歇式梯度压力治疗和深部按摩。治疗过程中要严密注意观察肢体皮肤色泽和肿胀情况，以判断效果。DVT 血栓脱落会导致肺栓塞，病死率很高，所以务必注意密切观察呼吸情况。

（黄亚琴）

第五节　神经源性膀胱和神经源性直肠

　　神经源性膀胱是神经控制机制紊乱导致的下尿路功能障碍，通常在有神经病变的前提下才能诊断。根据神经病变的程度及部位的不同，神经源性膀胱有不同的临床表现。神经源性膀胱可引起多种并发症，最严重的是上尿路损害、肾衰竭。

　　神经源性直肠是神经损伤后肠道失去中枢神经支配造成感觉、运动功能障碍，使结肠活动和肛门直肠功能发生紊乱，导致结肠通过时间延长，肛门括约肌失去自主控制，直肠平滑肌与盆底横纹肌协调性被打乱，表现为便秘、大便失禁等肠道并发症。

一、临床表现

（一）神经源性膀胱的临床表现

　　（1）储尿期症状：发生在膀胱储尿阶段，包括白天尿频、夜尿、尿急、尿失禁和膀胱异常感觉。

　　（2）排尿期症状：发生在膀胱排尿阶段，包括排尿等待、尿线分叉、排尿间断、排尿犹豫、排尿费力、排尿末滴沥。

　　（3）排尿后症状：发生在排尿后即刻，包括膀胱未完全排空感、排尿后滴沥。

（二）神经源性直肠的临床表现

1. 上运动神经元肠道模式

　　发生在 T_{12} 以上平面损伤，特征为排便的低级反射弧和肠肌丛保持完整，肠壁的大便刺激仍能传至损伤平面以下的肠道脊髓中枢（$S_{2\sim4}$）。当肠道充满大便，肠壁受到刺激时，能缓慢地推进大便，肛门外括约肌收缩增强、闭合正常，但不能随意控制，盆底肌痉挛，造成大便潴留。

2. 下运动神经元肠道模式

　　涉及脊髓圆锥或马尾神经的脊髓损伤，排便的低级反射弧被破坏，即使肠道内充满大便，肠壁受到刺激，也不能引发排便活动。特征为肠肌丛保留完整，能连续缓慢地推进大便，而阴部神经、骨盆神经等中断，肛门外括约肌、盆底肌处于松弛状态，易发生大便失禁。

二、临床评估

（一）神经源性膀胱的临床评估

1. 病史

一般病史应包括是否有中枢或外周神经系统损伤等神经系统病史，有无遗传及先天性畸形的相关病史，既往有无神经系统手术史、泌尿系统或盆腔手术史、外伤等病史和泌尿系统感染的次数和相关手术史。必须了解有无使用影响或可能影响下尿路功能的药物，是否已接受膀胱相关治疗与干预、目前的膀胱管理方法（如挤压排尿、留置尿管等），也应包括月经、性功能、肠道功能的评估和产科病史。询问病史时需要了解血糖治疗及控制情况，患者的生活环境、日常生活饮食习惯等。同时需要详细询问有无血尿、尿频、尿急、尿痛及发热等症状。

2. 辅助检查

（1）体格检查：评估患者的意识、精神状态、认知、膀胱充盈期及排尿后生命体征的变化，四肢感觉、运动功能，躯体感觉、运动平面，神经损伤程度，日常生活活动能力，鞍区感觉及反射；检查肛门直肠的感觉及运动功能、球海绵体反射、肛门括约肌及盆底肌自主收缩功能等。

（2）实验室检查：包括血常规、尿常规、细菌培养、细菌计数、药敏试验、血尿素氮、血肌酐等检查。

（3）症状评估：是否有尿急、尿频、尿痛、尿失禁、排尿困难等。

（4）排尿日记：记录每次排尿量、排尿间隔时间、感觉、每天排尿总次数及总尿量，能客观反映患者的症状。

（5）尿动力学检查：是神经源性膀胱诊断的"金标准"。

（二）神经源性直肠的临床评估

1. 病史

询问患者神经损伤的原因和部位，症状加重和缓解因素，体位、时间、食物、肠道管理、药物和排尿功能对症状的影响。应该注意相关症状的存在，如自主神经反射亢进、腹壁痉挛、发热和体重变化。仔细询问发病前肠道功能，因为神经病变可能改变先前存在的症状，必须认识到这些症状对患者重要生活活动能力的影响。应该系统评估肠道管理的成分。

2. 辅助检查

（1）体格检查：腹部检查需要进行胸壁运动度评估、呼吸模式评估和腹肌张力评估。通过神经学和直肠检查评估盆底神经支配和功能。直肠检查应该评估感觉、随意肌

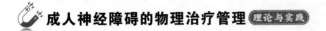

收缩、耻骨直肠肌张力、直肠穿隆和粪便硬度。

（2）实验室检查：根据医嘱进行血常规、大便常规检查。

（3）电生理检查：盆底肌和（或）肛门括约肌肌电图（神经生理学检查）、阴部神经传导检查。

三、物理治疗

（一）神经源性膀胱的物理治疗

1. 行为训练

（1）定时（提示）排尿：在规定的时间间隔内排尿，养成定时排尿的习惯。训练应在特定的时间进行，如餐前 30 分钟、晨起或睡前，鼓励患者入厕排尿。

（2）意念排尿：每次放尿前或间歇性导尿前 5 分钟，指导其全身放松，想象自己在一个安静、宽敞的卫生间，听着流水声，准备排尿，并试图自己排尿，然后由陪同人员接尿或放尿。想象过程中，强调患者利用全部感觉。

2. 盆底肌训练

盆底肌训练是治疗压力性尿失禁的有效方法。

3. 盆底电刺激

盆底电刺激可能提高盆底肌训练的效果。

4. 生物反馈

该方法有助于改善膀胱排空模式。

（二）神经源性直肠的物理治疗

1. 模拟排便法

患者取坐位为佳。指导患者每天饭后（早餐或晚餐）1 小时内定时排便，以餐后 30~45 分钟最佳，持续 15 分钟左右。在每天的同一时间进行训练，建立规律的定时肠道排便习惯，便于建立反射。

2. 腹部按摩

腹部按摩前先让患者排空膀胱，然后让患者取仰卧位或半卧位，治疗师将手掌放在患者脐上方，用除拇指外的 4 指从右向左，沿升结肠—横结肠—降结肠做环形按摩。

3. 肛门牵张

示指或中指戴指套涂润滑剂，缓慢插入肛门，把直肠壁的肛门一侧缓慢持续的牵拉，以缓解肛门括约肌的痉挛，利于粪团排出。每天定时做 1~2 组，每组 10~15 次，可有效刺激肛门括约肌，引起肠蠕动，建立反射性排便。

4. 盆底肌训练

治疗师协助患者平卧，双下肢并拢，双膝屈曲稍分开。嘱患者尽可能轻抬臀部缩肛、提肛 10~20 次，以促进盆底肌功能恢复，每天练习 4~6 组。

5. 骶神经电刺激

骶神经电刺激可调节肠道局部反射通路，提高结肠波动频率和腹壁压力，改善不完全性脊髓损伤患者肛门直肠运动及感觉。

6. 功能性磁刺激

功能性磁刺激指对 $T_{6~12}$ 的脊神经节及其支配的深层腹肌进行激活，有助于触发肠道自主神经系统，加快肠道蠕动，缩短部分上运动神经元损伤患者的结肠运输时间。

7. 生物反馈

生物反馈疗法通过可视化信号提示正确引导患者盆底肌锻炼，协调肛周肌肉放松与收缩运动，增加肛门括约肌和耻骨直肠肌肌力、耐力，同时提高肠道自主神经控制和直肠灵敏性，缩短肠道管理时间，改善不完全性脊髓损伤患者便秘和大便失禁。

8. 肠道管理

多元化的肠道管理包括均衡饮食、摄入足够液体和纤维、改变生活方式、合理使用栓剂和减少药物使用。通过肠道管理改善大便性状，促进肠道排空。研究显示，脊髓损伤患者的日常饮食中饱和脂肪摄入过多，水果、蔬菜、全谷类、植物蛋白等摄入相对过少。合理的饮食能够一定程度降低脊髓损伤患者肠道排空困难的发生率。

（欧毅　黄亚琴）

参考文献

[1] 赵雪红，周茜，樊小力，等. 后肢制动早期大鼠梭内肌纤维超微结构的改变 [J]. 中国组织化学与细胞化学杂志，2014，23（5）：456-459.
[2] 张扬媚，高云芳. 废用性肌萎缩的研究进展 [J]. 中华物理医学与康复杂志，2012，34（7）：550-553.
[3] 周永战，陈佩杰，郑莉芳，等. 废用性肌萎缩的发生机制及治疗策略 [J]. 中国康复医学杂志，2017，32（11）：1307-1313.
[4] Clark B C. In vivo alterations in skeletal muscle form and function after disuse atrophy [J]. Med Sci Sports Exerc，2009，41（10）：1869-1875.
[5] 蒋自牧，梁嘉辉，黎建乐，等. 脑卒中后瘫痪肢体肌肉萎缩和失神经支配研究进展 [J]. 中华神经科杂志，2020，53（12）：1063-1067.

［6］陈波，陈振兵，杜远立. 去神经支配骨骼肌萎缩变化及康复治疗研究进展［J］. 中国康复医学杂志，2011，26（8）：792－795.

［7］李琦，王金武，曾炳芳. 神经肌电刺激治疗失神经肌肉萎缩研究进展［J］. 中国康复医学杂志，2007，22（5）：478－480.

［8］杨佳佳，徐义明，白跃宏. 神经肌肉电刺激预防废用性肌萎缩作用机制及研究进展［J］. 中国康复，2020，35（3）：153－156.

［9］张全兵，周云，钟华璋，等. 关节挛缩的发病机制和治疗进展［J］. 中华创伤骨科杂志，2017，19（6）：548－552.

［10］Nitta D，Mitani H，Ishimura R，et al. Deep vein thrombosis risk stratification［J］. Int Heart J，2013，54（3）：166－170.

［11］Bandyopadhyay G，Roy SB，Haldar S，et al. Deep vein thrombosis［J］. J Indian Med Assoc，2010，108（12）：866－867.

［12］Ageno W，Beyer－Westendorf J，Garcia D A，et al. Guidance for the management of venous thrombosis in unusual sites［J］. Thromb Thrombolysis，2016，41（1）：129－143.

［13］Kahn S R，Galanaud J P，Vedantham S，et al. Guidance for the prevention and treatment of the post－thrombotic syndrome［J］. J Thromb Thrombolysis，2016，41（1）：144－153.

［14］Rabe E，Partsch H，Hafner J，et al. Indications for medical compression stockings in venous and lymphatic disorders：An evidence－based consensus statement［J］. Phlebology，2018，33（3）：163－184.

［15］励建安，许光旭. 实用脊髓损伤康复学［M］. 北京：人民军医出版社，2013.

第三篇　常用的物理治疗技术

第十二章　Bobath 技术

第一节　概述

国际上处理神经系统损伤的神经康复方法有很多，Bobath 技术是最常用的治疗方法之一。Bobath 技术于 1943 年由 Bobath 夫妇创立，其本质上是基于临床观察的假设，然后用现有研究证实和强化。Bobath 技术强调康复治疗不是制定适合所有患者的一套固定治疗方法，而是多样化的，可灵活地满足不同个体的需求。

一、Bobath 临床实践模型

Bobath 临床实践模型包括三个关键组成部分：①功能活动分析；②技巧性促通；③临床推理。关键线索是治疗师确定为重要的临床表现方面，从而影响临床推理过程。关键线索的例子包括但不限于：①对位对线异常；②运动模式时序改变；③肌肉骨骼问题；④个体对促通的反应；⑤合并症及认知/感知问题。对关键线索的临床推理是一个巧妙、合乎逻辑和系统的过程，能够制定治疗假设来指导康复方案。

（一）功能活动分析

功能活动分析是对日常生活中某个任务的某一方面或执行情况的描述过程，包括三个组成部分：①姿势控制；②感觉运动表现；③选择性运动/运动时序。

Bobath 技术将任务分析和干预建立在理解姿势控制和感觉运动表现之间的整体关系上，这需要有选择性的动作来产生协调的运动时序。在任务执行期间对运动序列进行详细观察，分析确定运动行为与典型运动行为的不同之处，包括对任何代偿策略和（或）所使用的非典型运动行为的分析。中枢神经系统在运动各阶段均需要准确、实时感觉信息来影响运动输出。除了前庭和视觉系统信息外，感觉输入还包括皮肤、本体感觉和重力感觉。这些感觉输入的充分、持续的信息构建和更新身体图式，对选择性运动表现至关重要。治疗师的处理技巧会影响患者的感觉输入，并为治疗师的运动分析提供信息，从而有助于临床推理过程。Bobath 临床实践模型不仅考虑完成任务所需的协助，还考虑任务执行的质量和效率。

（二）技巧性促通

促通是 Bobath 技术临床应用的基本原则，并且是评估和干预过程的一个独特方面。促通包括三个具体方面：①徒手；②口头指令；③环境（治疗师和患者之间技巧性的互动）。操作技巧、环境调整、任务选择及语言提示的适当使用均应考虑在内，以增强运动的自我启动/终止，为患者尚未单独的运动体验创造必要条件。

（三）临床推理

解决神经病理损伤导致的运动问题需要理解运动控制和运动学习、神经肌肉可塑性和功能性人体运动，以优化任务表现。Bobath 技术的临床推理过程包括三个组成部分：①识别潜力；②运动诊断；③假设。治疗师在认识到患者神经功能缺损的局限性的同时，也应寻找患者运动功能恢复的潜力；同时最大限度地减少代偿策略，基于代偿的运动功能恢复可能会限制正确运动功能的恢复。运动功能恢复潜力取决于对患者正面和负面关键线索的解释，并基于当前对神经可塑性、预后和患者运动学习能力的了解。治疗师在了解患者健康状况和相关功能障碍的同时，根据一个或多个假设生成的运动诊断进行干预。运动诊断是对个体临床表现的功能运动分析的整合。因此，Bobath 技术强调从运动、感知和认知的角度来处理神经系统疾病对患者的个体影响。

Bobath 技术寻求提供丰富的传入信息来源，以维持、恢复或更新身体模式，从而优化前馈姿势控制和运动控制（即技巧性促通）。从运动或任务的质量/效率的角度评估干预措施，以及从定量的角度，使用经过验证的相关结果和客观测量，证明有意义和显著的临床变化。

二、基本原理和核心内容

（一）神经可塑性

神经可塑性指神经系统通过结构、功能和连接的重组，应对刺激的能力。运动功能恢复和可塑性依赖于运动康复本身，将训练方法和患者经历结合起来，能使康复训练取得最佳效果。如果一个动作重复发生多次，中枢神经系统的可塑性就会发生改变，学习过程就会建立。无论是健康还是受损的中枢神经系统，感觉和运动皮质均具有强大的重组能力，并且该能力将持续终生。

（二）姿势控制和任务表现

姿势控制指为了稳定和定向的双重目的而控制身体在空间中的位置的能力。虽然姿势控制的确切机制尚不清楚，但最近的研究表明，由感觉信息提供的身体姿势的内部表征很重要。前庭和视觉系统提供有关空间垂直度和位置的信息。视觉系统还提供有关环境的信息。皮肤、关节和肌肉中的感受器提供躯体的位置觉。指尖接触可以修饰姿势控制。姿势控制是一种复杂的运动技能，源自多个感觉运动过程的相互作用。Bobath 技术利用适当的感觉输入来影响姿势控制和姿势身体图式的内部表现。

姿势和运动的整合利用了预期性和反应性姿势控制机制，这两种机制都受感觉输入调节，并受学习和经验的影响。个体相对支撑和重力基础的姿势定向决定了可行且有效的运动策略。在运动开始时和整个运动过程中，身体各部分的对线在姿势控制中起着至关重要的作用。Bobath 技术关注身体各节段之间的对线以及重力和环境相关的姿势控制的表达。

肌肉激活模式不仅取决于支撑面上的姿势对线和重力，还取决于闭链和开链运动之间的相互作用。Bobath 技术区分了静态肌肉激活策略和动态稳定。动态稳定允许选择性运动的持续演变和随后的姿势转变。在安静状态的姿势下，呼吸过程中近端身体节段的稳定性是通过主动神经肌肉控制策略维持的，包括躯干和下肢的小幅度运动。

（三）选择性运动和运动模式

在人体运动中，即使是单个关节的选择性运动也伴随着其他关节活动的平衡。Bobath 技术将选择性运动视为协调运动序列或运动模式的重要组成部分。为了实现精确的多关节运动，中枢神经系统必须控制其他关节运动产生的相互作用力矩。

适当的姿势控制和选择性运动的能力有助于产生协调的运动序列，称为运动模式。运动模式可以根据空间和时间成分来描述，包括行走、够物、抓握和所有姿势转换。尽管个体之间的运动相似，但这些运动序列是动态的、可变的，并且与个体、环境和目标相关。

（四）运动控制与运动学习

运动控制指调节或主导运动基本机制的能力，运动学习是与实践或经验相关的一系列过程，在形成熟练技能时产生相对永久的变化。Bobath 技术是目标导向性的、针对任务的，并寻求改变、建立内环境（本体感觉）和外环境（外部感觉）。在此环境里，神经系统乃至个体才能达到更高效的功能。康复是重获运动控制的学习过程，而不应该强化代偿动作。康复治疗的目的是提高运动效率，以达到患者的最大运动功能恢复潜能，而不是所谓的正常运动。

治疗师需要意识到运动学习的原则：主动参与、练习机会及有意义的目标。治疗的重点是患者在自动或自愿的基础上积极参与，或两者结合。运动学习的前提是持续的练习机会。一旦患者能够以合适的方式练习某个分解动作，患者将得到鼓励。用分解还是整体任务进行训练，需要结合任务和患者情况进行综合考虑。如果患者的运动技能效率不佳，治疗师应关注某些运动环节以改善运动技能。重复训练在巩固运动控制中很重要，但重复的意思不是每次都以完全相同的方式进行。作为康复治疗的一部分，治疗师必须考虑患者的 24 小时康复管理和他们的生活方式。为了巩固运动控制，在治疗期间，应该给予患者运动和功能方面的建议和指导。

（五）正确的感觉信息输入

认知、知觉和行动之间的联系是实现独立和适应性运动功能的关键。知觉来源于神经系统接收到特定形式的传入信息，包括皮肤和关节感受器、肌梭、高尔基腱器感受到的信息，前庭信息，视觉、听觉、嗅觉和味觉等信息。通过这些信息，我们感知外部世界，保持警觉，形成身体图式并调节运动。

高效的运动控制需要调用个体的视觉、前庭觉和躯体感觉。这些均有助于身体姿势的内部表征，即姿势性的身体图式的形成。这些提供了对外部世界的知觉和行动交互作用的基础，其部分由基因决定，还有部分通过后期不断的经验学习获得。身体图式是解决感觉问题的一般神经机制，它将多种感觉信息结合起来，同时整合输入和输出信息。

三、临床实践

Bobath 技术是一种交互式的解决问题的方法，干预策略因人而异。Bobath 技术是包容性的，适用于中枢神经系统受损的各年龄段患者，无论严重程度如何。

评估、目标设定和干预需要治疗师利用最新的运动控制知识、运动功能障碍的性质、神经可塑性、生物力学和运动学习实践 Bobath 技术。患者的需求和期望及治疗师的经验也被考虑在内。治疗的重点是探索个体通过神经可塑性达到运动功能恢复潜力。在不同环境中的功能表现取决于有效的姿势控制和选择性运动模式。

Bobath 技术强调姿势控制和任务表现的整合是干预策略的组成部分。在治疗过程中使用任务导向的运动并不以独立的姿势控制为前提。通过改变环境并提供适当的外部支持，个体可以执行复杂的运动任务，进而改善姿势控制和选择性运动。此外，直接处理身体节段（宏观）或组织（微观）的对线和姿势控制，可以提高复杂运动任务的效率。

干预旨在分析和优化所有有助于有效运动控制的因素。运动产生于知觉和行动系统的相互作用。认知在许多不同的层次上影响这两个系统。感觉信息（视觉、前庭和躯体感觉）与运动输出的整合发生在中枢神经系统的各个层面，形成任务表现的肌肉激活模式。

代偿在中枢神经系统病变后是不可避免的。治疗师面临的挑战是在实现持续目标的同时，将限制持续恢复的代偿最小化。治疗师需要区分适当和不适当的代偿。适当的代偿是在特定时间、在给定环境中执行特定任务所必需的，但任务完成后不再持续。通过针对潜在损害或运动和运动控制的特定组成部分的有效干预策略，这些代偿策略应该会随着时间的推移而减少。不适当的代偿指那些在任务完成后持续存在、限制其他功能或掩盖进一步运动功能恢复潜力的代偿。在 Bobath 技术中，应尽量避免不适当的代偿性策略，但并不反对积极参与功能性任务，因为其目标是调整任务以实现积极参与，而不影响任务表现的潜力。

Bobath 技术致力于 24 小时跨学科康复管理。当患者、家庭、医疗专业团队和其他照护者认识到问题并为同一目标而共同努力时，目标更易实现。因此，24 小时跨学科康复管理是 Bobath 技术不可或缺的一部分。

Bobath 技术干预应该在三个层面带来改变：结构与功能损伤、参与和活动。对临床上重要的变化类型和程度，需要使用敏感度高的工具进行评估。评估需要提供的证据不限于减少损伤或完成活动，还应包括个人及其家庭生活中实际发生、有意义和可持续的变化。

第二节 Bobath 技术在坐－站转移中的应用

一、坐－站转移的重要性和复杂性

坐－站转移是常见的功能活动之一，独立完成从坐到站是康复训练中最基本的目标，也是保证有效步行及后续上肢及手功能恢复的必要条件。对于很多需要保持站立体位的活动，如行走、上下楼梯、跨障碍物步行等，都需要站立能力作为先决条件。有研究证明，在坐－站转移和站－坐转移中，患者患侧负重能力的增加将在评定量表中体现出来。日常生活中，我们每天都要在不同的场合进行多次坐－站转移和坐－走转移，随着环境的改变，可能需要进行单独的坐－站转移或作为其他日常生活活动的一部分，如如厕、穿衣、乘车。

二、健康成人的坐－站转移

从本质上来说，坐－站转移的姿势控制是预期性的，即对可预测的姿势干扰因素进行先行性的姿势调整。对于可预测的姿势干扰因素，人体通过反复学习，为身体空间的不断变化做好准备。根据之前的运动经验习得、发展和改善运动表现这一过程，可以提高功能活动中的姿势稳定性，使我们可同时完成双重或多个任务。

坐－站转移要求身体从一个以臀部和双脚为支撑面的相对稳定的坐姿开始，伴随着臀部离开支撑面，身体在水平面和垂直面移动，进入以脚为支撑面的一个相对不稳定的过程。身体运动从水平向到垂直向的转换具有潜在的不稳定性。臀部姿势的稳定性最易受到影响，上半身运动角度从屈曲变为伸展。日常生活中，双脚的位置和体重在双脚上的分布等因素的变化取决于不同的活动和环境要求。在坐－站转移启动之前，应以良好的姿势控制作为前提。在维持坐位时，需要躯干稳定肌群的激活，即腹部肌群和背部肌群的预期性激活。若坐位下背肌过度激活，则腹肌激活能力下降，易出现代偿性姿势。若患者依赖健侧维持坐位平衡，则坐－站转移调整中稳定性下降，跌倒风险增大。

坐－站转移是日常生活中力学含量最多的运动之一，相比步行和上下楼梯，膝关节运动范围较大，髋关节和膝关节力矩也较大。从动力学角度理解坐－站转移，由于双脚始终放置在地面上，因此水平方向和垂直方向的地面反作用力在运动中起着重要作用。在躯干向前移动时和臀部离开座椅前，水平方向的地面反作用力（约为体重的 10%）推动身体向前运动。当臀部开始离开座椅时，垂直方向上的地面反作用力迅速增大，其峰值可达体重的 150%左右。当臀部离开座椅后，这个力逐渐减小，以等同于体重的力维持站立的姿势稳定。

从肌肉激活的情况理解坐－站转移，在屈曲动量阶段产生力量的主要肌肉为髋屈肌和踝背屈肌，用于将身体重心向前移动及稳定踝关节。此时脊柱和腹部的肌肉也有部分等长收缩以稳定躯干的位置。胫前肌最先激活，发生在坐－站转移早期，作用是将足部压力的中心点移到踝关节前方。膝关节和髋关节的抗重力伸展肌群在大腿离开椅面时达到最大激活且在稳定阶段减小。在臀部离开座椅时产生的支撑总峰力矩接近于体重的 4 倍，以此推动身体向上伸展。踝关节后部肌群的激活受到身体稳定性的影响，也可以反映平衡功能情况。

坐-站转移中也需要考虑环境因素的影响，治疗师要为患者提供适当座椅直到他们再次学会如何独立坐-站转移。研究发现，选择合适的座椅需要注意以下几点：椅面略微高于膝关节水平，椅面水平，合适的椅面宽度及扶手高度。适宜的椅面高度不仅让患者更容易站起，在治疗师合适的引导下也可以降低患者对健侧肢体的依赖。

三、中枢神经系统损伤后的坐-站转移

因年龄增高、运动控制受损的影响，坐-站转移的正常成分和时序可能会丧失，从而导致个体使用不同的代偿策略来重获该功能。坐-站转移困难是脑卒中后常见的现象，其可能会持续存在，从而限制患者的日常生活活动能力和社会参与能力。不能完成独立坐-站转移可能会引发其他问题，如肌力下降、运动耐力下降、心肺功能下降、软组织的适应性改变等。脑卒中患者的坐-站转移和站-坐转移的能力将受到诸多因素的影响。较为明显的改变是需要额外 25%～60% 的时间完成坐-站转移，健侧承重明显多于患侧且患侧产生的垂直方向上的力量减少了 20%～25%。换言之，脑卒中患者倾向于避免将重量施加于患侧肢体，如果不加以制止，患者会更加依赖健侧下肢完成坐-站转移。这种适应行为将影响正常坐-站转移的有效性，使患者失去患侧残存的能力。缺乏独立的坐-站转移能力与患者之后的生活依赖程度具有一定的关系，也是跌倒的常见原因。有研究发现，脑卒中患者的跌倒通常发生在需改变姿势的活动上，包括坐-站转移、站-坐转移和步行起步阶段。跌倒的概率与健患侧负重的差异程度也相关。

帕金森病患者在坐-站转移中的姿势控制受到极大挑战，可能与姿势控制有效性下降、运动计划和编码效率降低、侧向平衡功能受限相关。其主要表现为屈曲动量阶段前后向的 COM 移动速率下降、COP 的空间移动轨迹增加（尤其是侧向的移动）、动量转移阶段和伸展阶段耗时增加、运动质量下降、重心转移能力下降、坐-站转移的总时间延长。与健康老年人相比，帕金森病患者在坐-站转移时有相似的关节运动学模式，但存在下肢关节角度的变化速率下降、标准化髋屈曲力矩明显减小、各关节力矩产生速率减小等特点。患者采用髋关节屈曲策略（即预先增加髋关节屈曲位移和 COM 位移，从而减少膝伸肌力矩）。这种屈曲策略的潜在原因可能包括对下肢肌力差的代偿，以及在屈曲动量阶段寻求更大的姿势稳定性。

多发性硬化患者在坐-站转移中主要表现为腿部力量下降、躯干屈曲幅度增加、躯干屈曲速度加快、膝伸肌力量下降以及上升时间延长。这类患者通常需要更长的时间站立，并且在从坐到站的过程中，他们通常使用躯干屈曲的运动策略。对于多发性硬化患者，针对腿部强化在内的治疗对于改善患者坐-站转移的表现是必要的。有研究证实，坐-站转移是多因素相互影响的结果，可能与步行速度、认知功能和疲劳有关。这也为治疗师提供了治疗方向。

四、坐-站转移评估和治疗思路

(一)坐-站转移的评估要点

在进行坐-站转移评估前，首先明确人体各种活动都需要满足一定的条件：①良好的姿势控制和身体力线；②适当的运动范围和运动模式；③恰当的运动时机或时序；④感觉的完整性；⑤最少的能量消耗；⑥一定的运动力量（肌力）。

不仅坐-站转移，基本所有的功能运动都需要考虑个体、任务和环境的相互关系。只有将这三个要素综合考虑，才可能完成高效、有效且安全的任务活动。换言之，最佳的运动控制应该是个体在各种环境和功能背景下都能够完成姿势转换。拿坐-站转移举例，影响其有效性的个体因素包括体重和体态、姿势控制能力、感知/空间意识、肌力/灵活性、年龄、性别、起始位足的相对位置及疼痛/焦虑/自信状态。环境因素包括座椅的高度、深度、宽度，椅面倾斜角度、稳定性，是否有扶手支撑和其他辅助设施，如桌子/木板等。

在对坐-站转移过程进行运动分析时，应从运动的起始姿势、运动的开始、运动的过程和运动的停止四个阶段进行描述。运动的起始姿势主要观察静止状态下患者的姿势力线、姿势张力、肌肉活动模式和动态稳定。在坐-站转移中主要是对患者的坐位姿势进行评估。运动的开始主要观察患者在运动启动中运动的时序及异常模式的严重程度。运动的过程指患者在运动过程中身体力线的变化及身体各部位对环境变化的适应过程。在本书第三章第二节中已经详细地介绍了坐-站转移各个分期的特点。运动的停止主要观察运动结束时身体力线变化、肌肉活动及姿势稳定性。

(二)治疗思路和方法

第三章第二节中简述了坐-站转移中四阶段的评估要点以及脑卒中患者常见的问题，这里不再赘述。针对上述问题，需要进行针对性的治疗，具体治疗方法以各个阶段分别描述。

1. 屈曲动量阶段

躯干前倾不足的主要原因为躯干抗重力肌群兴奋性下降及背肌紧张度高。治疗师坐于患者正前方，引导患者健侧上肢或双侧上肢向前上方伸够，激活抗重力肌群。治疗师也可坐于患者后方，双手置于患者腰背肌，在患者进行向前上方伸够时进行感觉输入和引导。当患者腰背肌紧张度高时，治疗师坐于患者患侧，让患者双手触摸足尖进行背肌的牵拉，同时配合呼吸训练。治疗师也可嘱患者进行躯干旋转，固定双侧下肢，引导患者向对侧后看以拉伸背肌。患者COM前移不充分可能是健侧代偿过多导致腘绳肌先于股四头肌激活，健侧前移明显于患侧且双侧足向后滑动。治疗师需要分析腘绳肌过度激活的原因（包括骨盆对位对线、兴奋性高等），然后进行针对性治疗。治疗师调整骨盆的对位对线、背肌兴奋性后，坐于患者患侧，进行躯干的前后移动，幅度逐渐增加并感受腘绳肌与股四头肌的相互关系。足和踝的姿势准备是保证该运动有效进行的前提。

Hase 等人描述的站－坐转移的"典型运动策略"中，腓肠肌活动的增加与竖脊肌失活相耦合，两者相结合产生了身体最初的重心前移，同时产生了"躯干解锁效应"。踝关节和足的动态稳定性对膝关节前移至关重要，这确保了重心始终处于支撑面上的恰当位置，直到臀部离开座椅。

2. 动量转移阶段

臀部离开椅面时下肢膝关节相互靠近，提示下肢在该阶段肌群激活时序错误，由内收肌激活或内收肌和腘绳肌共同激活代替了股四头肌的预先激活。治疗师应引导患者双下肢在正确的对位对线上，再启动运动。

3. 伸展阶段

伸展过程中由于患侧下肢伸展肌群的抗重力激活能力下降，患者依赖健侧明显增加，身体重心向健侧倾斜较多，导致双侧对称性明显下降。治疗师位于患者患侧，在患者启动下肢肌群伸展时，于患侧髌骨上缘进行向下的关节挤压以增加感觉输入，引导患者躯干的抗重力伸展。也可进行小范围的缓慢蹲起训练，激活伸肌的兴奋性。

4. 稳定阶段

在稳定阶段患者可能出现骨盆的稳定性欠佳，从而发生骨盆的过度前倾而将骨盆"锁住"，此时再进行站立的稳定性调整则将非常困难。治疗师需要将双手置于双侧骨盆处，在下肢伸展的同时维持骨盆的中立位。

五、坐－站转移的影响因素

运动表现的不同除了与姿势控制水平相关，还与体态、年龄、感觉、心理状态、座椅类型和其他骨骼肌肉疾病（如腰痛）有关。如果一个人在坐下的过程中感受到座椅过低或不稳，就需要稳定直立的姿势以保证身体重心能够更久地保持在高处，直到臀部得到稳定的支撑。有研究证明，从矮小的座位到高座位站起，膝部的力矩减小 50% 以上。将上述实验结果应用到临床训练中，对坐－站转移困难的患者可以通过增加座椅高度训练下肢伸肌力量。使用上肢可能是确保在控制中下降躯体的另一种有效策略。

年龄因素的影响将导致肌力、关节活动度、平衡、多重感觉处理功能减弱，从而为坐－站转移带来了一系列的挑战。对于老年患者而言，在坐－站转移中：①躯干的过度弯曲增加了骨盆后倾；②胸椎的伸展程度减少，因而在躯干前倾时增加了头面朝下的趋势；③下肢灵活性、稳定性和感觉减退，跌倒风险显著增加；④在坐－站转移前的姿势稳定性下降，导致完成活动的独立能力下降，依赖性增加。老年人中普遍存在转移适应性，对合并有其他神经功能障碍的患者需要特别关注。

六、不同状况下的坐－站转移

有研究针对健康人的站起到行走过程，发现健康受试者将两个运动过程结合得非常顺滑。当完成坐－站转移时，COM 向前的动量在站立时被停止，而当站立到行走时，

COM 持续向前以保证向前的推进力。对于脑卒中患者而言，无法将两个动作顺滑地结合，而是先站起再行走。对正常受试者的观察显示，作为启动步行的预期姿势调整，这一过渡通常开始于双腿的不对称放置。Magna 等人指出，先行腿应首先加压负重。因此，治疗师可以考虑让患者腿非对称性地放置以促进从坐到走的负重、方向性和流畅度的增加。

足部放置位置的差异将产生明显的生物力学改变。膝关节和足部的位置决定了身体质量中心需向前移动的距离。当双足置于膝关节后方时，对比双足靠前的位置，身体重心需要移动的距离短，同时减弱了髋关节和膝关节必须产生的力量，使坐-站转移更加容易完成。实验证明，双足的位置越靠前，屈髋角度就越大，需克服的足前置的制动力的速度就越大，同时延长了下肢伸展的时间。当双足前后放置站立时，后方的下肢负重增加而前方的下肢负重减小。实验证实，后方下肢的地面反作用力、股四头肌和胫前肌的激活显著增加。对于脑卒中患者而言，他们会选择前后足的站立方式增加非受累侧下肢的负重，而这需要在训练中制止。

躯干前屈对站起的影响的相关实验证明，髋关节屈曲和下肢伸展之间的时间关系可能是运动控制的关键。髋关节角速度峰值与膝关节开始伸展同时出现，即躯干前移中开始向上运动，是身体各部位协调控制的结果。这种动量转换机制可能是节约能量的主要因素。

在坐-站转移时，脑卒中患者通常缓慢地完成站起动作，即运动速度的下降降低了动量，导致患者需要更多的下肢力量来支撑较长时间的坐-站转移。一项研究中证实了受试者加快屈髋和前移的速度时，对下肢伸展肌力产生促进作用；而当患者缓慢移动时，明显需要更长的时间来产生水平支撑力，说明躯干移动速度的降低、动量的减小会影响下肢肌力的产生。因此，完成有效的坐-站转移需要一定的躯干前倾角度及没有停顿的水平运动和垂直运动方向的转换。

在坐-走转移中，帕金森病患者通常会将任务分解为两个部分（坐-站转移和步行启动阶段），而不是一个整体的、连续的任务。这同时与患者的任务类型相关，尤其患者在进行双重任务时更加明显，如在坐-走转移时进行简单的计算。研究证实，视觉和听觉提示能有效增强帕金森病患者的坐-站转移能力。这些前馈信号可以增强站起的准备，从而提高任务的完成效率。这些发现为使用视听信号提高患者的运动表现提供了科学依据。而帕金森病患者的运动表现很大程度上受药物的影响，因此有研究针对药效内和无药效时两种情况进行了阐述，在药效内的患者和健康老年人从坐到站的持续时间相同，但无药效时的患者坐-站持续时间延长。

七、站-坐转移

站-坐转移是与从坐到站同等重要的日常生活活动能力，但在这方面的研究和关注度却比较少。两种活动不是简单的逆转，控制身体下降到坐与从坐到站同样具有挑战性。从力学角度看，站-坐转移包含了在伸肌力矩控制下髋关节、膝关节和踝关节的屈曲，跨过这三个关节的下肢伸肌在整个运动中持续收缩并被拉长，以控制身体后移和下降的有效性。对老年人的研究发现，在站-坐转移过程中维持姿势稳定是一个显著的问题。从站到坐的时间明显长于从坐到站，一定程度上是因为在没有视觉引导的情况下，将臀部放置于正确的位置要求更高的准确性。其过程是在一个小的支撑面上叠加于站立姿势的运动。在运动的转换过程中需要具有保持姿势稳定性的能力，同时要求肌肉离心收缩使得身体重心逐步下降。由于坐下和站起是两种不同的动作，需要进行特异性的训练。

八、优化技巧

在康复训练的早期，患者和治疗师都应该关注训练动作的基本要点，如站起和坐下在时间和空间维度基本运动成分的反复多次训练。虽然反复多次训练对于重新掌握运动技能非常重要，但训练中的运动技巧也是必需的。因此在训练中可以改善运动中的环境因素、个人因素或任务目标，即"反复而不重复"。针对坐－站转移，常用的技巧性训练包括双重任务、组合型动作、不同类型的座椅上完成动作等。

第三节　Bobath 技术在异常步态中的应用

独立步行能力是完成大多数日常生活活动的先决条件。恢复步行能力、提高步行的安全性和速度及改善步态是脑卒中后偏瘫患者最期望达成的康复目标之一，对提高患者日常生活活动能力和生活质量有着重要作用。

一、步行的基本要求

双足步行是人类为了适应环境而进化、发展出来的目的性活动能力之一。从人类进化的角度看，直立步行使得上肢从移动运动中解放出来，提高了上肢和手的精细运动能力，其反过来促进了大脑功能区的发育。人类直立步行的能力在所有的灵长类动物中是独一无二的，并且表现出特殊的生物力学特征，使步行具有较高的机械效率和持久性。

双足站立和步行都需要特定的神经机制来保持身体直立。控制系统在每一步均需要支撑体重，提供前向和侧方稳定以及维持前进的动力。人类步行时可以随意地调节至各种速度，由极慢的速度到短时间内超过 10m/s。双足直立行走的关键要素：①独特的外展结构，在单腿支撑时能够保证骨盆的稳定；②腰椎前凸与重心位置的变化；③足跟着地时，为了控制躯干伸展，臀大肌起重要作用。

人类步行的基本模式特征是使身体朝着想要的方向移动，通过姿势控制来支撑身体对抗重力。步行还必须适应个体的需要和环境的要求。这是通过调整姿势张力来实现的，尤其是抗重力伸肌，以及足的正确放置和定向。人体主要通过中枢神经调节环路来满足这些任务需求。

步行能够真正发挥作用，必须要有足够的速度和距离，如允许在限定时间内通过人行横道过马路。室内步行的距离至少应该能够从客厅到卫生间。在露天空地等相对简单的环境中步行对一些患者来说是可能的。但想在繁忙的街道或者购物中心等一些复杂环境中步行，没有自动化的成分是不可能的。使患者达到双重任务水平的步行能力是康复治疗的重要目标，因为这代表了患者可以在真实世界中生活。

二、步行的生物力学及运动学描述

健康人的步态生物力学特征是高度可重复的。步态周期包括支撑相（约占 60%）和摆动相（约占 40%）。其中，支撑相可分为首次着地期、承重反应期、支撑中期、支撑末期和摆动前期，而摆动相包括摆动初期、摆动中期和摆动末期。当人体加速行走时，双腿支撑时间减少。相反，当步速减慢时，双腿支撑时间增加。对于将体重从一侧肢体转移到另一侧及保持上半身平衡而言，双腿支撑相是非常关键的。由于前进中每一步距离是相近的，每次迈步的时间也是相似的。

安静站立时，身体中心和重心的投影均位于双足之间。在整个步态周期中，身体重心的轨迹很少超过双足内缘。除了双腿支撑相，整个身体总是处于潜在的不稳定状态。因此，在双腿支撑相，充分稳定的足廓清和足触地对于身体中心的再平衡是非常重要的。

支撑相时髋关节多处于伸展位，需要伸髋肌群具有充分的离心控制能力，以及屈髋肌群具有足够的长度。髋关节伸展和踝关节背屈可以使竖直的躯干从支撑足的后方移到前方；在支撑相末期，踝关节快速跖屈，进一步地推动身体向前移动。支撑相早期躯干侧向移位，伴随着支撑侧髋关节的内收和足的外翻（骨盆向侧方位移），这样 COM 就会移到支撑足上方附近，进入单腿支撑相。膝关节在整个单腿支撑相始终保持相对伸展状态，仅在支撑相早期有一点屈曲；在支撑相末期，膝关节准备摆动出现屈曲。

摆动相起始于足尖离地，终止于足跟在髋前方触地。摆动相时，下肢要尽量变短以保证摆动足的廓清效果。先是髋关节和膝关节屈曲，随后膝关节伸展且踝关节背屈。膝关节在支撑相的后 1/3 开始，一直到摆动相的前 1/4 保持屈曲。后续膝关节一直伸直，直到足跟触地的瞬间，膝关节为下一个支撑相做准备而发生轻微的屈曲。髋关节在支撑相后期开始屈曲，在摆动相的前 1/2 完成屈曲。踝关节在足趾离地的一瞬间开始背屈，在摆动相中期背屈幅度达到最大，并一直保持到摆动相结束。

三、步行的中枢调节机制

步行的中枢调节系统包括三部分：①从皮质和皮质下到脊髓的通路；②脊髓中枢模式发生器（central pattern generator，CPG）环路和感觉反馈；③由上下肢节律性活动激活相应神经支配的皮肤和肌肉，上传初级躯体感觉。步行 CPG 是一种功能性神经网络，可以产生节律性重复步行模式。由此可以认为，步行是由大脑皮质发起的指令下行至 CPG 触发的，以控制上下肢运动。外周神经将实时感觉反馈至中枢神经系统，再形成 CPG 信号产生步行。神经系统利用效应器系统进行有效的控制。脊髓以上脑结构和感觉信号能够在保持平衡和控制姿势的同时，协调肢体的运动。

身体支撑能力使得直立姿势能够抗重力维持，其主要是通过躯干和下肢伸肌来实现。在小脑的控制的基础上，脑干网状结构和前庭核是脑干参与支撑和平衡控制的重要结构。然而，节律性运动只有在身体支撑所需的姿势张力足够充分时才能被激活。换言之，姿势张力的不足会抑制运动的生成。运动抑制常取决于大脑皮质介导的"意识性或认知性活动"，或边缘系统介导的"情绪管理"。当然，无论运动激活是意识性还是情绪性的，其都伴有支撑、平衡和节律性活动所需的自动化调节。

大脑皮质控制步行的机制是复杂的，涉及皮质和皮质下结构。意识性过程需要多个皮质区域的激活，并通过投射至脑干和脊髓的通路来执行。除步行终止、改变方向或绕过障碍物外，一般情况下步行启动后不需要意识的参与。皮质在相对自动化的步行中参与度较小，主要由脊髓回路和小脑参与，因此人类可实现在步行的同时处理其他事情。小脑分别作用于大脑皮质和脑干来调节意识性和自动化过程。小脑可能需要同时整合来自橄榄小脑束的前馈信息以及脊髓小脑束和前庭小脑束的实时感觉反馈。此外，小脑对运动适应和学习过程也有着重要作用。基底节接收大脑皮质的信息输入，并分别投射到大脑皮质、边缘系统和脑干来调节意识性、情绪性和自动化过程。因此，感觉运动皮质、小脑和基底神经节主要参与：①激活脊髓步行 CPG；②控制 CPG 的活动强度；③在步行过程中保持动态平衡；④调节肢体运动适应外部环境；⑤协调步行与其他运动行为的关系。

四、步行启动

迈出第一步是康复治疗的一个重要目标。虽然目前对于 CPG 的活动仍存在争议，但基于动物研究，学者普遍认为中脑运动区（midbrain locomotor region，MLR）通过激活脑干的脑桥和延髓网状结构来启动步行。网状脊髓束的前馈信息对 CPG 有不同的影响，通过网状脊髓束的反馈和来自大脑其他区域的输入信息是稳定步行节律所必需的。具体而言，皮质－网状脊髓束可能通过调节预期性姿势调整（anticipatory postural adjustment，APA）来实现步行启动，而辅助运动区（supplementary motor area，SMA）则在步行启动时参与激活 APA。大脑皮质投射至脑桥核团，脑桥核团将信息传导至小脑皮质，齿状核经红核至丘脑腹外侧核，最终返回大脑皮质，形成前馈环路。这一过程在帕金森病患者中是受损的，因此帕金森病患者常表现出步行启动困难。

步行启动的第一步是从静态站立开始，将身体重心移到支撑面以外，再使重心超过支撑腿并使摆动腿向前。皮质脊髓束驱动摆动腿屈曲向前完成首次足跟触地来启动步态周期。步行的第一步伴随着前馈姿势控制，以抵消下肢屈曲迈步而引起的身体摇晃。迈出第一步对姿势控制机制有非常明确的要求，临床上要求偏瘫患者双侧下肢均具有单腿支撑的能力。患侧和健侧下肢均能完成单腿站立意味着由摆动腿产生的摇晃不会引起过度的移位，否则易产生代偿。因此在步行启动时，需考虑：①具有预测平衡干扰的前馈控制；②负重站立侧产生轴向伸展，伴随着脑桥网状脊髓束和前庭脊髓束所支配的同侧抗重力系统的协调整合；③让一侧下肢能够活动，能够完成初始蹬离地面；④下肢主动肌与拮抗肌交互抑制，以协调地完成动作；⑤为了首次足跟触地，髋关节屈曲具有良好的对线，并且随时准备姿势调整。

明确步行目标和建立初始姿势的对位对线，对于步行启动是至关重要的。随后黑质网状体去抑制，且 MLR 激活。只要连续刺激 MLR 就可以引起步行，即以某种模式激活很多不同的肌肉。猫、大鼠和灵长类动物的去大脑模型证明，刺激越强烈，动物的步行速度就越快。丘脑下区域通过巨细胞核投射到脑干下位的网状脊髓束，有效地控制着步行模式。

五、步行的姿势控制

良好高效的步行能力离不开正确的姿势控制。通过特定活动引导形成功能活动并学习体验这些功能活动的姿势。有些患者头和躯干控制能力很差，通过使四肢或躯干（在直立情况下）持重，给肢体或躯干加压，可促使患者更好地控制姿势。经常控制这些姿势就能帮助抑制异常姿势的发生。

姿势控制是在学习如何活动时获得的，如辅助下站起来，双下肢能均匀持重，然后便可鼓励步行，促使下肢摆动。摆动时，需保证身体与地面垂直，头在身体中线上，给予合适支撑。只有这样，步行训练才会有效。避免让患者靠在治疗师身上训练步行。同时，患者由坐到站的各项准备活动，对训练躯干姿势控制和患侧下肢的分离运动也非常有用。

鼓励中立位活动是促进正确姿势控制的另一个要素。对于某些患者，保持头部在身体中立位上会比较困难。促使患者双手交叉伸展到面前，或者伸手向前抓物是促进正确姿势出现的第一步。这样较容易让身体对称，避免身体后倾。双脚持重的站立姿势或坐位屈髋是另一些提高姿势控制的方法。

六、异常步态的分析与处理

因为个体不同，患者异常步态的产生原因也会有所差别。因此，在临床中应基于Bobath 技术进行原因分析与推理，并根据 Bobath 技术的基本原理来进行干预，使患者获得高效率的步行能力。

（一）促通：感觉输入的操作

神经系统在接收和整合感觉输入（包括本体感觉输入）中的作用对于获得适当的运动输出至关重要。传入信息对于实现准确的运动前馈指令很重要。运动输出利用了内部的感觉运动整合模型，该模型基于顶叶，通过感觉输入和运动命令的参照副本不断细化。提高运动表现和运动学习利用预测和实际感觉反馈的比较来纠正错误。脑卒中后运动功能障碍会导致运动体验的丧失，很大程度上减少用于更新内部模型的感觉输入和运动输出参考副本。传入信息的减少会影响身体的皮质表征和运动输出的效率。一项TMS 磁刺激研究表明，肌肉的感觉输入可以增强运动皮质的反应能力。在 Bobath 技术中，治疗师旨在利用输入重新建立个人的内部参考系统，使个体有更多的运动选择和更高的运动效率。

在 Bobath 技术中，使用传入信息来改善运动表现被描述为促通。促通指对包括躯体感觉、视觉、前庭和听觉在内的传入信息进行特定的操作，以使运动系统达到阈值。促通用于姿势定向、运动的组成部分、运动的功能序列、任务的识别和完成任务的动机等方面，以实现成功的运动和任务表现。促通是要具体调节的，包括时间、方式、强度和停止的关键要素。所使用的促通不应与任务相矛盾，目的是提供适当的传入信息，接近通常在执行运动任务期时所经历的信息。

　　促通可能主要针对任务导向运动所需的姿势控制、任务导向运动本身或两者均有。

　　促通可以用于特定的肌肉激活，作为随意活动的准备。例如，抓握活动可能包括使用特定的挤压或手动引导分开手指来激活所需的肌肉。同样地，步行准备可能包括激活髋关节伸肌和外展肌以控制骨盆倾斜。对患者而言，运动控制中最困难的方面之一是产生足够的肌肉激活以克服惯性并开始有效的运动。同时，治疗师还寻求最大限度地提高关节间的协调性，并尽量减少肌肉活动的异常耦合或过度共激活。因此，促通既可用于增强激活和身体部分的稳定性，又可用于减少与任务无关的肌肉激活。

　　在促通功能性运动序列的过程中，治疗师以目标为导向，使运动能够以熟悉的模式、熟悉的时间和速度进行，从而使用不需要过多皮质注意力的神经机制。对于中枢神经系统损伤患者，个体经常使用认知问题解决能力来试图找到解决当前困境的方法，这可能会导致效率较低的新动作。对熟悉的运动序列的促通可能使患者能够接触到现有的、未受损的神经元回路，而不必学习一项新技能。激活和（或）改变步行的 CPG，可能通过促通适当的肢体负荷和卸载、在站立阶段的髋关节对线，以及通过脚的皮肤输入来实现。

　　促通要成功，必须引起运动行为的改变。为确保出现这种效果，在治疗过程中降低促通程度，并在治疗一段时间后停止，直到患者可以独立开始和完成任务。通过这种方式，患者获得了对其运动策略的经验和洞察力，并学习如何根据不同的任务和环境调整解决问题的方法。

（二）足作为感觉信息输入的作用

　　足是外周感觉传入信息的重要来源，主要用于控制和调节下肢肌肉的激活模式，尤其是在支撑相。为了保证肢体有足够的摆动以建立良好的支撑能力，足的内在肌肉起到非常重要的作用，特别是缓冲地面反作用力及激活适当的肌肉动力链。

　　髋关节的侧方控制对支撑相的骨盆稳定非常重要，尤其是支撑中期时。在支撑侧下肢，足外侧的小趾展肌和髋关节外展肌的活动有助于维持稳定。脑卒中患者该功能常减退或缺失。从支撑中期到支撑末期会通过来自足部和小腿三头肌的感觉信息进行调节。来自足底本体感受器和皮肤感受器的信息及小腿三头肌牵伸所产生的信息，是促进躯干、下肢伸展运动高效运行的重要因素。

　　良好的足跟触地是踝关节动态稳定的重要环节，从而产生踝关节选择性的背屈和跖屈动作。稳定的足跟触地对膝关节和髋关节在支撑中期选择性运动非常重要。单腿支撑相是产生和建立下一次摆动相的动能基础。临床显示，时间更长、更有力的支撑相会产生更好的摆动相。

（三）仰卧位促进核心稳定

　　对于核心不稳定的脑卒中患者，可通过仰卧位激活，同时能充分开发与步行相关的运动成分。仰卧位的核心稳定训练可在动态下完成，可以激活和强化步行的关键肌和运动模式。此外，侧卧位的姿势控制训练可为仰卧位训练做准备，尤其是建立了股四头肌与腘绳肌交互抑制的情况下。患者在坐位能够保持髋关节、膝关节伸展，踝背伸，上肢伸展，胸段选择性向后运动，头能够完成跟随运动。这标志着患者能够从侧卧位过渡到主动仰卧位。

若要完成主动仰卧位，理想的情况下应能够完成从站立到坐位到仰卧位这一连续动作，以保持和（或）获得核心稳定。主动仰卧位的具体要求：①由肌肉离心收缩控制，从站立到一个非对称性坐位，达到最佳起始位；②坐位下进行健侧腿外展训练，让躯干稳定在患侧，同时偏瘫上肢主动伸展放置；③通过健侧踝背屈的启动，促通健侧髋外展，以获得一个非对称性的长坐位；④建立在长坐位下的主动控制的躯干，使核心稳定肌群能够交互支配，再转为仰卧位；⑤上肢够取动作可以促进理想的核心稳定。

仰卧位时，对头、颈和肩关节的对线排列以及背部伸肌长度的关注比任何核心肌或下肢肌群的激活都更重要。提高核心稳定的积极作用在于：①增强躯干垂直方向的节律运动；②促进髋关节伸展，利于足跟触地；③增加步长。

（四）通过激活足部完成单腿站立

脑卒中导致支撑相容易出现各种问题，原因包括：①支撑侧躯干 APA 功能降低或缺失；②足的皮质脊髓束兴奋性经常降低；③踝策略缺失导致胫骨前移的控制减弱；④股四头肌和腘绳肌的交互抑制作用降低；⑤髋和骨盆伸展无力，使骨盆向支撑腿侧侧向移位过大，因此支撑中期很不稳定；⑥感觉输入缺失和感觉知觉减弱。皮质脊髓束损伤会导致足内在肌的长时间无法激活，通过足趾选择性屈曲和伸展来重建姿势稳定对改善卒中步态具有重要作用。

临床观察表明伸趾有助于踝关节选择性背屈，小趾展肌的张力也起到相同作用。小趾展肌是足部运动控制的一个重要组成部分，因为它承受着外侧缘的重量，并有助于腓骨长肌产生足外翻，这对于步行的启动和足廓清很重要。比目鱼肌作为拮抗肌，其长度短缩及力量不足将导致踝关节背屈不能。无外翻且无对抗的踝背屈动作通常会产生足内翻，这是由无对抗的胫前肌过度紧张造成，大脑皮质参与驱动时更是如此。

因此，激活足部对改善脑卒中后异常步态具有重要意义，尤其是支撑相。具体治疗要点：①提供足的感觉信息输入；②为了足的选择性收缩，牵伸足的固有肌肉；③改善距小腿关节的力线；④激活腓肠肌，增强比目鱼肌的离心控制；⑤促进踝策略。

（五）步行启动的处理

为了更好地启动步行，可让患者后退一步，这个动作有许多优点。在治疗中，将上肢放置于够取范围内并予以适当的支撑，这样可以促进躯干双侧的主动伸展。骨盆中立位有利于核心肌群的稳定，为髋关节和膝关节的伸展提供姿势基础。

按时间关系记录髋关节、膝关节的伸展以反映步行模式。踝背屈动作会影响股四头肌与腘绳肌的交互抑制作用，并有利于神经长度适当延长。踝背屈的牵伸治疗有助于改善本体感觉输入。

脑卒中患者常通过过度使用视觉的代偿方式（如低头）来确认脚的位置。后退一步的好处在于排除了视觉代偿，可以发展成双重任务，有利于发展出自动化步行。这种姿势的稳定性可以帮助增加患者的步长。

　　此外，迈出第一步，并且针对性地改善摆动相，可通过如下措施实现：①建立有效的支撑相；②控制骨盆向支撑侧的侧向移动，以便由选择性的髋关节屈曲来启动摆动相；③加强髋关节的离心控制，使膝关节开始伸展；④充分的肌肉和神经长度有利于获得足够的步长，为更好地足跟触地激活踝背屈。

　　人类步行需要通过肌肉向心收缩和离心收缩交互作用以实现高效的向前运动模式。脑卒中导致的各种功能障碍，如瘫痪和无力等，可能会限制步行所必需的控制能力，而肌肉痉挛和肌肉长度缩短等问题则可能导致步行效率低下。用于改善步行向前迈步的策略，是基于在步行中能量来自腓肠肌在支撑末期时的推动和髋部屈肌在摆动初期时拉动的整合作用来考虑的。治疗师可在稳定患者躯干的前提下，稳定髋部，进行踝部交互控制的训练，以提高步行向前的效率。

（六）建立单腿站立，从高坐位到单腿站立

　　脑卒中急性期，绝大多数患者会自然依赖其健侧。如果不加干预或者康复治疗时采用代偿的方法，那么患侧很难恢复到正常运动模式。脑卒中后，健侧单腿支撑时间变长，而患侧单腿支撑时间变短。因此，应采取必要的训练增强双侧单腿支撑的对称性和稳定性。从高的位置坐下来时优先使用偏瘫侧是训练单腿支撑的一个重要方面，单腿支撑是交互步行模式的基础。

　　对神经功能障碍患者来说，踝关节主动背伸使足跟初次触地非常重要，这样可以获得良好的触地感觉并且可以交互抑制普遍存在的跖屈过度。在习得性异常步行模式的情况下，适当拉长内侧腘绳肌和阔筋膜张肌是很有必要的。为了激活股四头肌的远端从而使股直肌近端肌肉长度延长，治疗师需要关注从膝关节到足部的对线以及髌骨的稳定。患者在较高位置上能够控制髋关节伸展，这需要依赖近端的腘绳肌和臀肌，也反映了支撑相中期所需要的选择性运动。

（七）步行过程中上肢摆动的改善

　　在进行坐－站转移、步行等相关活动时，上肢和下肢运动往往是相互影响的。通过上肢和手臂运动以影响肢体间协调可改善许多患者群体的步态，包括帕金森病、脑卒中和脑瘫患者。因此，基于 Bobath 技术的步态分析与治疗常将上肢考虑在内。治疗师可通过促通躯干的旋转稳定，进一步促通步行过程中上肢摆动，以改善上肢和下肢的协调性，使角动量归一化，减少步态过程中的能量消耗。此外，手臂摆动的改善有助于踝关节稳定性，从而促进步态稳定。在核心稳定的前提下，积极增加手臂摆动幅度可改善脑卒中和帕金森病患者的步态。对于情况较好的患者来说，在跑步机上进行步态训练时，滑动扶手可用来增强手臂的摆动。与固定扶手相比，滑动扶手增加了下肢肌肉的活动，减轻了上肢的负重。

第四节 Bobath 技术在上肢问题中的应用

手是人感觉及精细运动的主要器官，需要足够的手功能才能完成日常生活活动，如个人卫生、进食、穿衣、写字甚至肢体表达。脑卒中后患者上肢运动控制障碍、痉挛、疼痛、感觉输入障碍及协调性差，这些问题会影响患者完成日常生活活动。

一、上肢运动分析

上肢主要有感觉探索、支持、运动三大功能。感觉探索指上肢通过各种感觉输入，感知周围物体，并对周围环境进行摸索。支持指上肢在坐位、站立或步行时，帮助支撑身体，也可以通过扶持座椅、助行器、栏杆等以稳定躯体，同时具有保护性伸展和维持平衡的能力。运动指上肢通过肌肉关节活动完成特定任务，如抓握、够物、手势等。

上肢运动的重要理念如下。

1. 协同运动

协同运动指神经系统控制不同肌肉同时工作以表现某个行为或完成某个任务，如写字的行为，需要肩、肘、腕的肌肉同时作用，而非单个肌肉的运动。正常情况下协同运动可以随意调整，具有一定的时间顺序，以适应不同任务对运动的需求。虽然上肢和手分别参与够取和抓握两个任务，但在时间和空间上是协同的一个单元，上肢和手相互协调，产生整体的运动，当上肢和手协调障碍时，将无法完成任务或完成任务费力。

2. 肩肱节律

肩关节为全身最灵活的球窝关节，肩关节的巨大活动范围由以下几个关节完成：胸锁关节、肩锁关节、肩胛胸壁关节和盂肱关节。上肢上举这一动作要求肩胛骨保持最佳的肌肉长度-张力关系，以及和盂肱关节的偶联。早期研究提出了肱骨上抬的角度与肩胛胸壁关节前伸的角度是恒定的 2∶1 关系，即在冠状面外展时整个肩关节复合体的运动过程中，盂肱关节上举的同时伴有肩胛胸壁关节的上旋，比例大约为 2∶1，也就是说 180°的外展需要 120°的盂肱关节外展和 60°的肩胛胸壁关节上旋，也就是肩肱节律。肩肱节律使上肢活动范围更加充分的同时，也保持了肩关节的稳定性。

3. 姿势控制

姿势控制指控制身体在空间的位置以达到稳定性和方向性，从生物力学的角度指个体在基准平面上的重心移动最小化的能力。人在各种姿势下执行任务都需要全身肌肉的收缩来对抗重力并维持直立。躯干稳定性是上肢运动的先决条件，只有在躯干稳定的前提下，上肢才能获得活动的自由性。近端稳定性对上肢功能来说必不可少。上下躯干的动态稳定及肩胛骨在胸廓的稳固，允许上肢离开身体，允许手完成够取。这从根本上说明了姿势控制的重要性。研究指出在够取任务中，下肢和躯干肌群先于上肢肌群激活。

二、脑卒中的主要上肢问题

脑卒中后，对侧上肢会出现明显的运动功能障碍，包括无力、痉挛和异常的关节力矩模式导致屈曲协同。下面将对脑卒中的主要上肢问题进行探讨。

（一）无力

脑卒中后，中枢神经系统运动传出纤维中断，导致无力或瘫痪。瘫痪指身体一部分或多部分失去随意运动的能力，通常是由中枢神经系统（脑或脊髓）或外周神经系统的损伤或疾病导致。运动指令的缺乏导致机体不能同时募集大量的运动单元或足够的放电频率。上肢不能上举、抓握，传出纤维完全阻断导致的无力或瘫痪，上肢功能的恢复将较差。

（二）痉挛

有学者认为在痉挛早期，失神经支配导致反射介导机制占主导地位，而随着肌纤维继发性改变和神经组织的逐步修复，后期则发展为以肌源性痉挛为主。这可能解释了在痉挛后期，部分患者出现关节挛缩等现象。脑卒中后上肢及手的痉挛直接影响其功能，影响上肢单个关节的活动及上肢的运动模式（抓握时，会因为痉挛产生不适当的力度，以及无法放下物品，导致不能自由抓握）。痉挛后期还可能出现关节挛缩。挛缩是由肌源性组织（如肌肉、筋膜等）的痉挛（非自主反射性收缩）引起的并发症，影响关节活动度，伴随畸形、废用、疼痛等。

（三）共同运动

共同运动指人体上运动神经元损伤如脑卒中后表现出的异常协同行为。脑卒中后典型的表现是，大多数患者失去了控制独立关节运动的能力。上肢最主要的行为是"屈曲协同"，具体表现为患侧上肢的肩关节外展和肘关节屈曲之间的异常联合，伴随出现前臂旋后、腕关节和指屈曲。随着疾病的恢复，上肢逐渐出现分离运动，但患者也可能停留在共同运动时期。

（四）联合反应

联合反应指偏瘫时，患侧肢体无随意运动，但当执行困难或紧张的意向运动时，健侧或患侧其他肢体肌肉用力收缩，其兴奋可波及患侧肢体，引起无意识和无功能性的自发肌肉收缩。联合反应是在中枢神经系统损伤后，个体尝试与环境发生作用时，神经重组后出现的行为改变。例如，偏瘫患者尝试在不安全的地面上步行时，上肢出现异常屈曲的行为。上肢联合反应与环境（不安全的地面）和任务（步行）相关。

（五）肩肱节律改变

脑卒中后肩肱节律发生了变化。神经系统损伤非常复杂，肩肱节律的改变与姿势控制和上肢运动模式协调有关。早前研究发现，上肢在负重时，肩肱节律的比值变为

4.5:1，肩胛骨必须提供更大的力量保证稳定。影响肩肱节律的因素有很多，包括代偿运动，上肢运动时，出现躯干和肩胛带的代偿运动，导致肩肱节律破坏；肩胛胸壁关节的稳定性和活动性受损，关节本身的问题致使肩肱节律异常；上肢够物活动时，启动失败，肌肉激活的顺序和模式发生变化；关节活动度受限也是原因之一。神经损伤患者由于肌肉张力和协调能力改变，导致肩肱节律破坏，关节活动度受限，造成肩痛，影响后续康复。

（六）姿势控制障碍

姿势控制在上肢运动中产生重要作用，核心稳定是上肢活动的基础，躯干的预期姿势调整使上肢活动更加容易。脑卒中后，躯干的运动控制受到影响，出现无力和痉挛。躯干功能障碍导致核心不稳，在不稳定的条件下运动上肢会加重痉挛，诱发联合反应，限制上肢的自由运动。相应地，上肢的异常运动和负重会反作用于躯干，使躯干控制障碍加重。而躯干预期姿势调整的缺失或延迟，会导致患者的上肢活动更加费力。

三、脑卒中上肢功能评估

（一）一般情况

患者一般情况，包括年龄、性别、家庭等基本信息；既往病史，既往是否存在手功能障碍；现病史，整个病程中，有没有进行手功能康复，接受了何种治疗；影像学检查、实验室检查等医学检查结果，包括头部 MRI、神经电生理检测、CT 等；患者的兴趣爱好、工作类型、经济情况、治疗意愿及配合程度；患者自身的期望。

（二）上肢感觉评估

评估项目包括浅感觉、深感觉和复合感觉、本体感觉和实体觉等。评估部位有肩、肘、腕、手，患侧与健侧均需评估。浅感觉检查可分别用大头针、冷热水试管和棉签触碰患者皮肤，询问患者的感受来检查痛觉、温度觉和触觉。深感觉包括运动觉、位置觉和震动觉。复合感觉涉及大脑的整合，在浅感觉和深感觉均正常的情况下才需进行检查，包括实体觉、两点辨别觉和重量觉等。

（三）上肢运动功能评估

根据损伤部位、范围及程度的不同，针对患者功能障碍进行单方面或多方面评估。①运动模式的评估，评估患者的共同运动和分离运动情况，包括肩、肘、腕、手，评估构成复合运动的分离运动，能更灵敏地反映功能障碍情况和治疗效果。②上肢功能评估，包括利用上肢完成日常活动、工具活动的评估，以及完成简单功能活动的评估，如将手放到头顶、够物等活动，以此来分析运动并判断上肢功能障碍的严重程度。③手功能评估，手的运动学分析主要包括速度、功效、效率、精确度、稳定性、控制策略及功能性关节活动度等，还可以通过让腕关节、手指做一些功能活动的动作来进行评估，如抓握饮料瓶、抓握钢笔、侧捏钥匙。

四、脑卒中上肢问题的治疗策略

随着病情发展，上肢功能障碍往往自发加重，这是一种习得性废用现象，因此及时进行康复治疗有利于上肢功能障碍的恢复。早期康复治疗对后续恢复产生巨大影响，可激发最大康复潜力。目前，脑卒中后上肢问题干预方式有多种。

（一）体位摆放

上肢的体位摆放在早期就应该进行。手的姿势应保持在拱形或手的功能位，并保持其关节活动度。

（二）强制运动疗法

基于习得性废用理论，由于神经系统损伤，患侧上肢不能使用，患者习惯使用健侧上肢以完成日常活动，患侧的不使用会被强化，导致废用加重。这可能发生在偏瘫早期，也可能发生在回归家庭阶段。强制运动疗法是最大限度地限制健侧肢体的使用及集中反复训练患侧上肢功能。这同样是用 Bobath 技术设计治疗方案时需考虑的重要因素，在训练时尽可能使用患侧上肢。

（三）感觉刺激

早期感觉的恢复非常重要，感觉的恢复有利于患者空间定向及对环境的探索，感觉刺激有助于运动的恢复。可以通过改变手功能训练物品的材质，对患者精选感觉再教育；也可以利用温度刺激，通过冷热水交替刺激激发肌肉收缩；还可以通过关节挤压等本体感觉刺激，缓解肢体张力。

（四）强化训练

强化训练对手功能恢复非常重要。可以对上肢及手的关键肌肉进行力量训练，适当使用感觉刺激，如训练腕伸肌时可以对其进行擦刷。需要注意的是，应该避免错误的运动模式，以及不必要的代偿活动。诱导正确运动模式下强化力量（手指屈伸和前臂旋前旋后的力量），或者进行协调训练，或引导选择性运动。

（五）任务导向性训练

任务导向性训练让患者尝试完成功能性任务，而不是让他们反复进行常规训练来引导学习，如在正确的引导下通过够取任务练习上肢伸展。日常生活活动中其他上肢任务在适合的、明确的管理下，如洗手动作，都可以加强患者的感觉体验。选择任务时要考虑以下几个要素：运动成分可以训练手的力量；运动成分可以训练姿势控制；限制或约束活动度，防止代偿活动；目标的大小、形状和重量要适合；需要强调视觉的作用；非视觉的实体辨别和操作；需要考虑环境因素；言语指令帮助完成目标和提高积极性。

（六）双侧上肢训练

双侧上肢训练是两侧肢体独立执行同一时间和空间的运动模式。研究表明，单侧运动会抑制同侧大脑半球的神经可塑性，而对称的双侧运动会激活两个大脑半球相似的神经网络，减少半球间的抑制并促进患侧肢体功能恢复，从而增强神经可塑性。利用Bobath技术设计双侧上肢的执行任务，如利用游戏手柄进行双手操作，完成简单的游戏任务。

（七）运动想象疗法

运动想象疗法（motor imagery therapy，MIT）是一种有意识的过程，通过创建动作的想象而无意执行该运动，从而诱发与实际运动输出有关的肌肉活动。MIT是认知方法，不是强迫患者学习新技术，而是引起神经变化，以便重新获得在患病前已会的运动技术或模仿他人的动作。此外，MIT可应用于脑卒中康复的每个阶段，即使是在肌无力状态下，使患者能够更早开始康复训练。MIT不受时间、地点的限制，患者可以自主进行安全有效的想象康复训练。

第五节　基于 Bobath 技术的 24 小时康复管理

24小时康复管理是由医师、治疗师、护士共同评估，找到患者康复问题的主线，在照护者和患者的参与下，通过个性化、基于患者康复问题及目标为导向的功能状态的康复管理模式，根据患者的康复目标对患者进行24小时康复管理。24小时康复管理的关键因素如下。

一、姿势管理

姿势控制对于康复是至关重要的，患者通过提高姿势稳定性和定向力，实现与环境互动。当考虑到整体或身体局部的姿势时，应该认识到主动的姿势控制是选择性动作的基础。姿势控制及功能的恢复受到坐位及站立姿势、合理的对位对线、对线调节能力等因素的影响。手法治疗、转移和在相应环境内移动的方式会使得患者在康复各阶段取得进展。

现有研究已证明，脑卒中后48小时内常规的早期站立对机体内稳态是安全的。这对于急性期脑卒中患者很关键，因为早期站立对促进姿势张力的恢复是很重要的，这样可以增强感觉信息输入和姿势定向力，同时也维持健侧的正常状态。在24小时姿势管理中，需要进行一部分时间的站立姿势维持。

环境因素在姿势管理中也非常重要。环境设置中，需要考虑到患者的成就感和主动参与性，也必须考虑到患者的认知与知觉障碍。治疗师利用不同的房间、不同材质的桌椅、不同噪声环境等，对患者进行训练，让他们体会不同环境中的姿势控制，解决其空间、视觉和知觉障碍。随着运动表现的改善，患者逐渐适应了原来的环境，这时需要设置更具挑战性的环境。

　　当患者变得越来越独立时，需要考虑患者的安全问题，同时保证动作代偿的程度不影响康复疗效。在某种任务过程中，减少或撤销对患者的促通，可以允许患者犯错、认识错误、改正错误，以更好地实现任务目标。促通的各种因素不仅影响患者和治疗环境，而且影响患者所追求的功能目标选择，这个目标选择必须是现实且有意义的。

二、体位转移

　　体位转移是患者从一种姿势到另一种姿势的过程，具体包括：床上转移活动、卧位到床边坐位转移、坐-站转移。体位转移原则：①水平转移时，稳定相互转移的 2 个平面，2 个平面的高度尽量一致，2 个平面尽可能靠近。②床垫和椅面应有一定的硬度。③辅助者应熟知患者病情；辅助者和患者充分信任对方；辅助者不是仅依靠体力，而是需要掌握一定的技巧；患者必须穿防滑的鞋子或赤脚；辅助者的指令应简单、明确。④转移过程中，辅助者要防止意外发生，注意患者突然或不正常的动作。⑤患者能够独立转移时，尽量提供最少量帮助或者不提供帮助；被动转移作为最后选择的转移方法。⑥随着患者功能的恢复，辅助者提供的帮助应减少。

（一）坐-站转移

　　坐-站转移是常见的日常活动之一，社区居民每天大约会进行 60 次坐-站转移。脑卒中后偏瘫患者由于半侧高级中枢神经系统损坏，对侧躯体运动功能受损，极易在坐-站转移过程中跌倒。研究认为，脑卒中患者，尤其是脑卒中发作时跌倒的患者，需要更长时间完成坐-站转移，原因是脑卒中患者在坐-站转移过程中需要更长的时间来稳定 COM 摆动。偏瘫患者在自然足位和对称足位下进行坐-站转移时，躯干在冠状面上会向健侧偏移。偏瘫患者患侧肢体的肌力、协调性、运动控制能力下降，因此，在日常生活中会自发性减少患侧肢体的使用，从而造成这种偏移。可以进行坐-站转移训练，患侧足置后足位并不会降低患者坐-站转移过程中的稳定性，具有较好的安全性。在坐-站转移过程中利用桌子等辅助，可以减少坐-站转移时间和压力中心的横向摆动，增加坐-站转移的安全性。患侧足置后的坐-站转移强化训练与双足对称的坐-站转移强化训练相比，更有利于运动时间、Berg 平衡量表分数和 COM 摆动等参数的改善。

（二）床上转移活动

　　从仰卧位到患侧卧位：仰卧，双髋双膝屈曲，双上肢 Bobath 握手，肩上举 90°，健侧上肢带动患侧上肢先摆向健侧，再反方向摆向患侧，借摆动的惯性翻向患侧。

　　从仰卧位到健侧卧位：仰卧，健侧足置于患侧足下；双手 Bobath 握手，肩上举 90°，利用上肢左右摆动的惯性和躯干的旋转惯性向健侧翻身。

　　床上卧位移动：仰卧，健侧足置于患侧足下；健侧手将患侧手稳定于前胸；健侧下肢将患侧下肢抬起向一侧移动；健侧足和肩同时用力支起臀部，将臀部移向同侧；再将头、肩移向同侧。

（三）卧位到床边坐位转移

患者侧卧，双膝屈曲。辅助者将患者双腿放于床边，然后一只手托着位于下方的腋下或肩部，另一只手按着患者位于上方的骨盆或两膝后方，指导患者向上侧屈头部；辅助者抬起患者下方的肩部，以骨盆为枢纽转移成坐位。

三、综合管理

首先对患者进行评估，之后，康复团队通过临床推理来讨论和制订患者的 24 小时时间表，并监督实施情况。需要根据患者的障碍程度和治疗目标评估患者的个人需求。例如，早晨起床，需要设计翻身，从卧位到坐位的体位转移任务；穿衣任务需要手臂的伸展，系扣子或鞋带任务需要精细的手功能；进食任务需要上肢和手的精细功能。照护者适当进行协助和诱导，促进功能活动的同时，可以帮助改善患者上肢运动功能，促进恢复。通过临床推理来规划治疗干预顺序，仔细安排日程计划表。由于临床推理规划能够提供更多练习的机会，患者通常能直接完成功能动作。例如，单侧忽略的患者，先对偏侧手进行刺激和作业治疗后，再完成进食。将这些技巧整合在一起，以完成一个最终的功能目标，这应该是一个很理想的方法。同样，当患者在物理治疗环节获得更好的姿势控制、头颈对线和坐位平衡后，再让其参与言语治疗。这样的日程安排是最佳的，可增加训练机会并取得治疗效果。通过团队合作和临床推理，患者将取得最佳康复疗效。

24 小时康复管理中还需要考虑休息时间，患者必须有足够的休息时间，以便在一天之中调整自己的进度，保持姿势控制和训练所需的精力。患者应该避免出现过度疲劳，疲劳因素也是管理方案中需要着重考虑的。

（卞荣　江汉宏　吴远　张静）

参考文献

[1] Kerr A, Dawson J, Robertson C, et al. Sit to stand activity during stroke rehabilitation [J]. Top Stroke Rehabil, 2017, 24 (8): 562-566.

[2] Liu M, Chen J, Fan W, et al. Effects of modified sit-to-stand training on balance control in hemiplegic stroke patients: A randomized controlled trial [J]. Clini Rehabil, 2015, 30 (7): 627-636.

[3] Pollock A, Gray C, Culham E, et al. Interventions for improving sit-to-stand ability following stroke [J]. Cochrane Database Syst Rev, 2014 (5): CD007232.

[4] Vaughan-Graham J, Patterson K, Brooks D, et al. Transitions sit to stand and stand to sit in persons post-stroke: Path of centre of mass, pelvic and limb loading-A pilot study [J]. Clin Biomech (Bristol, Avon), 2019, 61: 22-30.

[5] Noh H J, Kim C Y, Kim H D, et al. Changes in muscle activation and ground reaction force of the lower limbs according to foot placement during sit-to-stand training in stroke patients [J]. Am J Phys Med Rehabil, 2020, 99 (4): 330-337.

[6] Li T C, Tu K H, Shiue H S, et al. Effects of cane use and position on performance

of the sit-to-stand task in stroke patients [J]. Am J Phys Med Rehabil, 2018, 97 (7): 476-481.

[7] Na E, Hwang H, Woo Y. Study of acceleration of center of mass during sit-to-stand and stand-to-sit in patients with stroke [J]. J Phys Ther Sci, 2016, 28 (9): 2457-2460.

[8] Lee T H, Choi J D, Lee N G. Activation timing patterns of the abdominal and leg muscles during the sit-to-stand movement in individuals with chronic hemiparetic stroke [J]. J Phys Ther Sci, 2015, 27 (11): 3593-3595.

[9] Han J, Kim Y, Kim K. Effects of foot position of the nonparetic side during sit-to-stand training on postural balance in patients with stroke [J]. J Phys Ther Sci, 2015, 27 (8): 2625-2627.

[10] Kerr A, Clark A, Cooke E V, et al. Functional strength training and movement performance therapy produce analogous improvement in sit-to-stand early after stroke: Early-phase randomised controlled trial [J]. Physiotherapy, 2017, 103 (3): 259-265.

[11] Pelicioni P H S, Pereira M P, Lahr J, et al. Biomechanical analysis of sit-to-walk in different Parkinson's disease subtypes [J]. Clin Biomech, 2020, 75: 105010.

[12] 毕胜，燕铁斌，王宁华. 运动控制原理与实践 [M]. 北京：人民卫生出版社，2009.

[13] 刘钦刚，江山. Bobath 观念与神经康复 [M]. 西安：世界图书出版公司，2017.

[14] Ma H I, Lin K C, Hsieh F H, et al. Kinematic manifestation of arm-trunk performance during symmetric bilateral reaching after stroke: Within vs. beyond arm's length [J]. Am J Phys Med Rehabil, 2017, 96 (3): 146-151.

[15] 卞荣，高强. Bobath 理念神经康复的理论与临床实践 [M]. 南京：江苏凤凰科学技术出版社，2020.

[16] Schrafl-Altermatt M, Easthope C S. Cooperative hand movements: Task-dependent modulation of ipsi-and contralateral cortical control [J]. Physiol Rep, 2018, 6 (10): e13581.

[17] Khanafer S, Sveistrup H, Levin M F, et al. Age differences in arm-trunk coordination during trunk-assisted reaching [J]. Exp Brain Res, 2019, 237 (1): 223-236.

[18] Takakusaki K. Functional neuroanatomy for posture and gait control [J]. J Mov Disord, 2017, 10 (1): 1-17.

[19] Kocyigit B F, Akaltun M S. Assessment of responsiveness of four hand-related scales in stroke patients [J]. Acta Neurol Belg, 2021, 121 (6): 1633-1639.

[20] Michielsen M, Vaughan-Graham J, Holland A, et al. The Bobath concept-a model to illustrate clinical practice [J]. Disabil Rehabil, 2019, 41 (17):

2080－2092.

[21] Mehrholz J, Thomas S, Elsner B. Treadmill training and body weight support for walking after stroke [J]. Cochrane Database Syst Rev, 2017, 8 (8): CD002840.

[22] Ward N S, Brander F, Kelly K. Intensive upper limb neurorehabilitation in chronic stroke: outcomes from the Queen Square programme [J]. J Neurol Neurosurg Psychiatry, 2019, 90 (5): 498－506.

[23] Mentiplay B F, Clark R A, Bower K J, et al. Five times sit-to-stand following stroke: Relationship with strength and balance [J]. Gait Posture, 2020, 78: 35－39.

第十三章　本体感觉神经肌肉促进技术

第一节　概述

一、定义

本体感觉神经肌肉促进技术（proprioceptive neuromuscular facilitation，PNF）的基本观点是通过刺激本体感受器来增强神经肌肉的功能。本体感觉是通过肌肉牵张、肌腱张力、关节位置和深部震动觉提供信息，在肌梭、高尔基腱器、关节感受器与中枢神经系统之间形成一个反馈回路，提供持续的关于身体空间位置及活动结果的信息。神经肌肉活动是根据不同情景做出必要的动作或反应，取决于不同的环境条件。促进功能恢复是治疗师的主要目标之一，治疗方案因人而异，全面评估每个患者是制订治疗方案的必要过程，也是完成任务最有效的方法。

二、本体感觉神经肌肉促进技术治疗理念

PNF 治疗理念是评估和治疗的基础，既会影响治疗师，也会影响患者。PNF 治疗理念有以下五种。

（一）积极的方法

治疗的方法总是积极的，加强患者在躯体上、心理水平上能完成的活动。评估和治疗过程没有疼痛，根据患者的情况，循序渐进，采用直接和间接治疗方法。评估也是积极的，为成功治疗做充分准备。

（二）功能性方法

在身体结构、功能、活动和参与几个层面进行治疗，制订以功能和活动为导向的评估和治疗方案。治疗的主要目标是帮助患者获得最高水平的功能活动和参与能力。

（三）动员残余功能

所有患者都有尚未被开发的潜能，治疗师应始终把注意力放在发掘患者的潜能上，提高患者对自身潜能和资源的认识。高强度重复训练和变量（姿势、活动和环境的变

换）会对治疗产生序贯性的影响。支持性训练计划（如家庭训练计划、家居环境设置等）将强化患者的主动训练，使其主动参与运动学习和自我训练。

（四）考虑整体

PNF 是整体的方法，每种治疗都是直接针对整个人及其环境，包括个人的、身体的、物质的、社会的、情感的和经济的因素，而不是指向某一个特殊问题或身体的某一部分。

（五）运动控制、运动学习的原则、循证与实践

1. 运动控制

运动控制是对受中枢命令和脊髓反射控制的姿势和运动的学习，组织患者已经存在的活动或已经学习过的活动。

运动控制的 4 个阶段如下。

（1）活动性：能采取一个姿势并开始一个活动。

（2）稳定性：稳定一个新的体位并控制重心。远端肢体完成功能活动时，需要离心控制及主动肌和拮抗肌的协同收缩。

（3）受控制的活动性和在稳定基础上的活动性：活动可以在稳定体位的每一个点上得到控制。例如，肩胛胸壁关节和盂肱关节，若前者不稳定，那么后者就无法平滑运动。

（4）技能：所有的运动都成为可能，身体的所有部分都能运动，并在所有的方向上得到控制（近端肌肉受皮质下中枢控制，远端肌肉受皮质控制；肢体近端稳定，远端完成操作性的任务）。

2. 运动学习

运动学习是一系列与实践或经验相联系的过程，这些实践和经验可引起相对持久的反应能力的改变。

运动学习的 3 个阶段如下。

（1）认知阶段：在这个阶段，患者对运动的知觉对于重获皮质代表区是十分重要的。学习需要认知的参与才能起作用。每一步都需要被感知并被描述。

（2）联想阶段：在这个阶段，通过反复的尝试选择最好的策略。患者必须被允许犯错，或观察其他人犯同样的错误，并且认识到这是否是获得运动目标的最佳运动策略。治疗师必须给予患者真实而具有建构性的反馈和分析，使患者可以判断哪一运动策略最佳。

（3）自主阶段或自动化阶段：在这个阶段，患者可能将注意力转移到其他不同的任务中，不必集中精力于单个任务。治疗师必须构建相关的情形，使患者在这种状况下学习，并且变换任务以满足真实生活的需要。

3. 循证与实践

在现代社会，我们提供给患者的治疗应该满足循证医学（evidenced－based medicine，EBM）的需要，并且能用循证实践（evidenced－based practice，EBP）来解释。这意味着必须提供治疗有效的证据。

三、基本神经生理学原理

（1）后续效应（after discharge）：一个刺激的作用可持续到该刺激停止之后。如果刺激的强度和持续时间增加，后续效应也增加。比如在维持一段时间的静止收缩之后，会感到力量增加，这就是后续效应的结果。

（2）时间总和（temporal summation）：一段时间（短时间）内连续的弱（阈下）刺激组合（总和）以引起兴奋。

（3）空间总和（spatial summation）：同时作用于身体不同区域的弱刺激互相加强（总和）以引起兴奋。时间和空间总和可以组合以获得更大的活动。

（4）扩散（irradiation）：反应的传播和强度的增加，产生于刺激的数量或强度增加时。该反应既可以是兴奋性的，也可以是抑制性的。

（5）连续诱导（successive induction）：主动肌兴奋性增加发生于刺激拮抗肌（收缩）之后。

（6）交互支配/抑制（reciprocal innervation/inhibition）：肌肉收缩的同时伴随着对拮抗肌的抑制。交互支配是协调运动必要的成分。放松技术会利用这种特性。

四、基本原则与程序

（一）视觉刺激

1. 定义

患者通过目光接触、追踪来控制其运动。视觉反馈有助于增加协调性、肌力和稳定性，从而促进肌肉活动。

2. 主要目标

（1）从协调性、肌力和稳定性方面刺激肌肉。

（2）治疗师应用的刺激适当。

（3）刺激不引起疼痛。

（4）提供一个交流途径，有助于达到协调的互动。

患者使用视觉反馈有助于控制和校正其体位和运动。眼睛的移动将影响头部和身体的运动。

（二）言语刺激

1. 定义

用言语指令告诉患者做什么及何时做。

2. 主要目标

（1）引导运动的开始或肌肉收缩。

（2）影响肌肉收缩的力量或影响肌肉放松。

（3）提高患者的注意力。

（4）帮助患者学习新的功能活动。

治疗师必须始终记住指令是给患者的，而不是被治疗的那部分身体的。指令必须简明扼要，没有赘言。指令可以和来自患者的被动运动及视觉刺激相结合，以实现期望的运动。指令的音量会影响肌肉收缩的力量，当要加强肌肉收缩时，治疗师应给予大声的指令；当目的是放松或解除疼痛时，要用较柔和及平静的指令。

指令的时机与治疗师的手及阻力之间的协调是非常重要的。指令时机引导运动和肌肉收缩的开始。指令时序帮助患者校正运动或稳定。

在使用牵张反射时，指令时机也很重要。在牵拉肌肉链之前应立即给予开始的指令，以协调患者的意识作用与反射。应该反复给予运动指令以鼓励患者用更大的力量或改变运动方向。

当我们改变阻力的方向时，反转技术、指令和肌肉活动之间正确的时机是非常重要的。治疗师换手前要给予预备指令，治疗师在新的方向上应用阻力时要给予运动指令。

指令分为三部分：①预备，患者准备好活动。②活动，告诉患者开始活动。③校正，告诉患者如何校正和调整活动。

（三）触觉刺激

1. 定义

治疗师手的抓握能刺激患者皮肤感受器和其他压力感受器，这种接触给予患者有关运动正确方向的信息。

2. 主要目标

（1）改善肌肉活动。

（2）当用于躯干时，促进躯干稳定。

（3）提供信心和安全感。

（4）促进触觉－运动觉的知觉。

治疗师使用蚓状肌抓握（图 13-1-1）。该抓握的压力来自掌指关节的屈曲，能使治疗师很好地控制患者的运动而不会因挤压或给予身体骨骼的压力太大而引起患者疼痛。

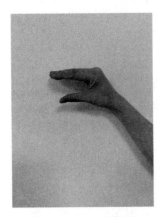

图 13-1-1　**蚓状肌抓握**

如果患者对离心肌肉活动没有控制或控制降低，如从站立到坐位，治疗师可以通过向下、向后的力压在患者的髂嵴上面，给予他运动目标方向的运动觉信息。如果某些肌肉表现的协同活动太少，治疗师可以通过触觉刺激促进所需要的肌肉活动。患者有需要触觉刺激的地方，治疗师都应该给予触觉刺激。对于患者来说，其目标是能自己控制活动。如果需要以其他方式解决患者的问题，治疗师可以改变正常的抓握方式。

（四）最佳阻力

1. 定义

活动中给予的阻力大小必须根据患者的能力和活动目标而定。

2. 主要目标

（1）促进肌肉收缩。
（2）改善运动学习。
（3）改善知觉和运动控制，增强肌肉力量。

因阻力而产生的主动肌肉张力是最有效的本体感觉促进，促进的程度直接与阻力大小有关。收缩肌肉产生的本体感觉反射能增强同关节及相邻关节协同肌的反应。这种促进能从近端传播到远端，以及从远端传播到近端。被促进肌肉的拮抗肌通常被抑制。如果原动肌的活动变得强烈，拮抗肌群可能也存在活动（协同收缩）。

（五）牵拉

1. 定义

当肌肉在最佳张力下被拉长时发生牵张刺激。

2. 主要目标

（1）促进肌肉收缩。

（2）促进相关的协同肌肉收缩。

肌肉链对治疗师牵拉的反应能引起牵张反射或只对这些肌肉引起牵张刺激。只有在治疗师希望促进主动的肌肉活动时，才做肌肉的牵拉。当肌肉、肌腱、骨骼或关节受伤时，禁止做某些牵拉活动。

牵张反射是由于肌肉被拉长或收缩致肌张力增加而引出的。该反射有两部分：第一部分是短潜伏时脊髓反射，它几乎不产生力，可能没有什么功能意义；第二部分称为功能性牵张反射，有一个长潜伏期，但会产生更有力的、功能性的收缩。作为一种治疗要使之有效，必须对牵拉后的肌肉收缩予以阻抗。

牵拉后肌肉产生的收缩力受患者的意向影响，因此，也受前面给予的指令影响。当训练猴子抵抗牵拉时，猴子出现运动皮质的改变和更强的反应。当让人抵抗肌肉牵拉时，同样也表现出反应增强。肌张力增加的患者，如某人患脊髓痉挛，牵拉很容易引起放松并可用于发起一个运动。而且，通过诱发痉挛模式相反方向的运动，牵拉还可用于抑制痉挛。

（六）牵引和挤压

1. 定义

牵引是治疗师对患者躯干和四肢的拉长，挤压是治疗师对患者躯干和四肢的加压。

2. 主要目标

（1）缓解疼痛、痉挛及挛缩。

（2）促进稳定，促进负重肌和抗重力肌的收缩。

牵引能刺激关节的感受器。有学者认为牵引的治疗作用是由于刺激了关节的感受器。牵引的作用还在于肌肉被拉长形成牵拉刺激，使用的牵引力应逐渐增加，直至达到需要的效果。牵引应保持于运动的始终并与阻力结合应用。

挤压同样也会刺激关节感受器。挤压后的肌肉收缩同样也被认为是由于刺激了关节感受器。肌肉反应增加的另一个可能原因是肌肉收缩以抵抗因挤压而引起的体位和姿势改变。逐渐地、柔和地给予挤压能治疗疼痛且不稳定的关节。挤压还可以促进关节稳定和躯干稳定，促进负重肌和抗重力肌的收缩，促进直立反射。挤压可作用于抗阻运动的某些成分。

（七）扩散与强化

1. 定义

扩散是被刺激的神经产生的冲动的传播。治疗师通过给予强肌阻力，控制对弱肌的强化。

2. 主要目标

（1）扩散引起协同肌或运动模式中其他肌肉产生兴奋或抑制。

（2）强化目标肌肉。

适当地应用阻力能引起扩散和强化，即引起协同肌或运动模式中其他肌肉产生兴奋或抑制。这种反应在增加促进（收缩）或抑制（放松）时，可以在协同肌和运动模式上看到。该反应随刺激强度和时程的增加而增加。抗阻运动产生扩散，肌肉活动的扩散将产生特殊模式，这些模式在患者与患者之间可能不同。

增加阻力将增加肌肉反应的强度和范围，改变运动阻力或患者的体位也将改变肌肉反应。

（八）时序

1. 定义

时序指动作发生的顺序。

2. 主要目标

（1）正常时序提供连续的、协调的运动，直到运动完成。

（2）加强时序能够使强收缩的能量转向弱肌。

正常的运动需要一个平滑的活动顺序，协调的运动需要运动关系的精确顺序。功能运动需要连续的、协调的活动顺序，直到完成运动。加强顺序能使强肌收缩的能量转向弱肌。因此，PNF强调活动的时序。

正常情况下，活动的时序是从远端到近端。一个肢体的运动是以身体核心稳定为前提的。例如，在步行时腿向前运动需要躯干和对侧髋和腿保持足够的稳定，以使这一侧的腿向前迈步。研究表明，运动时序可能因任务不同而改变。

加强时序涉及正常运动顺序的改变，以加强个别肌肉或一个期望的活动。这种时序刺激的变化通过阻力和牵拉，刺激了肌肉的本体感觉反射。强肌肌力至少在良好水平时，才能得到最佳结果。

（九）身体姿势和力学

1. 定义

通过治疗师的身体和手的力线引导和控制运动或稳定。

2. 主要目标

（1）使患者以经济的、目标为导向的方式运动，而不妨碍运动。

（2）允许治疗师最佳地使用其身体重量，以避免疲劳。

治疗师的肩和骨盆应面对运动方向，手臂和手也应与运动成一线。如果治疗师难于保持适当的身体位置，则至少手臂要与运动方向保持在一条直线。

治疗师的身体姿势和力学很重要，患者接受治疗时的体位也很重要。治疗目标及其他因素会影响患者的体位。在为患者选择治疗体位时，需要的功能活动、肌张力、肌力、疼痛、患者和治疗师的稳定性都是需要考虑的因素。患者应该舒适地坐或卧，并且要靠近治疗台的边沿。治疗师站在患者的侧面，在这里治疗师能给患者提供充分的安全感和稳定感。

（十）模式

1. 定义

三维肌肉收缩的协调组合。

2. 主要目标

（1）促进和增强肌肉反应。

（2）促进的模式是 PNF 的基本程序之一，具体内容参见本章第二节。

通常不孤立地应用单个原则和程序，为了治疗效果应相互重叠和相互补充。例如，为了保证牵张反射的效果，必须使用阻力，阻力的作用随治疗师身体姿势和手法的方向而改变。这些对获得患者最大反应非常重要。

五、基本技术

（一）主动肌技术

1. 节律性启动（rhythmic initiation）

（1）特点：在要求的范围内做节律性运动，开始做被动运动，逐步转向主动辅助、抗阻运动，最后独立运动。

（2）目的：帮助运动启动，改善协调和运动感觉，促进运动速度正常化，帮助患者放松。

（3）适用范围：启动运动困难，运动过慢或过快，运动不协调或运动缺乏节律性（即共济失调或者动作僵硬），肌张力或使肌张力异常，全身紧张。

（4）操作步骤：①治疗师开始在关节活动范围内使患者做被动运动，通过下达语言指令的速度来确定节律。运动的预定目标可以通过听觉、视觉和触觉信息输入传递给患者，这样患者就可以在被动运动中有意识地担当主动角色。②让患者向要求的方向做主动运动，返回运动由治疗师来完成。③治疗师主动施加阻力，用指令让患者保持节律。④结束时患者应该能独立做该运动。

2. 等张组合（combination of isotonic）

（1）特点：一个肌群（主动肌）的向心性收缩、离心性收缩及稳定性收缩组合，全程无放松。治疗时，从患者肌力或协调最好的地方开始。

（2）目的：促进运动的主动控制，增强协调，增加主动活动度，增强肌力，离心运动控制的功能性训练。

（3）适用范围：离心性收缩的控制降低，主动关节活动范围减小，协调或向期望方向运动的能力不足，在可用的关节活动范围内主动运动肌力下降。

（4）操作步骤：①患者在期望的关节活动范围内进行主动运动（向心性收缩）；②在关节活动度末端，让患者停留在这一位置（稳定性收缩）；③当达到稳定后，让患者缓慢地向起始位运动（离心性收缩）。在不同的肌肉活动类型之间主动肌没有放松，并且治疗师的手保持在相同的位置。

3. 起始位反复牵拉（repeated stretch form beginning of range）

（1）特点：肌肉被拉长的张力引出牵张反射。反复使用牵张反射，以便在被拉长而增加张力的肌肉上诱导出主动的肌肉募集，同时只让肌肉处于紧张状态。注意不要牵拉关节结构。

（2）目的：促进运动的启动，增加主动关节活动度，增强肌力，防止或减轻疲劳，在需要的方向上指导运动。

（3）适用范围：肌无力，由于肌无力或强直而不能启动运动，疲劳，运动知觉减弱。

（4）操作步骤：①治疗师给患者一个准备指令，同时做这个模式的最大范围的肌肉拉长，要特别注意旋转；②快速地"拍打"肌肉，以进一步拉长（牵拉）肌肉并诱导出牵张反射；③在牵张反射的同时，治疗师发出指令，使患者主动收缩被牵拉的肌肉，与牵张反射联系起来；④对引起的反射和主动肌肉收缩施加阻力。

4. 全范围反复牵拉（repeated stretch through range）

（1）特点：反复使用牵张反射，以便在被拉长而增加张力的肌肉上诱导出主动的肌肉募集。

（2）目的：促进运动的启动，增加主动关节活动度，增强肌力，防止或减轻疲劳，在需要的方向上指导运动。

（3）适用范围：肌无力，疲劳，需要的运动知觉减弱。

（4）操作步骤：①治疗师对一个运动模式施加阻力，使所有的肌肉收缩和紧张，可以从起始牵张反射开始。②治疗师发出预备指令使牵张反射与患者新的、加大的用力相协调。③治疗师通过施加瞬间强阻力以轻度拉长（牵拉）肌肉。④让患者做更强的肌肉收缩，同时施加阻力。⑤随着患者在关节活动范围内的运动，反复牵拉以加强收缩，或改变方向。⑥在给予下一个牵张反射之前，必须让患者运动。⑦牵拉过程中，患者不能放松也不能改变运动方向。

5. 复制（replication）

（1）特点：在抗阻被动部分运动到相反方向或者独立返回到目标位置后，保持在期望的终末位置（目标位置）不动（图13-1-2）。

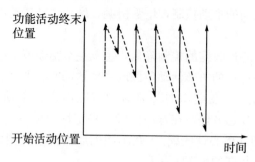

图 13-1-2 复制特点

（2）目的：指导患者期望的运动模式或功能运动达到终末位置的路线；评估患者在期望的运动模式或功能运动的终末位维持收缩的能力；从远离终末位置的不同点，评估患者回到既定终末位置的能力。

（3）适用范围：改善协调，改善身体感知，改善日常生活活动能力。

（4）操作步骤：①把患者置于目标位置或活动的终末位置，在这里所有主动肌都是缩短的；②患者保持那个位置，同时治疗师抗阻所有的成分，使用所有的基本程序以促进患者的肌肉；③让患者放松，被动运动让患者短距离地回到开始活动位置，然后让患者返回到终末位置；④每次开始活动位置比上一次更远，以增加患者的关节活动度；⑤在结束时患者应该能单独完成活动或动作，不用治疗师促进和手法接触。

（二）拮抗肌技术

1. 动态反转（dynamic reversals）

（1）特点：主动运动从一个方向（主动肌）转变到其相反的方向（拮抗肌），不伴停顿或放松。在日常生活中我们常见到这种类型的肌肉活动，如骑自行车、步行等。

（2）目的：增加主动关节活动度，增强肌力，促进协调（平稳的运动反转），预防或减轻疲劳，增加耐力，降低肌张力。

（3）适用范围：肌无力，疲劳，运动知觉减弱，主动关节活动度减小，主动肌无力，改变运动方向的能力降低，锻炼的肌肉开始疲劳，高张力肌群的放松。

（4）操作步骤：①治疗师在患者活动的一个方向上施加阻力，通常是在力量更强或功能更好的方向；②达到理想的活动终末位置时，治疗师换手把阻力加在运动部分的远端，并发出一个准备改变方向的指令；③在理想的活动时，治疗师给出改变方向的指令，但不要放松，并在远端新的方向上施加阻力；④当患者开始向相反方向运动时，治疗师变换近端的抓握，使所有阻力均加在新的方向上；⑤反转运动可按需要进行。

2. 稳定反转（stabilizing reversals）

（1）特点：施加足够的阻力对抗交替的等张收缩以防止运动。指令是动态的命令（"推我的手"或"不要让我推动你"），只允许很小的运动出现。

（2）目的：增加稳定和平衡，增强肌力，增加主动肌和拮抗肌之间的协调。

（3）适用范围：稳定性降低；肌无力；患者不能做等长肌肉收缩，并且仍需要在一个方向上的阻力。

（4）操作步骤：①治疗师给患者施加阻力，在力量较强的方向开始，同时让患者对抗阻力，不允许有运动出现。挤压或牵拉应该用于增加稳定。②当患者达到最大抗阻力之后，治疗师用一只手在另一方向上施加阻力。③当患者对新方向阻力有反应后，治疗师用另一只手在新的方向上施加阻力。

3. 节律性稳定（rhythmic stabilization）

（1）特点：交替的等长收缩对抗阻力，无意产生运动。

（2）目的：增加主动和被动关节活动度，增强肌力，增强平衡和稳定，改善疼痛。

（3）适用范围：关节活动度受限；疼痛，尤其是在尝试运动时；关节不稳定；拮抗肌群无力；平衡能力降低。

（4）操作步骤：①治疗师对主动肌群的等长收缩施加阻力，患者保持这一位置不动。②治疗师缓慢增加阻力，使患者产生同样大的对抗力。③当患者充分反应时，治疗师用一只手在远端对拮抗肌的运动施加阻力。当阻力改变时，治疗师和患者都不放松。④新的抗阻慢慢产生。当患者有反应时，治疗师用另一只手也施加阻力于拮抗肌。⑤当患者的状况允许时可使用牵拉或挤压。⑥视需要重复进行反转。⑦使用静态指令，如"保持在这里"或"不要动"。

稳定反转和节律性稳定的对比见表 13-1-1。

表 13-1-1　稳定反转和节律性稳定的对比

稳定反转	节律性稳定
等张肌肉活动	等长肌肉共同收缩，无运动产生，节律性稳定需要向心性收缩，在闭链肌肉中可能更容易
有意产生运动（稳定性等张收缩）	无意产生运动
指令："不要让我推动你"	静态指令："保持在这里"
手的抓握：每次改变都改变方向。允许从身体的一处转到另一处	手的抓握：尽可能抓握双侧并缓慢改变阻力的方向
肌肉活动：从主动肌到拮抗肌，再到主动肌，再到拮抗肌	肌肉活动：主动肌和拮抗肌一起活动（可能共同收缩）
患者控制一个方向	患者控制两个方向

（三）放松技术

1. 收缩－放松（直接治疗）

（1）特点：对特定肌（拮抗肌）等张收缩施加阻力，随后放松并运动到增加的活动范围。

（2）目的：增加被动关节活动度。

（3）适用范围：被动关节活动度减小。

（4）操作步骤：①治疗师或患者使关节或身体某部分活动到被动关节活动度的末端，能进行主动运动或抵抗少许阻力更好。②治疗师让患者的特定肌（拮抗肌）进行强收缩（至少持续5~8秒）。③治疗师要确定患者做足够大的活动以保证所需要的肌肉收缩，特别是旋转肌。④持续足够长的时间后，治疗师让患者放松。⑤患者和治疗师都放松。⑥患者主动或治疗师被动地将患者关节或身体某部分活动到新的受限活动位置，最好能进行主动运动，可施加阻力。⑦反复使用本技术，直到不能获得更大的活动度。

2. 收缩－放松（间接治疗）

（1）特点：该技术用主动肌收缩以取代拮抗肌。指令如："别让我把你的手臂推下去，保持向上推。"

（2）适用范围：拮抗肌收缩时太疼痛或太弱而不能产生有效的收缩时，使用间接方法。

3. 保持－放松（直接治疗）

（1）特点：抗阻拮抗肌（短缩肌）等长收缩，随后放松。

（2）适用范围：被动关节活动度减小，疼痛，患者等张收缩太强，以致治疗师无法控制。

（3）目的：增加被动关节活动度，减轻疼痛。

（4）操作步骤：①治疗师或患者将关节或身体运动部分至被动关节活动范围末端，或无痛的关节活动范围末端。最好能主动运动到那里。如果这样不引起疼痛，治疗师可给予阻力。如果患者的肢体在这个位置很痛，应稍减小关节活动范围，直到不痛为止。②在可能的活动范围末端，治疗师用加强的旋转让患者的主动肌或拮抗肌进行等长收缩，缓慢增加阻力。患者或治疗师都无意让动作出现。③保持足够的收缩时间后，治疗师让患者放松。治疗师和患者逐渐放松。④把关节或身体部位主动或被动放置于新的受限范围。如无疼痛，主动运动更好。如运动不引起疼痛可施加阻力。⑤在新的活动范围内，重复上述所有步骤。

4. 保持－放松（间接治疗）

（1）特点：在用保持－放松进行间接治疗时，治疗师施加阻力于短缩的或疼痛的肌肉的协同肌，而不是该疼痛肌。如果这样仍引起疼痛，就抗阻相反模式的协同肌肉。

（2）适用范围：受限的肌肉收缩时非常疼痛。

（3）操作步骤：①患者处于舒适的体位；②治疗师抗阻远离疼痛节段协同肌的等长收缩；③阻力逐步增大并保持在不引起疼痛的水平；④放松时阻力缓慢减小。

收缩－放松和保持－放松的区别见表13-1-2。

表 13-1-2　收缩-放松和保持-放松的区别

收缩-放松	保持-放松
收缩类型：等张，产生动作，快速	收缩类型：等张，不产生动作，缓慢
无疼痛情况	有疼痛情况
主动运动到新的关节活动范围	主动运动到无痛的活动范围内。如果疼痛，治疗师可以帮助达到新的关节活动范围
指令：强，"推""拉"	指令：柔和，缓慢，"不动或保持在这里"
目的：主动、被动增加关节活动范围，牵拉和放松，预防损伤（体育运动）	目的：被动增加关节活动范围，放松，减轻疼痛、痉挛
增加新的活动范围	如果疼痛可以接受，增加新的活动范围

各治疗目标适用的 PNF 基本技术见表 13-1-3。

表 13-1-3　各治疗目标适用的 PNF 基本技术

治疗目标	适用的 PNF 基本技术
启动运动	①节律性启动；②起始位反复牵拉
学习一个运动	①节律性启动；②等张组合；③起始位反复牵拉；④全范围反复牵拉；⑤复制
改变运动速率	①节律性启动；②动态反转；③起始位反复牵拉；④全范围反复牵拉
增强肌力	①等张组合；②动态反转；③节律性稳定；④稳定反转；⑤起始位反复牵拉；⑥全范围反复牵拉
增加稳定性	①等张组合；②稳定反转；③节律性稳定
增加协调和控制	①等张组合；②节律性启动；③动态反转；④稳定反转；⑤节律性稳定；⑥复制；⑦全范围反复牵拉
增强耐力	①动态反转；②稳定反转；③起始位反复牵拉；④全范围反复牵拉；⑤节律性稳定
增加关节活动度	①动态反转；②稳定反转；③节律性稳定；④起始位反复牵拉；⑤收缩-放松；⑥保持-放松
放松	①节律性启动；②节律性稳定；③保持-放松；④收缩-放松
减轻疼痛	①节律性稳定；②保持-放松

第二节　PNF 的基本运动模式

主动肌与同一关节（协同肌）和相邻关节（辅助肌）的一些肌肉协同收缩是正常活动的特征，也是 PNF 运动模式的基础。正常运动模式是由肢体粗大运动模式和躯干肌肉的协同作用组合而成。大脑运动皮质产生和组织这些运动模式，但是人体不能随意让其中某一肌肉脱离该运动模式。这些协同肌肉的联合作用形成 PNF 基本运动模式。治

成人神经障碍的物理治疗管理 理论与实践

疗时运用 PNF 基本运动模式所产生的扩散和延伸，诱发或增强想要的目标肌群的收缩。同时，患者可以只想"做什么"，而不需要专注"怎么做"。

PNF 基本运动模式根据身体的部位分为颈部模式、肩胛模式、骨盆模式、上肢模式和下肢模式。PNF 基本运动模式在冠状面、矢状面、水平面三个层面与运动结合：矢状面－屈曲和伸展，冠状面－肢体的外展和内收或躯干侧屈，水平面－旋转。因此，就有了"螺旋与对角线"运动。每个模式分别包括两个对角线、四个方向的运动（图13-2-1）。

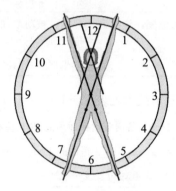

图 13-2-1 两个对角线、四个方向的运动

一、颈部模式

颈部模式有三种运动成分：屈曲或伸展、侧屈及旋转。下颏、鼻子和头顶的这一条线为该模式的运动轴线。在颈部模式中，远端是上部的颈椎，该部位的运动有时被称为短颈屈或短颈伸。近端是下部的颈椎和 T_6 以上的胸椎，这个部位的运动有时被称为长颈屈或长颈伸。头部与眼睛的运动相互加强，如果患者不朝头部运动的方向看，颈部的活动范围将受到限制。给患者一个特定的目标点让其注视以引导颈部运动。反之，头部在一个恰当的方向上运动，又可促进眼睛运动。来自颈屈模式的扩散可引起躯干屈曲，来自颈伸模式的扩散可引起躯干拉长。完全的颈部旋转促进躯干的侧屈。

（一）屈－左侧屈－左旋（图 13-2-2）

（1）患者的体位：患者取坐位，治疗师站在患者的后面稍偏右侧。

（2）抓握：治疗师的右手指尖置于患者的下颏下，左手扶住患者头顶中线偏左侧，使左手和手指指向对角线，用手指和手掌施加阻力。治疗师用近端手进行牵引，用左手腕钩住患者的头后部，并沿对角线方向上提。

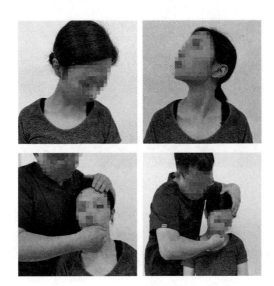

图 13-2-2 颈部左侧屈-左旋

(3) 拉长的体位：患者下颏被抬起，颈部被拉长，颈椎和上部胸椎之间均匀地伸展，头部被旋转并向右侧倾斜。患者的下颏、鼻子及头部均处于中线偏右侧。治疗师应该看到和感到患者颈部左侧前面的软组织被拉紧。不应该有椎关节处于被挤压的位置。如果通过颈部给予牵引，则患者的躯干被拉长并旋向右侧。

(4) 口令："收回下颏，低头，看着你的左髋部。"

(5) 运动：随着患者下颏收回并向左侧旋转，患者的下颏下压。颈部随下颌线屈，带动患者的头朝胸方向低下。

(6) 身体力学：治疗师站在患者的后面稍偏右侧，肩部和骨盆朝向对角线，手臂与运动线一致。让患者的运动推治疗师的身体向前，允许治疗师的身体稍向前运动。

(7) 阻力：治疗师的右手置于患者的下颏，沿下颌线给予牵引并抗阻向左侧旋转。治疗师的左手置于患者头部，向起始位的方向给予后部旋转力。用左手掌根钩住患者的头后部进行牵引。

(8) 结束姿势：患者的头、颈和上部胸椎充分屈曲。旋转和侧屈使下颏、鼻子和头顶运动到中线的左侧。患者的鼻子朝向左髋部。

(9) 牵引：应用轻柔的牵引拉长整个运动模式。

(二) 伸-右侧屈-右旋（图 13-2-3）

(1) 患者的体位：患者取坐位。治疗师站在患者的后面稍偏右侧。

(2) 抓握：治疗师的右手拇指置于患者下颏，用左手把住患者头顶的中线稍偏右侧。治疗师的左手及手指指向对角线。通过这种抓握，用手掌和掌根施加阻力。治疗师用近端手进行牵引，掌根钩于枕骨下。

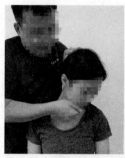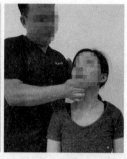

图 13-2-3　颈部右侧屈-右旋

（3）拉长的体位：下颏收回，颈部屈，头部向左侧旋转并倾斜。患者的下颏、鼻子和头顶均位于中线的左侧。治疗师应该看到和感觉到患者颈后右侧软组织被拉紧，不应该有椎关节处于被挤压的位置。如果治疗师通过颈部给予牵引，那么患者躯干屈曲并向左侧旋转。

（4）口令："抬起你的下颏，抬起头，向上看。"

（5）运动：随着患者下颏收回并向左侧旋转，患者的下颏下压，颈部随下颌线屈曲，带动头朝胸方向低下。

（6）身体力学：治疗师站在患者的后面稍偏右侧。治疗师的肩部和骨盆朝向对角线，手臂与运动线一致。允许患者的运动推治疗师向后移，允许治疗师的身体运动离开患者。

（7）阻力：治疗师的右手置于患者下颏，沿下颌线加压，并对右侧旋转施加阻力。治疗师的左手置于患者头部，朝向起始位施加旋转力。在运动的初期，给予头部牵引。随着患者的颈部接近伸位，治疗师可以通过患者的头顶进行轻柔的挤压。

（8）结束姿势：患者的头、颈和上部胸椎处于伸和拉长位。旋转和侧屈使患者的下颏、鼻子和头顶处于中线的右侧。不要让颈椎的中段过伸。患者的颈部必须拉长，而不是缩短。

（9）牵引：对患者的头部给予柔和的牵引，以拉长颈部。通过下颌线对下颏进行柔和的挤压。

二、肩胛模式

上肢的功能既需要肩胛骨的运动也需要它的稳定。肩胛模式的治疗目的：训练肩胛的运动和稳定；训练躯干肌肉；训练功能活动，如翻身；促进颈椎的运动和稳定；促进上肢的运动和稳定（由于在模式内，肩胛与上肢的活动可相互加强）；通过扩散间接治疗下肢。

肩胛模式有两个对角线运动：向前上提-向后下压、向后上提-向前下压。设想患者头部对着钟表 12 点的位置，脚部对着 6 点的位置，3 点的位置在前面，9 点的位置在后面（图 13-2-4）。在做右肩胛或骨盆活动时，向前上提即向 1 点方向运动，向后下压即向 7 点方向运动，向后上提即向 11 点方向运动，向前下压即向 5 点方向运动。

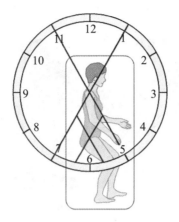

图 13-2-4　肩胛模式

（一）向前上提（图 13-2-5）

（1）抓握：治疗师站在患者身后，面向患者头部，一只手放在患者盂肱关节前面，手指呈握杯状握住肩峰，另一只手放在前一只手上给予支持。用手指接触患者肩部，而不要用手掌接触。

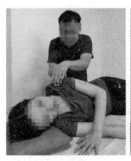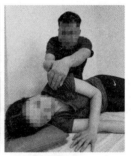

图 13-2-5　肩胛向前上提

（2）拉长的体位：将整个肩胛向后下，即向下部胸椎方向牵拉（向后下压）。

（3）口令："向你鼻子方向耸肩""拉"。

（4）运动：肩胛朝向患者鼻子的方向向前上运动。

（5）身体力学：治疗师保持手臂放松，患者运动过程中，治疗师身体重心从后腿移向前腿，用身体给予阻力。

（6）阻力：阻力线随着患者身体曲线呈一条弧线。

（7）结束姿势：患者肩胛向前上移动，肩峰向鼻子靠近，肩胛后缩及下拉肌肉被拉紧。

（二）向后下压（图 13-2-6）

（1）抓握：治疗师站在患者身后，面向患者头部。将一只手掌根部放在患者肩胛骨的内侧缘（脊柱缘），另一只手放在这只手上，手指放在肩胛上指向肩峰，尽量保持所有压力低于肩胛的脊柱面。

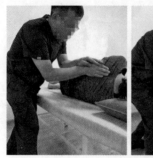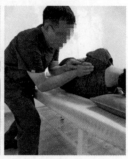

图 13-2-6　肩胛向后下压

（2）拉长的体位：向前上（患者鼻子方向）推肩胛骨。

（3）口令："将您的肩胛向后下顶向我""向下顶"。

（4）运动：患者肩胛向后下，即向下部胸椎移动。

（5）身体力学：治疗师屈肘，使前臂与阻力线平行，将重心移到后脚，并使肘随着患者肩胛向后下移动而向下。

（6）阻力：阻力线随着患者身体曲线呈一条弧线。

（7）结束姿势：患者肩胛向下压后缩，同时盂肱结节位于腋中线之后，肩胛内侧缘位于水平面，而不外旋。

（三）向前下压（图 13-2-7）

（1）抓握：治疗师站在患者头部后面，面向患者的髋部，将一只手放在患者肩后，用手指把住肩胛外侧缘（腋缘），另一只手在患者肩前握住胸大肌腋缘和喙突，双手手指指向患者对侧髂骨，前臂保持在同一方向的力线上。

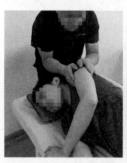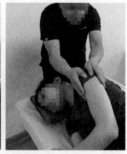

图 13-2-7　肩胛向前下压

（2）拉长的体位：使患者整个肩胛向后上，即向头后中线抬起。

（3）口令："将您的肩胛骨向肚脐方向拉""拉"。

（4）运动：患者肩胛向前下，即向对侧髂前上棘方向运动。

（5）身体力学：治疗师随着身体重心从后腿移到前腿而施加阻力。

（6）阻力：阻力线随着患者身体曲线呈一条弧线。

（7）结束姿势：患者肩胛向前旋、下压及外展，盂肱结节位于腋中线之前。

（四）向后上提（图 13-2-8）

（1）抓握：治疗师站在患者头部后面，面向患者的髋部。将双手放在患者斜方肌上面，保持在患者肩胛冈侧缘上方，根据需要双手重叠，手指保持在脊椎与第一肋连接处。

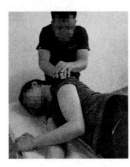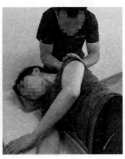

图 13-2-8　肩胛向后上提

（2）拉长的体位：将患者肩胛向前下朝对侧髂骨方向推，直至感到患者上斜方肌紧张为止。

（3）口令："耸肩""推"。

（4）运动：肩胛向上（颅侧）和后（内收）耸起，朝向患者头顶中央，盂肱结节向后运动并向上旋。

（5）身体力学：当患者肩胛运动时，治疗师将重心从前脚移到后脚，前臂与阻力方向平行。

（6）阻力：阻力线随着患者身体曲线呈一条弧线。

（7）结束姿势：患者肩胛骨变高，盂肱结节位于腋中线后方。

三、骨盆模式

骨盆是躯干的一部分，所以骨盆模式的关节活动度依赖于下部脊椎的活动度。骨盆模式可以在患者卧位、坐位、四点跪位或站位进行，运动侧必须不负重。侧卧位可使骨盆自由活动，并容易增强躯干和下肢的活动。骨盆模式的治疗目的：训练骨盆的运动和稳定，促进躯干运动和稳定，训练功能活动。

（一）向前上提（图 13-2-9）

（1）抓握：治疗师站在患者身后，面向患者肩部，一只手的手指绕在患者髂嵴的前半部，另一只手重叠在上。

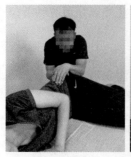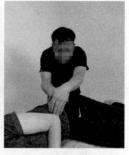

图 13-2-9　骨盆向前上提

（2）拉长的体位：将患者骨盆的髂嵴向后下拉，看到和感觉到从髂嵴到对侧肋弓的组织拉紧。

（3）口令："向上提骨盆""上提"。

（4）运动：骨盆向前上移动而不伴有前或后倾斜，使躯干这一侧前面缩短。

（5）身体力学：开始时治疗师屈肘向下、向后牵拉患者髂嵴，随着患者骨盆的运动，治疗师肘部伸直，并将重心从后脚移到前脚。

（6）阻力：阻力方向沿着患者的身体曲线。开始时牵拉骨盆向后朝向治疗师、向下朝向治疗床。当骨盆运动到中间位置时，阻力方向几乎直接向后。在运动终末时阻力朝向屋顶。

（7）结束姿势：骨盆向上、向前朝向肩下部，而不增加骨盆的前或后倾斜。

（二）向后下压（图 13-2-10）

（1）抓握：治疗师站在患者身后，面向患者肩部。一只手的掌根部放在坐骨结节上，另一只手重叠其上给予助力。双手手指指向对角线方向。

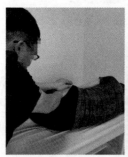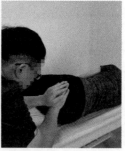

图 13-2-10　骨盆向后下压

（2）拉长的体位：向前上推患者坐骨结节使髂嵴向对侧肋弓靠近（向前上提）。

（3）口令："向下坐在我的手上""向下"。

（4）运动：骨盆向后下运动而不伴有躯干旋转。

（5）身体力学：治疗师随着患者骨盆向下移动而屈肘，并将重心从前脚移到后脚。

（6）阻力：加在坐骨结节上的阻力始终是向上的，同时沿对角线推。

（7）结束姿势：骨盆向下、向后运动而不增加骨盆的前后倾斜。

（三）向前下压（图13-2-11，图13-2-12）

（1）抓握：治疗师站在患者身后，面向患者腿的方向。一只手放在患者股骨远端（髌骨上），另一只手给予助力，或握在髂前下棘下方。

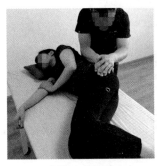
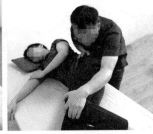
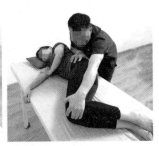

A.抓握在大转子上　　　　　　　　　B、C.抓握髂前上棘和膝

图13-2-11　骨盆向前下压（1）

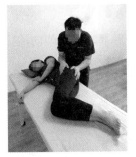
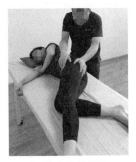

A.抓握髂前上棘和坐骨结节　　　　　　B.骨盆向前下压

图13-2-12　骨盆向前下压（2）

（2）拉长的体位：轻柔将患者骨盆向上、向后朝向胸椎下段移动（向后上提）。

（3）口令："向前向下用力"。

（4）运动：骨盆向前、向下运动而不伴倾斜。

（5）身体力学：开始时屈肘以使前臂保持与患者背部平行。随着运动的进行，将重心移到前脚，并使肘伸直。

（6）阻力：运动开始时，阻力朝向患者的胸椎下段。随着运动的继续，阻力线沿着患者身体的曲线。在模式的终末，阻力沿着对角线向后朝向治疗师，并向上朝向屋顶。

（7）结束姿势：骨盆向前、向下，而不增加骨盆的前后倾斜。

（四）向后上提（图13-2-13）

（1）抓握：治疗师站在患者身后，面向患者腿的方向。一只手的掌根部放在患者髂嵴，在中线上和中线稍后，另一只手重叠其上，手指不接触。

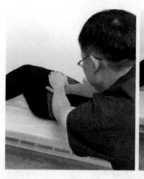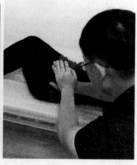

图 13-2-13　骨盆向后上提

（2）拉长的体位：轻柔将骨盆向下向前推，直到看到和感到患者身体侧后方组织被拉紧。

（3）口令："将您的骨盆向后上提，慢慢用力"。

（4）运动：患者骨盆向上向后运动而不伴倾斜。

（5）身体力学：随着患者骨盆向上向后运动，治疗师将重心移到后脚，同时屈曲并降低肘部使之朝向治疗床。

（6）阻力：运动开始时，阻力使患者髂嵴后部略抬起朝向治疗床前方。在运动终末端，阻力环绕患者身体呈一弧线并将髂嵴朝向上提举。

（7）结束姿势：骨盆向上、向后，而不增加骨盆的前后倾斜。

四、上肢模式

上肢模式用于治疗神经问题、肌肉障碍及关节活动度受限引起的功能障碍，也用于躯干的训练。对上肢强壮肌肉施加阻力可产生全身其他较弱肌肉的收缩。可以在上肢模式中使用所有的 PNF 基本技术，单个技术的选择或多个技术的组合将依据患者的状况和治疗目标而定。

上肢有两个对角线：①屈曲－外展－外旋和伸展－内收－内旋；②屈曲－内收－外旋和伸展－外展－内旋。

本小节中所展示的是患者仰卧位时左上肢的基本运动模式，所有描述参考这种体位。

（一）屈曲－外展－外旋（图 13-2-14）

（1）抓握：①远端的手，治疗师的右手抓握患者的手背，手指放在桡侧（第一、二掌骨），大拇指在尺侧缘加压力（第五掌骨）。治疗师的手掌不与患者接触。②近端的手，从患者上臂的下面握住前臂靠近腕部的桡侧和尺侧部位。用蚓状肌抓握法可避免给患者掌面施加压力。③抓握的变化，为加强肩关节或肩胛的运动，在腕关节的运动结束后，用近端的手去抓握患者上臂或肩胛。

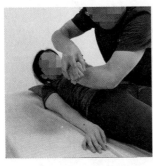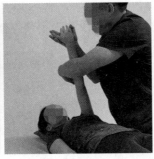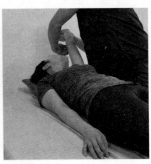

图 13-2-14 左侧上肢屈曲-外展-外旋

（2）拉长的体位：置腕关节于尺侧屈曲及前臂旋前。当运动肩伸展和内收时，保持腕和手的位置。轻柔地牵拉以拉长肩和肩胛，肱骨越过中线到右边，手掌面朝向右侧髂骨。牵引使肩胛向前下压。持续这个运动可使患者的躯干向右侧屈曲。

（3）身体力学：治疗师靠近患者肩部，跨步站立，或在患者肩关节的上方站立，左脚在前，面向准备运动的对角线。开始时治疗师身体重心放在前脚上，随着患者运动，重心转向后脚。

（4）牵拉：治疗师的双手分别同时牵拉患者的肩和手。

（5）口令："举起手，抬上肢""抬"。

（6）运动：当治疗师腕关节运动至桡侧伸展时，手指和拇指伸展。手向桡侧带动肩关节运动至屈曲伴外旋、外展。肩胛向后上提。

（7）阻力：治疗师远端的手通过伸腕持续牵拉，同时用旋转阻力向桡侧偏。前臂旋后，肩关节外旋和外展的阻力来自治疗师腕关节的旋转阻力。牵拉力抵抗腕关节伸展和肩关节屈曲的运动。治疗师近端的手同时使用牵拉力和旋转阻力。

（8）结束姿势：肱骨完全屈曲（至左耳侧约三指），手掌与冠状面成 45°。肩胛向后上提，肘关节保持伸展。腕关节完全桡侧伸展，手指和拇指向桡侧伸展。

上肢屈曲-外展-外旋运动模式见表 13-2-1。

表 13-2-1 上肢屈曲-外展-外旋运动模式

关节	起始位	终止位
肩胛	前伸、下压	后缩、上提
肩	伸展、内收、内旋	屈曲、外展、外旋
肘	伸展	伸展
前臂	旋前	旋后
腕	尺侧屈曲	桡侧伸展
手指	屈曲	伸展
拇指	屈曲、内收	伸展、外展

（二）伸展-内收-内旋（图 13-2-15）

（1）抓握：①远端的手，治疗师左手接触患者手的掌面，手指在桡侧（第二掌骨），拇指压在尺侧缘（第五掌骨）。不要接触患者手背。②近端的手，治疗师右手自桡侧握住患者前臂接近腕关节处，手指接触尺骨缘，大拇指在桡侧缘。

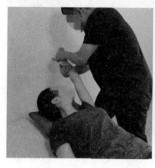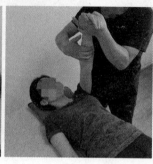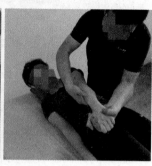

图 13-2-15　左侧上肢伸展-内收-内旋

（2）拉长的体位：置腕关节于桡侧伸展、前臂旋后。在活动肩屈曲和外展时，保持腕和手的位置。轻柔牵拉肩和肩胛，手掌与冠状面成 45°，牵引肩胛向后上提。继续牵拉使患者躯干从左到右向对角线拉长。

（3）身体力学：治疗师位于患者肩关节的上方，左脚向前跨一步站立，面向对角线。随着患者的运动，治疗师的重心从后脚转移到前脚。

（4）牵拉：治疗师的两只手分别同时牵拉患者的肩和手。

（5）口令："紧握我的手，向下推、横向移动""握紧，推"。

（6）运动：当腕关节运动至尺侧屈曲位时，手指和拇指屈曲。手向桡侧带动肩关节运动至伸展伴内收、内旋。肩胛向前下压。

（7）阻力：治疗师远端的手通过屈腕持续牵拉，同时用旋转阻力向尺侧偏。前臂旋前，肩关节内收和内旋的阻力来自腕关节的旋转阻力。牵拉力抵抗腕关节屈曲和肩关节伸展。治疗师近端的手同时使用牵拉力和旋转阻力。

（8）结束姿势：肩胛向前下压。肩关节伸展、内收并内旋，伴随肱骨越过中线至右侧。前臂旋前，腕关节和手指屈曲的同时掌面朝向右侧髂骨。

上肢伸展-内收-内旋运动模式见表 13-2-2。

表 13-2-2　上肢伸展-内收-内旋运动模式

关节	起始位	终止位
肩胛	后缩、上提	前伸、下压
肩	屈曲、外展、外旋	伸展、内收、内旋
肘	伸展	伸展
前臂	旋后	旋前
腕	桡侧伸展	尺侧屈曲
手指	伸展	屈曲
拇指	伸展、外展	屈曲、内收

（三）屈曲－内收－外旋（图 13－2－16）

（1）抓握：①远端的手，治疗师右手接触患者手的掌面，手指在尺侧（第五掌骨），拇指压在桡侧缘（第二掌骨）。不要接触患者手背。②近端的手，治疗师左手握住患者前臂接近腕关节处，手指接触桡侧缘，拇指在尺侧缘。

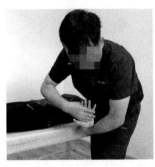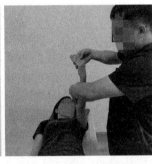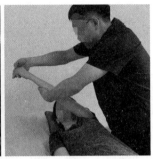

图 13－2－16   左侧上肢屈曲－内收－外旋

（2）拉长的体位：置腕关节于尺侧伸展、前臂旋前。在活动肩成伸展和内收时，保持腕和手的位置。轻柔牵拉肩和肩胛，手掌与冠状面成 45°，牵引肩胛向后下压。继续牵拉患者缩短的左侧躯干。

（3）身体力学：治疗师在患者的肘关节旁跨步站立，面朝患者的脚。患者的屈曲、外旋运动使治疗师转身，斜对着患者的头。患者的运动推动治疗师的重心从后脚移到前脚。

（4）牵拉：治疗师近端的手对患者肩关节和肩胛做快速牵拉伴旋转，同时治疗师远端的手对患者腕关节进行牵拉。

（5）口令："紧握我的手，向上拉，越过你的鼻子""握紧，拉"。

（6）运动：当腕关节运动至桡侧屈曲位时，手指和拇指屈曲。手向桡侧带动肩关节运动至屈曲伴内收、外旋。肩胛向前上提。

（7）阻力：治疗师远端的手通过屈腕持续牵拉，同时用旋转阻力向桡侧偏。前臂旋后，肩关节内收和外旋的阻力来自腕关节的旋转阻力。牵拉力抵抗腕关节屈曲和肩关节屈曲。治疗师近端的手同时使用牵拉力和旋转阻力。

（8）结束姿势：肩胛向前上提。肩关节屈曲、内收并外旋，伴随肱骨越过中线（在面部上方）。前臂旋后，腕关节和手指屈曲。

上肢屈曲－内收－外旋运动模式见表 13－2－3。

表 13－2－3   上肢屈曲－内收－外旋运动模式

关节	起始位	终止位
肩胛	后缩、下压	前伸、上提
肩	伸展、外展、内旋	屈曲、内收、外旋
肘	伸展	伸展

续表13-2-3

关节	起始位	终止位
前臂	旋前	旋后
腕	尺侧伸展	桡侧屈曲
手指	伸展	屈曲
拇指	伸展、外展	屈曲、内收

（四）伸展－外展－内旋（图13-2-17）

（1）抓握：①远端的手，治疗师的左手抓握患者的手背，手指放在尺侧（第五掌骨），拇指在桡侧缘（第二掌骨）加压力。手掌不接触患者手背。②近端的手，治疗师的右手对着内侧面，用蚓状肌抓握患者前臂桡侧、尺侧靠近腕关节的前臂。③抓握的变化，为加强肩关节或肩胛的运动，在患者肩关节开始伸展后，用近端的手去抓握患者上臂或肩胛。

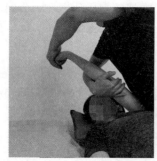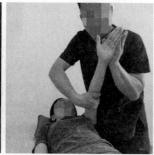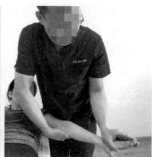

图13-2-17 左侧上肢伸展－外展－内旋

（2）拉长的体位：置腕关节于桡侧屈曲，前臂旋后。保持腕和手的位置，同时治疗师肩屈曲和内收。轻柔牵拉肩胛和肩部，肱骨越过患者鼻子，手掌朝向患者的右耳。

（3）身体力学：治疗师面向患者的手，在对角线上跨步站立。开始时重心放在前脚，随着患者运动，重心转向后脚。当患者上肢接近关节活动范围末端时，治疗师的身体转向右侧，使手臂能运动并用远端抓握控制旋前。当患者的手臂接近关节活动范围末端时，治疗师身体转动以面向患者的脚。

（4）牵拉：治疗师的两只手分别同时牵拉患者的肩和手。

（5）口令："手向后，你的上臂向下推到你侧面""推"。

（6）运动：当腕关节运动至尺侧伸展时，手指和拇指伸展。手向尺侧带动肩关节运动至伸展伴外展、内旋。肩胛向后下压。

（7）阻力：治疗师远端的手通过伸腕持续牵拉，同时用旋转阻力向尺侧偏。前臂旋前，肩关节内旋和外展的阻力来自腕关节的旋转阻力。牵拉力抵抗腕关节和肩关节伸展的运动。治疗师近端的手同时使用牵拉力和旋转阻力。

（8）结束姿势：肩胛完全向后下压。肱骨向左侧伸展，前臂旋前，手掌与冠状面成

45°。腕关节完全尺侧伸展，手指和拇指伸展及外展，与手掌成直角。

上肢伸展－外展－内旋运动模式见表13－2－4。

表13－2－4 上肢伸展－外展－内旋运动模式

关节	起始位	终止位
肩胛	前伸、上提	后缩、下压
肩	屈曲、内收、外旋	伸展、外展、内旋
肘	伸展	伸展
前臂	旋后	旋前
腕	桡侧屈曲	尺侧伸展
手指	屈曲	伸展
拇指	屈曲、内收	伸展、外展

五、下肢模式

下肢模式用于治疗肌肉无力、不协调及关节活动度受限引起的骨盆、腿及足的功能障碍。可以运用下肢模式来解决步行、坐－站转移和下楼梯困难等功能性问题，也可用于躯干的训练。对强壮的下肢肌肉施加阻力可扩散到全身其他软弱的肌肉。可以在下肢模式中使用所有的PNF基本技术，单个技术的选择或多个技术的组合将依据患者的状况和治疗目标而定。

下肢也有两个对角线：①屈曲－外展－内旋和伸展－内收－外旋；②屈曲－内收－外旋和伸展－外展－内旋。

本小节中所展示的是患者仰卧位时左侧下肢的基本模式，所有描述参考这种体位。对右下肢的治疗，只是在指令中将"左"改为"右"。可以在不同的体位进行下肢模式的训练，如俯卧位、仰卧位、侧卧位、四点跪位、长腿坐位、侧坐位和站立位。体位的选择取决于患者的能力、治疗目的和重力影响等。

（一）屈曲－外展－内旋（图13－2－18）

（1）抓握：①远端的手，治疗师的左手抓握患者的足背，手指在外侧缘，拇指在内侧施加压力。握住足的侧面，而不接触跖面。要避免阻碍脚趾运动，保持抓握在跖趾关节的近端。不要使劲握或捏足。②近端的手，治疗师的右手置于患者大腿的前外侧接近膝关节处，手指在上面，大拇指在外侧面。

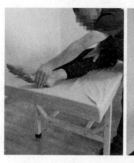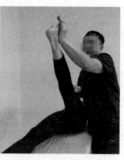

图 13-2-18　左侧下肢屈曲-外展-内旋

（2）拉长的体位：治疗师把患者足置于跖屈和内翻位时，牵引整个肢体。治疗师把患者髋关节置于伸展位（接触治疗床）及内收位时，继续牵引并保持外旋。拉长的腿与治疗床平行，不要把腿推向治疗床。大腿越过中线，躯干的左侧拉长。

（3）身体力学：治疗师在患者的左侧髋关节旁跨步站立，右脚在后，面向患者的足部。治疗师的身体与模式运动线在一条线上。开始时重心在前脚，让患者的左腿尽可能向后跨一步。继续面向运动线。

（4）牵拉：治疗师的两只手同时做患者的踝、足及髋的快速拉长和选择。

（5）口令："脚背向上，抬腿向上、向外""向上抬"。

（6）运动：当患者足和踝关节活动至背屈位和外翻位时，脚趾伸展，外翻使髋关节内旋，这些运动几乎同时发生。第五跖骨引导髋关节活动至屈曲位伴外展和内旋，继续这个运动使躯干屈曲伴左侧弯。

（7）阻力：治疗师远端的手对外翻施加阻力，并通过背屈的足牵引。髋关节外展和内旋的阻力来自抗阻外翻的力。牵引抗阻背屈和髋关节屈曲。治疗师近端的手在股骨线上牵引，并有一个旋转力以抗阻内旋和外旋。维持牵引力将引导治疗师的阻力在恰当的弧上。

（8）结束姿势：足背屈伴外翻。膝关节完全伸展，髋关节完全屈曲伴充分的外展和内旋，使膝关节和足跟与左肩关节的外侧缘接近在一条线上。

下肢屈曲-外展-内旋运动模式见表 13-2-5。

表 13-2-5　下肢屈曲-外展-内旋运动模式

关节	起始位	终止位
髋	伸展、内收、外旋	屈曲、外展、内旋
膝	伸展	伸展
踝	跖屈、内翻	背屈、外翻
脚趾	屈曲	伸展

（二）伸展-内收-外旋（图 13-2-19）

（1）抓握：①远端的手，治疗师的左手握住患者足跖面。治疗师的拇指放在患者脚趾底部以促进脚趾屈曲。小心不要固定足趾屈曲。其余手指握住患者足的内侧缘，用掌跟沿外侧缘施加压力。②近端的手，治疗师的右手置于患者大腿下面，从外侧面到内侧面握住后面。

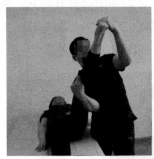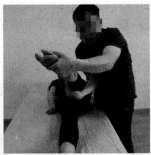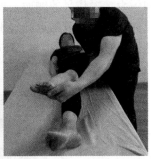

图 13-2-19 左侧下肢伸展-内收-外旋

（2）拉长的体位：足活动至背屈和外翻时，牵拉整个下肢。当抬高腿至屈曲和外展时，持续牵拉并内旋。假如患者刚完成拮抗肌运动（屈曲-外展-内旋），即可从该模式末尾开始。

（3）身体力学：治疗师在患者的左肩关节旁跨步站立，面向治疗床右下角。治疗师内侧的脚（靠近治疗床）在前面，重心在后脚。让患者的运动拉着治疗师向前，重心移到前脚上。当重心已经转移到前脚时，后脚向前跨一步继续将重心前移。

（4）牵拉：治疗师近端的手通过快速牵引大腿而牵拉髋关节。当牵拉患者的足至背屈和外翻时，治疗师用远端手的前臂通过胫骨向上牵引。

（5）口令："脚趾用力，推你的足向下，向下、向内侧蹬""推"。

（6）运动：脚趾屈曲，足和踝关节跖屈和内翻，内翻引起髋关节外旋，这些运动同时发生。第五跖骨引导大腿活动至伸展与内收、持续外旋。继续这个运动直至躯干的左侧伸长。

（7）阻力：治疗师远端的手对内翻施加阻力伴对足底的挤压。挤压抗阻跖屈和髋关节伸展。抗阻内翻也导致抗阻髋关节内收和外旋。治疗师近端的手朝向起始位抬高大腿。抬高可抗阻髋关节伸展和内收。治疗师的手应由外向内放置，抗阻外旋。

（8）结束姿势：足跖屈伴内翻，脚趾屈曲。膝关节保持完全伸展。髋关节伸展（接触治疗床）同时保持外旋。大腿内收跨过中线到右侧。

下肢伸展-内收-外旋运动模式见表 13-2-6。

表 13-2-6 下肢伸展-内收-外旋运动模式

关节	起始位	终止位
髋	屈曲、外展、内旋	伸展、内收、外旋
膝	伸展	伸展
踝	背屈、外翻	跖屈、内翻
脚趾	伸展	屈曲

（三）屈曲－内收－外旋（图 13－2－20）

（1）抓握：①远端的手，治疗师的左手握住患者足部，手指在内侧缘，拇指在外侧缘施加压力。握住足的侧面，但在跖面不要有任何接触。要避免阻碍脚趾运动，治疗师保持抓握在跖趾关节的近端。不要紧握或捏足。②近端的手，治疗师的右手放在大腿的前内侧面，近膝关节。

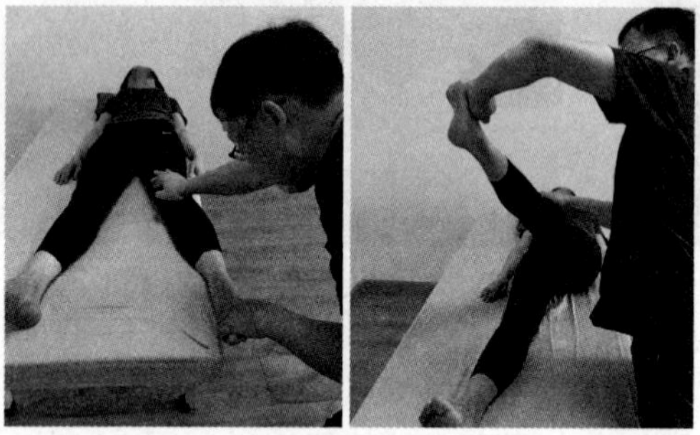

图 13－2－20　左侧下肢屈曲－内收－外旋

（2）拉长的体位：治疗师在足活动至跖屈与外翻时牵拉整个肢体。当把髋关节置于过伸与外展时，继续牵拉并持续内旋。躯干由右向左对角伸长。

（3）身体力学：治疗师在患者旁边跨步站立，内侧脚（靠近治疗床）在前，外侧脚（远离治疗床）在后。面向患者的右侧肩关节，治疗师的身体与患者的运动力线一致。牵拉时，治疗师的重心由前脚转移到后脚上。当患者运动时，让阻力把治疗师的重心向前转移到前脚。如果患者的腿长，治疗师的重心进一步前移时，可能要跨一步。继续面向运动线。

（4）牵拉：双手同时做髋关节、踝关节和足的快速拉长及旋转以引起反射。

（5）口令："足向上，抬腿向上、向内""向上抬"。

（6）运动：当足和踝关节活动至背屈和内翻时，脚趾伸展。内翻促使髋关节外旋，所以这些运动同时发生。拇趾带动髋关节运动至屈曲伴内收和外旋。继续这个运动引起躯干向右侧屈。

（7）阻力：治疗师远端的手牵拉背屈的足并抗阻内翻。髋关节内收和外旋的阻力来自阻抗内翻。牵引抗阻足背屈和髋关节屈曲。治疗师近端的手在股骨线上牵拉，并旋转以抗阻外旋和内收。维持牵引会引导阻力在恰当的弧上。

（8）结束姿势：足处于背屈内翻位。膝关节完全伸展，髋关节完全屈曲伴充分的内收和外旋，使膝关节和足跟与右肩关节在一条对角线上。

下肢屈曲－内收－外旋运动模式见表 13－2－7。

表 13-2-7 下肢屈曲-内收-外旋运动模式

关节	起始位	终止位
髋	伸展、外展、内旋	屈曲、内收、外旋
膝	伸展	伸展
踝	跖屈、外翻	背屈、内翻
脚趾	屈曲	伸展

（四）伸展-外展-内旋（图 13-2-21）

（1）抓握：①远端的手，治疗师的左手握住患者足的跖面，拇指在患者脚趾底部以促进脚趾屈曲，手指握住足的内侧缘，同时治疗师的手掌底立即沿着外侧缘施加压力。②近端的手，治疗师的右手握住患者大腿的后外侧。

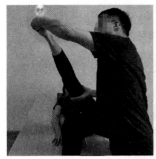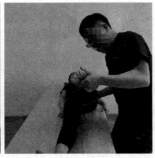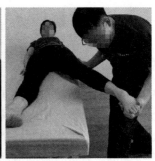

图 13-2-21 左侧下肢伸展-外展-内旋

（2）拉长的体位：牵拉整个腿同时使足背屈与内翻。当治疗师抬患者腿至屈曲和内收时，继续牵引并保持内旋。

（3）身体力学：治疗师跨步站立面向患者的右肩，重心在前脚上。让患者推治疗师向后使重心移到后脚上，然后向后跨一步，治疗师的重心继续向后转移。保持肘关节靠近身边，以便用身体和腿施加阻力。

（4）牵拉：近端的手通过快速牵引以牵拉大腿。用远端手的前臂向上牵引胫骨，同时进一步牵拉患者的足至背屈与内翻。

（5）口令："脚趾用力，足向下、向外推""推"。

（6）运动：脚趾屈曲，足和踝关节跖屈与外翻，外翻引起髋关节内旋，这些运动同时发生。大腿向下活动至伸展与外展，保持内旋。继续此运动引起躯干伸展伴左侧弯。

（7）阻力：治疗师远端的手对外翻施加阻力伴有对足底的挤压。挤压力抗阻跖屈和髋关节伸展。施加于髋关节外展与内旋的阻力来自抗阻外翻的力。治疗师近端的手向起始位抬大腿。上抬抗阻髋的伸展和外展，手的位置从侧面到后面，给内旋施加阻力。当髋关节达到完全伸展时，治疗师远端的手继续对足给予挤压，近端的手对大腿挤压。

（8）结束姿势：足处于跖屈伴内翻位，脚趾屈曲。膝关节保持完全伸展，髋关节尽可能地过伸，同时持续外展与内旋。

下肢伸展－外展－内旋运动模式见表13－2－8。

表 13－2－8　下肢伸展－外展－内旋运动模式

关节	起始位	终止位
髋	屈曲、内收、外旋	伸展、外展、内旋
膝	伸展	伸展
踝	背屈、内翻	跖屈、外翻
脚趾	伸展	屈曲

第三节　PNF 的临床应用

一、偏瘫迟缓期

（一）应用运动模式进行被动活动

偏瘫迟缓期的首要目标是通过刺激偏瘫侧肢体，增加各种信息输入，增强大脑对肢体的支配与控制功能。而上下肢的肌肉在各自两个对角线、四个方向的运动模式进行被动活动和牵伸，能最大限度地牵伸上下肢的肌肉，获得更多的本体感觉输入。因此，对偏瘫迟缓期的患者进行被动活动时，可应用 PNF 运动模式。

（二）翻身训练

偏瘫迟缓期的患者上下肢处于软瘫状态，但往往患者的肩胛和骨盆能进行一定程度的运动，因此可以应用肩胛模式和骨盆模式来训练患者翻身。

1. 程序

（1）促进模式。
（2）最佳阻力。
（3）牵拉。
（4）患者的体位。

2. 技术

（1）节律性启动。
（2）起始位反复牵拉。
（3）全范围反复牵拉。
（4）复制。

3. 模式

（1）肩胛向前下压运动模式。
（2）骨盆向前上提运动模式。

（三）促进上下肢活动

上肢和下肢分别通过肩胛和骨盆连接在躯干上，上下肢的运动模式中有肩胛模式和骨盆模式。对于偏瘫迟缓期的患者，通过肩胛模式和骨盆模式能激活和促进上肢、下肢的运动与稳定。

1. 程序

（1）最佳阻力。
（2）视觉刺激。
（3）牵拉。
（4）患者的体位。

2. 技术

（1）起始位反复牵拉。
（2）等张组合。

3. 模式

肩胛模式和骨盆模式。

（四）坐位平衡训练

偏瘫迟缓期的患者应尽早进行坐位平衡训练，加强躯干肌肉力量，增强躯干稳定。

1. 程序

（1）牵引和挤压。
（2）视觉刺激。
（3）触觉刺激。
（4）适当的口令。

2. 技术

（1）等张组合。
（2）稳定反转。
（3）动态反转。
（4）节律性稳定。

二、偏瘫痉挛期

偏瘫患者进入痉挛期后，肌张力开始升高，开始出现共同运动。此期应用 PNF 基本技术，结合特定的 PNF 运动模式，引导训练患者增强肌力和主动关节活动度，提高协调和控制能力，增强稳定和平衡。

（一）增强肌力和主动关节活动度

1. 程序

（1）最佳阻力。
（2）时序。
（3）牵拉。
（4）牵引和挤压。
（5）患者的体位。

2. 技术

（1）起始位反复牵拉。
（2）全范围反复牵拉。
（3）等张组合。
（4）动态反转。

3. 组合

（1）弱肌模式全范围反复牵拉与拮抗肌动态反转组合。
（2）在活动度强点的节律性稳定，继以弱肌模式的反复收缩。

（二）提高协调和控制能力

1. 程序

（1）促进模式。
（2）触觉刺激。
（3）视觉刺激。
（4）适当的言语提示，患者进步后，减少提示。

2. 技术

（1）节律性启动。
（2）等张组合。
（3）动态反转。
（4）稳定反转。

（5）复制。

3. 组　合

（1）节律性启动，进阶到等张组合。
（2）节律开始后反转，进阶到拮抗肌反转。
（3）等张组合与稳定或动态反转的组合。

（三）增强稳定和平衡

1. 程　序

（1）挤压。
（2）视觉刺激。
（3）触觉刺激。
（4）适当的口令。

2. 技　术

（1）稳定反转。
（2）等张组合。
（3）节律性稳定。

3. 组　合

（1）拮抗肌动态反转渐进至稳定反转。
（2）动态反转（离心）渐进至稳定反转。

（贾程森　欧毅）

参考文献

苏珊·阿德勒，多米尼克·贝克斯，马斯·巴克. 实用 PNF 治疗：本体感觉神经肌肉促进技术图解指南：第四版［M］. 刘钦刚，译. 北京：华夏出版社，2018.

第十四章 运动学习技术

第一节 概述

一、运动学习理论

运动学习理论也称运动再学习理论，是 20 世纪 80 年代初由澳大利亚学者 Carr 和 Shepherd 等提出的一种运动疗法。它把中枢神经损伤后运动功能的恢复过程视为一种再学习或再训练，以生物力学、神经科学、运动科学和认知心理学、行为学等学说为理论基础，以患者的功能需求为任务导向，强调患者主动参与。

二、神经的可塑性

（一）正常神经的可塑性

神经可塑性指中枢神经系统为了适应某种功能或运动需求而产生结构和功能重组的能力。有目的的运动实践和对某种功能的反复使用是诱导中枢神经系统发生重塑的必要条件。活动和行为会导致中枢神经系统的神经元和神经网络发生特定的生物力学、电生理学等变化。

（二）脑损伤后神经的可塑性

脑损伤后的功能恢复是神经系统结构和功能重组的结果，包括自然恢复（复原）和神经功能重塑。神经功能重塑主要依赖于损伤后神经接收到的输入、输出信息，受患者对肢体的使用方法和运动经验影响。脑损伤后身体、心理的活动水平将会对神经可塑性起正向或负向作用。强化训练对功能恢复有正向作用，而制动和废用则会引起负向作用。

（三）环境特异性对运动控制的影响

广义的环境包括物理环境及人文环境。物理环境包括运动时周围的物理设施，房屋或路面结构，运动空间大小，有无障碍物，是否有充足的运动时间，空间限制条件等。人文环境包括周围人的帮助或关心程度，相处氛围，家人的态度，情绪的相互影响，人际交流方式等。

研究者将脑损伤后的动物放在丰富的环境和枯燥的环境中进行对比，发现两者在神经解剖、生理生化活动及行为模式上存在显著差异。如果将丰富环境中的动物移入枯燥环境，一段时间后表现出的优势效应会逐渐消失。在单一环境中训练出的功能，转换为复杂环境时并不能立刻表现，因为神经系统重塑时仅针对单一环境，并未整合其他环境因素。

患者在与病魔斗争过程中，情绪变化在所难免。患者的情绪与周围人会产生相互作用。积极、满怀期望的人际氛围往往带来积极的训练作用；消极、抑郁的人际气氛则会产生消极作用。治疗师也需要警惕过度的关怀、保护、纵容等会导致患者过度依赖，同样不利于患者。在实际训练中，治疗师需要精心安排环境设备，协调周围人员，使其处于有积极影响的人际氛围当中。

三、上运动神经元损伤的症状

在神经科学中，上运动神经元综合征主要包含三类体征：①阴性体征，即相比受损前缺失的运动表现，如肌肉激活不能、肌力下降和灵活性缺失等；②阳性体征，如肌张力增高、联合反应、腱反射亢进等；③适应性体征，神经系统、骨骼肌肉系统为了适应已经出现的阴性或阳性体征而发生的继发性变化，如习得性废用、共同运动模式等。

（一）阴性体征

上运动神经元损伤后，可能会导致下行纤维调集终末运动神经元数量不足、复杂运动时肌肉间协调性差等，会导致患者出现肌力减退，运动过程减慢，运动单元的募集反应降低及灵活性、协调性下降。

（1）瘫痪和轻瘫（肌力减退）。肌肉力量减弱主要由两个原因造成：一是脑损伤本身，造成皮质脊髓束募集的运动神经元的下行输入减少；二是制动及缺乏足够的肌肉激活，造成骨骼肌逐渐适应低水平的收缩，肌力从而减退。

（2）肌肉激活和运动减慢。运动单位神经激活障碍和肌纤维类型转变导致运动及启动减慢，也会导致自主运动时肌力不能快速到达峰值。脑卒中患者对力量的时间调控能力降低。因此强调在早期干预时活动速度应较快或接近正常，以改善肌肉的激活时序。

（3）协调受损及灵活性丧失。在多节段的活动中，患者常表现为肢体间的协调性差。损伤后运动输出减弱且紊乱，肌肉间的协调能力受损，因此不能够完成协调性任务。

为使个体功能最优化，训练时强调特异性活动中的运动控制，强调分离运动尤其是精细操作。动作灵巧性依赖于大脑皮质和脊髓运动神经元之间持续、快速的感觉运动信息传递。

（二）阳性体征

上运动神经元损伤后患者新出现的症状和体征，是由本体感受性反射和皮肤反射的异常兴奋，即反射性活动亢进所致。主要临床表现为折刀现象、腱反射亢进和阵挛、屈肌回缩反射、伸肌和屈肌痉挛等。

肌张力是肌肉被拉长时所产生的阻力，取决于肌肉内在的僵硬程度和其延展性。高级中枢根据不同的任务环境进行调节。损伤后肌肉僵硬程度增加、肌肉延展性改变、结缔组织挛缩都会影响牵张反射敏感性。大部分患者的痉挛进程为缓慢发展，但高位脑干损伤的患者可能立即出现反射状态增强。患者存在的被动运动阻力（肌张力增高），可以通过改良 Ashworth 量表进行评估。

（三）适应性体征

神经系统受损后的肌肉活动和运动习惯改变会引发适应性体征。肢体的制动和整体活动减少导致全身肌肉活动下降，从而使骨骼肌在解剖结构、代谢、力学和功能上发生变化，最终影响神经系统本身和运动表现。适应性体征包括肌肉僵硬程度增加、结缔组织的结构功能重组、功能活动中运动模式变化、患侧肢体的习惯性废用和健侧适应性运动模式等。制动同时会导致肌耐力下降及呼吸系统功能减退，从而引起健康状况的整体下降。

适应性运动模式会使患者表现出功能性适应。肌肉力量的不平衡和挛缩会影响节段间连续的动力。当患者试图进行有目的的活动时，会在现有环境条件下选择最省力的模式，即便它并不是正常情况下最省力的。

四、治疗的一般性原则

运动学习训练目的在于改变行为或功能结果，即完成特定目标时的运动方式具有有效性以及获得对功能活动的再学习能力。早期主动且有挑战性的康复训练可能会阻止与阴性特征相关的适应性肌肉骨骼和行为改变。缺乏活动和长时间制动，肌肉活性降低，软组织将出现适应性变化和习得性废用。进行强化且有意义的任务导向性训练可能对恢复过程产生正向作用。

主动的任务导向性训练可对患者的功能表现起正向作用，主要表现在肌肉形态、机制和功能等方面，并且可以防止肌肉僵硬、缺乏弹性和挛缩，或将其风险降至最低。

康复应朝着改善肌力、耐力和运动功能的方向进行。为改善肌肉的收缩和延展性（顺应性），扩大活动幅度，提高运动速度，缩短肌力产生的时限，并增强肌体节段间的控制，可进行强化的任务导向性训练和功能性肌力训练。

五、运动学习的步骤

（一）运动成分分析

借助所有能够利用的手段，以正常的运动模式为标准，针对患者的运动成分做出细致的运动学和动力学分析，是帮助治疗师制订训练方案的首要步骤。

（二）缺失运动成分的分解训练

缺失运动成分包括软组织的延展性、关节活动范围、肌力、肌张力、肌耐力、肌肉反应速度、多关节活动的协调性等多重因素。

　　针对不同的缺失运动成分，治疗师可尝试各种方法提升缺失的局部表现。训练应围绕成分分析结果，循序渐进地提升难度。缺失运动成分的分解训练还应当制定与康复需求相匹配的明确任务目标。

（三）任务导向性训练

　　治疗师在设计活动训练时，应从行为、生理、生物力学、认知心理学等不同水平去分析。对于肌肉而言，不同的激活模式、幅度和时间及肌力产生的速度、肌肉的收缩类型、肌肉长度都会影响肌肉的收缩程度，进而影响动作的完成度。对于协调性而言，要求不同肌群协同工作从而对关节起控制作用，肌肉可能会有不同的角色，作为主动肌或拮抗肌可以加速运动或减速运动（制动）。

　　特异性动作的肌肉收缩时间是调整活动、完成动作效果的最重要因素。训练方案涉及的肌肉活动具有特异性，因此训练效果也具有特异性，要求治疗师针对患者需求制订特异性训练方案，进行任务导向性训练。

（四）优化技巧

　　损伤后早期患者尝试运动时，最初表现出的是肌力弱和继发性的适应性运动模式。适应性运动模式存在时间越长，患者就越有可能形成固化。在缺乏干预的家庭环境、社会环境中，采取既不省力也不安全的适应性运动模式对患者重获最优表现无疑是不利的。运动流畅性是运动技巧的重要指标，让患者在日常生活中以最优的运动表现重获有效运动，是神经康复的重点。治疗师需要关注患者是否能在不同的日常生活环境下，选择最优技巧进行功能活动。

第二节　运动成分分析与训练

一、站起和坐下

（一）概述

　　站起和坐下是人体活动中最常见且重要的运动之一。高效地完成站起是独立生活所必需的，也是直立姿势下进行活动的一个必要条件。从坐到站，双足作为稳定的基底来支撑身体进行旋转和提升，重心也在这一过程中重新得到调整。

　　和上下楼梯相比，站起和坐下需要更强的下肢肌力和更大的关节活动度。站起需要人体将身体重心从一个由臀部和双足支撑的相对稳定的平面转移到只有双足支撑的相对不稳定的平面内，涉及重心在空间上的前后转移和上下转移。为了动作尽可能平滑地完成，躯体会产生一定程度的角动量和线动量，使得躯体处于潜在的不稳定状态中。站起时，躯体离开座位的同时需要借助躯体不同节段间的运动和下肢肌肉的收缩来平衡身体的重心。患者不仅要学习如何启动和控制肌肉，还要学习如何控制躯体节段间转动时的相互作用，使动作变得更加平滑、稳定和省力。

下肢的主要作用是支撑躯体的力量、产生向前向上的推力来维持躯体平衡。站起和坐下属于一组负重动作。在运动中，足部起到支撑和稳定躯体的作用。下肢伸肌肌力减弱和小腿肌肉的适应性僵硬会导致坐站过程中屈伸肌协同困难，尤其比目鱼肌的改变会增加下肢的屈伸困难。治疗师可以让患者在丰富多样的任务和具体情境下反复训练站起和坐下。

（二）生物力学描述

站起分为伸展前期和伸展期。伸展前期与伸展期通过臀部离开座位的时间点来进行区分。当一个人从坐位状态转移成直立位时，伸展前期和伸展期的连续性运动可以视为一条从肩部发出的平滑曲线。在伸展前期，双足向后移动以保证踝关节位于膝关节的后方。上半身则通过屈髋和踝背屈向前转动。由上半身运动的角速度所造成的反作用力会使踝关节在膝关节前移的时候发生足背屈。

在伸展期，跨过髋、膝、踝三个关节的伸肌肌群会使身体在垂直方向上进行加速运动。

1. 运动学和动力学

在伸展前期，站起需要身体预先产生一个水平动量来移动身体，使其超过双足向前，而在伸展期开始阶段，通过水平动量向垂直动量的转变来推动重心垂直向上至站立。水平动量主要由躯干在髋部的角度旋转产生。垂直动量则是通过髋、膝、踝三个关节的伸展运动产生。在实际运动中，躯干部分（即骨盆、脊柱和头）在运动中表现为一个整体，在伸展前期，躯干同直立的脊柱一起向前转动，然后在伸展期以髋关节为轴心一起向后旋转。

在髋关节处，躯体转动的范围受座位高度、椅子扶手、靠背及上肢能否随意支撑或保持平衡的影响。髋、膝、踝三个关节的屈伸运动受到关节周围肌肉力量的影响，也受到重力、惯性和关节间的相互作用力的影响。在站起的过程中，臀抬离座位时主要激活的是伸肌的力量，以达到能让身体在垂直方向运动的目的。

由于臀部和双足均处于支撑位下，所以支撑面的反作用力在运动中发挥着重要的作用。站起过程中需要肌肉产生协调的收缩来对抗坐位和地面的反作用力。反作用力可以在站起时推动身体重心在水平面和垂直面上朝预想方向运动，并在坐下时控制身体运动。足下产生的垂直地面反作用力在臀部开始离开座位时立即达峰值，并且超过体重。而当臀部抬离后，此峰值会立即下降，当人最终站稳后，则会稳定在体重水平。重心前后转移时水平方向的力要比垂直方向的力小得多。后向的力所产生的反作用力会使得身体向前运动，随后，身体将会产生一个类似大小的前向反作用力再促使身体向后，以阻止躯体过度向前。

2. 肌肉活动

伸肌肌力是保证站起任务成功完成的主要因素。在复杂、有多节段参与的活动中，肌肉的预备性和持续性是非常重要的。站起坐下时躯干肌、腹直肌和腰椎脊旁肌主要负责稳定躯干各节段，使躯体各部分形成"实际上"的整体来完成运动。脊旁肌、伸髋肌和伸膝肌会在臀部抬离时共同激活并达到峰值，以此来加速身体垂直向上的运动。髂腰肌收缩能使骨盆在髋关节屈曲向前，激发屈髋运动。跨双关节的股直肌和股二头肌的同时激活可以起到控制下肢运动的作用，其中股直肌负责屈髋和伸膝，股二头肌负责在髋关节、膝关节和踝关节伸展时产生相应的制动力，以帮助身体进入站立姿势。腓肠肌和比目鱼肌多变的肌电信号提示它们在伸展期和站立期参与了平衡重心的任务。

3. 影响动作执行的其他生物力学因素

站起是充分利用力学机制的运动模式，也是骨骼肌肉系统具备的不依赖于任务目标或外在具体环境的最基本的协调能力。站起不总是以静息站立作为运动的终止，通常是不同运动之间的过渡动作，与其他动作（如步行）融合在一起。

足的摆放位置决定了在站起时，身体重心需要前移的距离，以确保其位于双足之上，同时也决定了站起时下肢所需要产生的肌力。双足后置即踝关节位于膝关节之后，比双足前置更容易站起。双足后置时减少了身体前移的距离，与双足前置相比，髋关节、膝关节周围肌群需要产生的力量更少。站起时足背与胫骨夹角75°能使比目鱼肌得到牵伸，有利于保持比目鱼肌的长度和延展性，使患肢负重。坐位的高度也会影响站起。高座位减少了髋关节、膝关节的力矩。降低座位高度会增加所需动量、肌肉的峰力矩，增加患者站起的难度。上肢活动范围的受限程度对站起的动力学也有影响。相比于可自由活动的上肢，当上肢被限制时，下肢伸肌需要用更短的时间产生站起所需的力量。

坐下与站起看起来只是顺序相反，但是其中的机制却明显不同。坐下时需要借助重力，并且在坐下开始前，髋关节、膝关节、踝关节伸肌需离心性收缩，减慢身体下降的速度。坐下运动发起时，躯干会向前移动，膝关节的屈曲角度会随着重心在踝关节上的后移而增加。坐下过程存在不稳定性，需要平衡控制能力、肌肉收缩能力和力线的正确性。当臀部接近座椅时，胫前肌会充分收缩以控制身体坐下时向后的运动，股四头肌充分收缩以控制屈膝动作。如果这两组肌肉没有激活或激活不充分，患者将会摔倒在座椅上或者以很快的速度落在座椅上。

（三）运动功能障碍分析与分解训练

患者站起和坐下的能力与损伤情况和功能水平有关。治疗师可以通过对患者站起和坐下动作的观察，发现运动中的问题。下面列出了常见的限制因素和继发性的适应性改变。

1. 站起

(1) 负重问题：①健侧足自动后移而患侧足不动；②若双足平行放置，健侧下肢会自发地负重；③当臀部抬离座位时，体重移向健侧下肢等。

(2) 重心问题：由于患者固定足部能力下降，害怕跌倒，在臀部抬离时不能充分前移，可导致用上肢进行支撑以保持平衡和产生向上的助力、在伸展前期身体上半部分前移过程中伴有停顿、双足间距加宽以维持平衡、运动速度缓慢等异常。

2. 坐下

(1) 重心问题：踝背屈和髋、膝屈曲角度减少，使身体向后移动过快。
(2) 上肢代偿：双手可能要扶椅子扶手来控制躯干。

3. 常见运动功能障碍的原因分析

(1) 不能独立站起：下肢肌肉无力、缺乏协调能力。
(2) 足不能后置或后置不充分：腘绳肌和踝关节背屈肌无力，比目鱼肌延展性降低。
(3) 在伸展前期推动身体前移的力量弱：足后置不充分；患侧下肢，特别是小腿和足部难以固定；用脊柱弯曲代替屈髋；动作过慢，怕跌倒；缺少推动身体前移的动力。
(4) 坐下时身体控制能力差：下肢伸肌难以进行离心性控制。
(5) 稳定性降低，特别是在臀部离开椅面及躯干由前屈变为伸展时：下肢伸肌无力及反应减慢，缺乏身体各环节的协调，运动时机掌控不良。

肌力弱、缺乏身体各环节的协调以及稳定性差会导致一些可预测的适应性改变：①主要靠较强的和更易于控制的下肢负重；②在臀部要离开支撑面时，体重向健侧足转移；③健侧足放在患侧足的后面；④用上肢帮助控制平衡、支撑体重；⑤上肢向前摆动辅助身体向前、向上移动；⑥双足间距加大；⑦在伸展前期和伸展期之间出现停顿，动作缓慢。

4. 分解训练

将生物力学分析中发现的要点应用到临床，根据患者的功能水平和需求科学地指导患者分解训练。要点包括：①起始位踝关节背屈15°最省力；②根据下肢伸肌肌力调整座椅高度；③躯干从直立位开始主动屈髋，以便获得身体水平前移的动力；④在伸展前期和伸展期之间没有停顿；⑤提高运动速度。

为了使训练更有效，还需要注意：预防软组织的适应性短缩，提高下肢肌肉的力量和协调性。站起练习保持躯干直立，首先将双足后移（尽可能使踝背屈15°）。然后上半身前移，当双肩越过足尖后再伸膝、伸髋站起。在运动中躯干无弯曲，双眼平视前方2~3m的目标。选择高度合适的椅子。鼓励患肢负重，限制健侧代偿。对于肌力不充分者，治疗师可以辅助稳定患侧足或从患侧膝部沿小腿向后下方施压以增加患肢负重。当患者站起时，治疗师可以辅助患者身体向患侧移动，增加患者负重，但注意不能离患者太近，以免妨碍患者身体向前运动。治疗师的指令要明确，如"双肩前移并站起"。不鼓励健侧手握住患侧手，站起后髋关节、膝关节尽可能伸展至 0°。练习坐下时，患者的髋关节、膝关节、踝关节屈曲，身体逐渐下降，接近椅面时，身体后移坐到座椅上。必要时辅助膝前移以启动屈膝动作，固定患者小腿和足促使患侧负重。应有针对性地反复训练患侧负重时的坐下动作。

（四）任务导向性训练

站起和坐下是日常生活中经常使用的动作之一，多样化的站起和坐下训练有助于患者平衡功能的提升。经过反复的站起和坐下训练，同时配合其他增加肌力和耐力的负重训练，可以让大部分患者再次学会独立且有效地站起和坐下。只要患者能独立且稳定地坐稳，就可以开始站起和坐下训练，过程中不鼓励患者使用双手支撑站起和坐下。下面列出了训练指南中的一些关键性要点。

1. 站起

（1）"将你的脚向后放"，双脚放在膝关节后 10cm。
（2）座位高度要符合下肢肌力。
（3）需要一个没有扶手和靠背，且表面平整的坐位面。
（4）从躯干的直立位开始运动。
（5）"向前摆动你的身体，足部向下蹬地，然后站起"。
（6）当患者运动太慢时下加速的口令。
（7）患者需要盯着一个在坐位下可平视的物体。
（8）动作必须以能够站起的最大次数为一组，重复训练 3 组。

2. 坐下

（1）将双脚放在靠近座椅的位置，患侧足置于健侧足后方以增加患侧下肢的负重和肌肉的离心收缩。
（2）屈髋、屈膝和踝背屈，使身体向下和向后靠近座椅。
（3）若有必要，治疗师在患者向后移动髋部到座椅时，可以通过稳定患者的膝关节来辅助坐下的最后阶段。

（五）优化技巧

功能性肌力训练可以作为站起和坐下训练的优化技巧训练。站起初期，胫前肌通过主动收缩以稳定双足；快速站起阶段，跖屈肌激活以控制身体向前的动量。在站起和坐下时，下肢各关节和肌肉作为一个稳定的功能性整体使用。训练强度可以通过增加重复次数、增加跨越障碍物的高度、降低站起时座椅高度和减少双手支撑等方法来变化。若患者能力允许，额外增加阻力可以起到较好作用。例如，在踝关节处加 0.5kg 的负重行走可以加强步行时脚离地所需的屈髋肌肌力。随着患者能力的提高，体力、耐力会越来越好，对任务有更清楚的认识，患者会通过改变双脚放置的位置和转动躯干使动作完成得更加灵活。当患者能够稳定且独立完成站起时，可以融合到功能性动作中，如站起并拿起置于桌面的水杯，站起转身并拾起地面上的物品等。在确保患者安全的前提下，可以让患者尝试将注意力转移到其他事物上，如一边站起一边看手机、一边坐下一边说话等。

二、步行

（一）概述

步行或跑步的目的是在水平地面，或坡道上安全有效地转移，需要根据不同的环境来调节身体的运动速度和方向，在紧急状态下对滑倒和绊倒做出反应。独立步行是日常生活中从一个地点转移到另一地点的重要且有效的方式。步行能力受限将会影响并限制患者的独立移动能力，导致生活质量显著下降。

步行存在明显的个体差异，相同个体在不同情绪下的步行状态亦不相同。健康人在步行过程中可以随意地观察环境，或者在步行同时完成其他任务。但存在运动功能障碍的个体，需要将大部分注意力放在步行上，哪怕如此仍具有跌倒风险。

（二）生物力学描述

1. 在不同步行时相，下肢有不同功能

（1）支撑相：①支撑，通过单足或双足支撑，下肢的伸肌通过力学效应增加下肢稳定性；②平衡，通过双下肢与躯干间的节段来进行姿势调整；③推动，产生力学动量使身体向前；④吸收，吸收力学能量，降低身体向前的冲量。

（2）摆动期：①足廓清，避免足与地面接触；②足弹道，足做好准备以便安全地落在支撑面上。

2. 步态周期

步态周期是将连续的步行动作进行时间上的分隔，分为从足跟着地的站立相和足尖离地到下次足跟着地的摆动相。通常站立相和摆动相的占比大致为 6:4。当步行速度降低时，站立相比例将增加。短暂的双足支撑相对于双下肢负重的转换、平衡和姿势控制至关重要。双足支撑相的时间随步速增加而逐渐缩短。跑步时双足支撑相消失并且转变为腾空相。在步行状态下，身体重心的移动轨迹显示身体沿着平滑的螺旋形轨迹向前移动。

速度是描述步行能力的重要变量，健康人通常使用最节省能量的步行速度。步行速度减慢可能预示着预后不良、残疾及跌倒风险的增加。很多神经损伤的患者采取慢速步行，身体节段间的能量转换减少，导致步行期间消耗更高能量。

站立相早期，膝关节处于屈曲位。屈曲的膝关节可使身体重心沿着平滑的轨迹移动。完全负重前，髋关节会发生一定程度的内旋，当足准备离开地面时，髋关节发生外旋运动。站立相中期，髋关节的角度大约是零度，膝关节伸直。由髋的外展肌群控制骨

盆向支撑侧做最大的水平外移。站立相末期，髋关节处于伸展位，而膝关节屈曲，踝关节处于跖屈位，为蹬地开始和摆动相的启动做准备。

（三）运动功能障碍分析与分解训练

脑卒中患者与健康人相比，最明显的变化之一为步行速度降低。由于患者的下肢肌力不能产生足够的向心肌力和离心肌力以控制步行时程，相同距离下的步行时间会增加，步行速度会相应降低。当个体慢速步行，能量转化会相应减少，因此慢速步行所消耗的能量反而是很高的。步行速度与下肢肌肉力量、蹬地功率及站立相时伸髋的角度有关。患者的伸髋角度越小，步行速度就越慢。

通常情况下，步行训练中应重点考虑以下因素。

1. 伸髋

患侧肢体在支撑末期伸髋 $10°\sim15°$，有助于患者产生向前推进的力量。早期让患者在侧卧位下进行伸髋训练，治疗师需要给予适当的目标物及反馈，还可以增加臀肌的力量训练来帮助患者伸髋。当患者存在躯干张力增高或僵直时，需要先进行躯干张力的降张及灵活性训练。

2. 足的蹬离

训练患者站立相末期踝关节蹬地可以触发摆动相早期膝关节的屈曲。在仰卧位可以让患者做踝关节跖屈、背屈的训练，也可以给予患者适当的压力性视觉反馈，如让患者踩 Bobath 球；也可让患者在站立下进行足的蹬离训练。

3. 患肢负重

步行训练强调双足的均匀负重。功能性负重练习、站立平衡训练、双下肢重心转移及单腿支撑可以有效地提高患者患侧下肢的负重能力，提高步行稳定性。

4. 非负重训练

非负重训练的目的是在患者能力尚不足以完成直立位负重训练时增强某块肌肉或某组肌群协同控制的能力。由于难度较低，非负重训练可以作为日常重复训练的一部分由患者自主进行。

（四）任务导向性训练

1. 一般原则

步行需要多水平的神经控制来支撑身体对抗重力并且推动身体向前运动。患者需要将分解训练中的要点融合到连续步行任务中。通过主动训练使运动中的身体保持平衡，根据环境和社会要求调整步行模式。

感觉输入对于步行模式的节律性十分重要。脊髓环路能够持续产生节律性的输出，不需要脊髓水平以上的结构或感觉感受器的输入。通过反复的步行训练可以调整患者的脊髓协调网络，改善脑卒中患者损伤后的步行能力。

治疗师应同时关注负重和迈步的完成情况。治疗师可鼓励患者通过健侧下肢向前迈步以启动步行。训练初期使患者重获步态感觉，如步态节律性和周期性是很重要的。有些治疗师会强调慢速步行以改善步行模式，认为关注运动的过程比关注运动的结果更重要。然而，合理的步行速度可以使能量在运动过程中得到转化。

侧向步行和后退步行对肌肉具有不同的激活模式，并且可以训练患者的柔韧性和平衡能力。侧向步行可以训练单腿负重、重心转移和内外侧姿势偏移控制。后退步行则可以训练跨越双关节的腓肠肌，以此改善患者对伸髋和屈膝的控制能力。

不能独立进行训练的个体可以在活动平板上进行减重下的步行训练。平板速度、减重重量、辅助量及患者的运动量都有可能影响活动平板的训练效果。通过对相关因素的调整便可以给患者提供足够的运动强度。活动平板训练结合多种形式的任务导向性训练可以有效地增加患者的步行能力。

2. 连续步行过程的异常步态及常用训练方法

（1）足下垂步态。足下垂指摆动相踝关节背屈不足，常与足内翻或外翻同时存在，可导致足廓清障碍。代偿机制：摆动相增加同侧屈髋、屈膝，下肢划圈行进，躯干向对侧倾斜。常见病因是胫前肌无活动或活动时相异常。训练方法：①胫前肌肌力训练，坐位、站立勾足尖练习。②对足下垂严重的患者，有条件的可给予踝足矫形器。

（2）膝塌陷步态。支撑相膝关节过早屈曲，伴有对侧步长缩短，同侧足推进延迟。若患者采用增加股四头肌收缩的方式避免膝关节过早屈曲并稳定膝关节，将导致同侧膝关节在支撑相末期屈曲延迟，最终导致膝过伸。相关肌肉包括腓肠肌、比目鱼肌和股四头肌。训练方法：①对腘绳肌痉挛导致的伸膝障碍，首先可行站斜板和手法牵伸训练，同时强化小腿三头肌肌力，如踮脚步行、前脚掌踏楼梯训练等；②加强拮抗肌股四头肌肌力训练，如靠墙蹲马步、骑功率自行车等。

（3）膝过伸步态。一般是代偿性改变，多见于支撑相早期。一侧膝关节无力可导致对侧代偿性膝过伸；小腿三头肌痉挛或挛缩导致膝过伸；膝塌陷步态时采用膝过伸代偿；股四头肌肌力不足或支撑相伸膝肌痉挛；躯干前屈时重力线落在膝关节中心前方，促使膝关节后伸以保持平衡等。矫治方法：①股四头肌牵伸训练；②股四头肌肌力训练；③膝关节控制训练；④臀大肌肌力训练。

（4）臀中肌无力步态。一侧臀中肌无力，不能有效维持髋关节的侧向稳定性，髋关节向患侧凸出，患者躯干出现代偿性侧弯，使重力线通过髋关节的外侧，依靠内收肌来保持侧方稳定。支撑相早期和中期，骨盆向患侧下移超过 5°，造成患侧下肢相对过长，故在摆动相膝关节和踝关节屈曲增加，以保证足廓清。典型双侧臀中肌无力的步态特征：步行时上身左右交替摇摆，形如鸭子走路，故又称鸭步。训练方法：①加强臀中肌肌力训练，如侧踢腿、抗阻侧踢腿等；②提降骨盆训练；③站立姿势调整训练，应在矫正镜前训练调整姿势，包括单腿站立时躯干保持稳定不动；④横行步行训练，开始时可让患者背靠墙走以增加安全性。

（五）优化技巧

连续步行应利用丰富的环境变化和干扰因素，优化运动技巧、速度、耐力和身体协调性。功能性肌力训练仍然是步行训练中优化技巧的重要方法。对于偏瘫患者来说，力量训练的重点仍然包括：①足蹬地时踝关节跖屈肌群；②站立相早期的伸髋肌群；③整个支撑相内的下肢负重肌群。

训练中髋关节、膝关节、踝关节周围肌群产生的力量可以提供基本的支撑、平衡和前进的动力。进行负重训练可提高肌肉力量和控制。可通过增加重复的次数、减少支撑、增加台阶的高度或降低椅子的高度、增加速度，进行功能性负重训练。

迈上和迈下训练可上提和降低身体重心。向前迈上台阶使重力均匀分布，从侧面迈上台阶则主要集中于膝关节。侧向迈步需要内收肌和外展肌参与控制。

踝跖屈肌群通过足蹬地产生能量，是脚跟抬起和落下中重要的肌肉群，参与步行、上下台阶、上斜坡及保持平衡，影响步行速度。小腿三头肌的离心收缩训练可以进行肌肉的主动牵拉，在训练中应当包括腓肠肌的训练以产生有力的足蹬地。

当足、小腿和大腿保持理想的角度对线以推动身体向前时，每次踝跖屈蹬地时都应诱发跖屈肌的向心收缩。对于制动导致的肌纤维缩短及内在肌肉僵硬的患者，这种训练可以防止肌张力增高，保持肌肉的最优长度和弹性。

对脑卒中患者进行单个肌肉的力量训练并不能完全转化为功能的改善。股四头肌力量的增加，对于步行速度的改善并不显著。因此，治疗师在训练过程中不应局限于单个肌肉的力量训练，而更应强调患者的功能训练。

三、够物和操作

（一）概述

上肢的基本功能有够物、抓握和操作，有时需要支撑体重或在姿势不稳定时维持平衡。手臂根据任务、环境和目标来移动手，使其在空间中摆放于适当位置、方向以便能够与环境互动而完成特定任务。因此够物是手臂的主要目的性活动，而手部的主要目的是与环境互动。

够物距离是由臂长决定的。若目标物体距离超过臂长范围，在坐位和站立的情况下可通过下肢转移重心来延长够物距离。可行走时，身体可以通过迈步的方式来完成够物。

上肢参与功能活动，需要肢体产生不同的关节构型和运动时序。通常情况下，手臂和手作为一个整体单元来发挥作用。上肢由许多关节和肌肉构成，具有较高自由度，可以协调地进行够物和操作活动，但也要求手部和上肢有更高的运动控制能力。

手部的感觉和运动功能同等重要。手部的触觉和压力感受器提供的信息使我们能够辨别物体并根据质地和密度等特性来进行分类，估算物体滑脱的可能性。皮肤传入在技能性物体操作活动中承担了重要的作用，当手指皮肤反馈减少时，人们会尝试使用更大的力量来进行抓握活动，试图通过更大的手指压力来获得更多反馈，因此会导致不协调的抓握。

视觉信息在够取和抓握过程中可以收集物体相关信息，如定位、距离、方向等，可以提高抓握的准确性。在黑暗的环境或视觉信息较少的情况下，人们只能利用触觉代偿完成抓握，动作会比较缓慢，准确性也会下降。

手臂也是姿势系统中的一部分。当平衡受到干扰时，手臂起平衡和支撑的作用；当失去平衡时，手臂将会形成一个新的支撑面。在目标物体距离超过臂长范围的情况下，身体向物体的移动延伸了够物距离。

大部分的日常任务活动都发生在双上肢协调运动、双手操作时。这种互动非常复杂。在偏瘫患者的康复训练过程中，应设计包含双上肢操作活动的训练方案，以激活患肢肌肉进行针对性练习。

（二）生物力学描述

1. 够物到抓握

从够物到抓握物体可以分为两部分：第一部分为手快速移动接近物体的移动部分；第二部分为在视觉控制下，最终抓握之前，双手和上肢调整抓握口径的缓慢操作部分。当个体准备抓握物体时，抓握口径在移动相增加，接触物体前达到最大，在接近物体后减小。在视觉控制下，抓握过程中拇指和示指的距离略大于物体的实际尺寸，当移除视觉影响时，抓握口径又将变大。一旦手与物体相接触，由触觉和压力感受器给予个体反馈来引导抓握的完成。

拇指在够物移动过程中承担着引导的角色。在够物任务的最后阶段，抓握口径的减小主要由示指的运动和少量拇指运动决定。由于拇指相对于接近物体时运动轨迹的位置保持不变，拇指的稳定性使得视觉能够更加关注于抓握口径与物体尺寸大小间关系的调整。因此，在康复训练过程中，治疗师应该花更多时间训练手部桡侧的抓握和放松。

够物活动时躯干、下肢和手臂运动的空间-时间关系十分复杂，这种关系同样也反映了可达到的自由度、任务和环境。站立时的够物包括预期姿势调整，以及腿和手臂肌肉间的时序调整。在够取一个臂长范围内的物体时，髋部可能会有小范围移动，但主要需要肩关节、肘关节、腕关节和前臂、手的共同参与来完成。在实际的日常生活中，髋关节、盂肱关节和肩胛带作为多节段的功能性连接，往往选择最优效能比的方式。通常情况下，大脑会选择最优策略或简单化策略来控制复杂的多节段运动。

在坐位和站立下早期进行有难度的够物动作训练，对于促进姿势的稳定性和提高上肢的功能性运动都非常重要。当一只手需完成耗时较多的复杂性任务时，另一只手会减慢其速度以便双手可以同时到达目标。在对有上肢功能障碍的患者进行训练时，应设计一定比例的双手操作训练。

够物训练包括根据不同的目标活动将不同形状的物体置于不同的操作环境。训练过程中应提高患者的够物速度及上肢的控制能力。康复训练的主要目的是最大限度地保存患者手臂和手部的灵活性。

2. 上肢的负重

在进行上肢活动时，通常需要手部负重。运动主要发生在肩关节复合体和肘关节部分，肩部和肘部的伸肌（主要是肱三头肌）必须能够产生足够的动量以提举部分体重。

3. 操作

操作主要分为精确抓握和力量型抓握两种。前者通常由手指的指腹完成，有时只有拇指和示指参与；后者则需要全手参与。

手部可以通过不同关节和肌肉间的协调运动形成不同的构型来完成抓握和操作任务。构成手部的关节和肌肉可以通过彼此间的相互作用来发挥独立的功能，如弹奏乐器、敲击键盘或按钮。

抓握能力需要通过特异性训练来获得。训练应包括握持、操作和提举不同的物体。通常够物活动是在视觉控制下进行的，当手接触到物体的那一刻，运动控制的主要感觉输入就源于手部的触觉和压力感受器。物体的易碎性会影响抓握活动的够取过程，而物体的重量只是在手接触到物体后才产生影响。在所有的够取抓握任务中，不论物体轻重、是否光滑，一旦抓住物体后就不应该掉落。

来源于手掌皮肤的触觉和压力感觉输入对于运动控制十分重要。根据物体的形状、质地、重量和光滑程度等性质来分类物体，根据需要调节运动输出（肌肉力量）。在移动物体的过程中产生的惯性力也会导致握力改变。许多神经损伤的患者由于缺乏适应性的力量控制，在移动上肢的同时很难维持住抓握。在训练过程中应当强调这种能力，进行针对性的训练。

（三）运动功能障碍分析及分解训练

1. 肌力弱、协调性和灵活性受损

大脑皮质损伤后导致上肢功能障碍的主要原因是肌肉激活障碍和运动单元募集减少引起的肌肉瘫痪或力弱，以及各节段间的协调性丧失。通常腕部和手部肌肉，特别是屈肌肌群受累最严重。肌力弱还与肌肉收缩时的初长度有关。研究表明，肘伸肌和屈肌群在肌肉长度最短时力量最弱。

不能及时产生抓握所需的力量，过程中伴随不规则的力量变化，就无法平稳地完成特定任务。抓握和提举物体时无法保持可控的握力是影响上肢使用的常见问题。

2. 肌肉僵硬、肌肉长度改变和挛缩

由于制动和废用，肌肉和软组织的长度发生相关性改变。肌肉在缩短状态下长时间制动会造成肌肉长度缩短和僵硬，牵张感受器将呈现过度活动的状态，激活则会产生张力。瘫痪后上肢在自然状态下处于盂肱关节内旋、内收，肘屈曲，前臂旋前，拇指内收，手指和腕部屈曲的状态，容易导致肌肉僵硬，进而发生挛缩。可在软瘫期对上肢进行恰当的体位摆放或对上肢进行强化主动训练。损伤早期应该重视激活肌肉，强化上肢

使用。临床中应该采取相应的措施进一步减轻挛缩、预防僵硬和缓解疼痛。

3. 肩肘和前臂功能的训练

（1）患者卧位，治疗师辅助下要求患者用患侧手摸对侧肩、口、前额等，上肢伸直上举，向各个方向触碰治疗师的手。

（2）患者坐位，治疗师辅助患者上肢上举向前上方、侧方触碰物体。

（3）患者坐位，用患侧手碰自己的鼻尖并放回桌面上。

（4）患者坐位，旋转患侧前臂，交替将手心和手背朝上。

4. 腕手功能的训练

（1）患者坐位，上肢置于桌面，要求患者用前臂、手背、拇指将积木或杯子等物品向各方向推动并达到设定的目标点。

（2）患侧上肢肩 0°、屈肘 90°，前臂中立位放置于桌面上，用患侧手抓住正前方桌面上的圆柱状物体并主动放开。

（3）抓取正前方桌子上的水瓶（或勺子等）靠近自己的嘴边并放回原位，同时嘱患者主动放松痉挛的肌肉。

（4）患者坐位，嘱患者使用患侧手抓握物品从起始位置放置到另一地点等。

（四）任务导向性训练

进行上肢任务导向性训练和渐进性抗阻训练，可获得更好的远期疗效。患者的恢复不佳不仅由损伤本身导致，还可因为上肢治疗干预措施的不恰当、不充分。若生活中过多使用健侧手，那么不活动的患侧手的软组织将会产生负面的适应性改变。

让患者坐于桌前，尽早进行上肢和手的主动任务训练。若患者能力允许，应尽量包括分离的关节运动。当肌力严重不足时，训练的重点应放在诱发关键肌肉的活动上，并且反复练习。在治疗过程中应强调够取以及手指的抓握和释放。

任务导向性训练注意事项：①需要给患者设定一个具体可见的目标，如果上肢只做单纯的屈伸而无具体目标，患者就会失去视觉、触觉、空间定位觉等反馈信息的输入和整合，变成空泛的关节活动。②设置处于患者能力边缘的目标可提高患者的主动参与性和兴趣，让患者有失败和成功的体验。③逐渐增加推动及抓握物品的重量、移动的距离，以增加肩、肘、腕和手指的肌力。④训练中注意纠正患者过度的耸肩和躯干倾斜，防止肩外展或前屈不足。

（五）优化技巧

训练前治疗师应详细解释动作要点，在口头提示的基础上引导患者主动、辅助下甚至被动完成目标任务。治疗师的手应放置于患肢瘫痪的肌肉进行本体感觉刺激（拍打或叩击肌腹、肌腱等）。当患者首次出现瘫痪肌肉的收缩时，治疗师应鼓励并强化这一肌肉的运动能力。

1. 灵活性训练

（1）每个指尖按顺序尽可能快地与拇指对指。
（2）用每个手指轮流敲打桌面。
（3）用拇指和第四五指拿起物体。
（4）180°转动铅笔。
（5）使用"蜘蛛状"抓握。
（6）按动手机按键。
（7）拿起一壶水倒入玻璃杯，拿起装水的玻璃杯喝水。

2. 双手训练

（1）叠毛巾。
（2）拧瓶盖。
（3）双手配合倒水。
（4）双手倒换抛球。

四、平衡

（一）概述

平衡是一种控制身体重心与支撑面相对位置的能力。影响平衡的力包括重力、肌肉收缩力、运动中节段间相互作用力，以及突然性的外力干扰，如身体被推搡、绊倒或遇到外来物体碰撞等情况。不论是静止的姿势还是运动，都觉察不到控制平衡所涉及的复杂的神经肌肉和生物力学的调节过程。平衡（姿势控制）只有在意识到自身处于不稳，或突然发生摔倒，或疾病及外伤损伤感觉运动系统等情况时才会被察觉。

姿势调整是帮助维持平衡的手段，由肌肉的活动和节段间的运动组成，保证身体可以维持或修正平衡。保持平衡所需的力学机制需要中枢神经系统参与，需要抵抗重力和其他外力以支撑头部和身体，来保持身体重心在支撑面上正确对线以获得平衡。平衡的核心要点是将重力线处于支撑面的范围内，包括稳定性姿势调整、在预见性运动和自主运动时进行姿势调整，以及对外来干扰进行姿势调整。因此，平衡是身体主动参与所有运动技能的基础。

稳定极限是身体稳定的临界点。身体重心超出稳定极限时，如果没有建立新的支撑面去重获平衡，身体会失去平衡而跌倒。通常情况下在超过稳定极限时，身体会进行跨步、扶住稳定物体，或倾斜、伸手来重建平衡。

姿势控制是复杂的过程，受环境和任务导向的影响，涵盖神经肌肉系统所有的水平。平衡不是以一系列简单反射为基础的运动，而是任务的一个整合部分。它可以随任务一起被习得，通过训练可以使平衡变得更加高效。

感觉系统（前庭觉、视觉和躯体感觉）提供身体处于空间的位置信息和身体的稳定性信息。前庭系统主要提供头部相对于重力的位置以及头部线性加速与成角加速运动时的信息。本体感觉系统不仅提供有关肌肉和关节中负责产生效应的结构所处状态的信息，还提供所处空间位置及环境的信息。视觉系统则主要负责提供人体与周围环境间的位置信息。

（二）生物力学描述

1. 静息站立

姿势摆动存在于静息状态下，是身体在支撑面上进行的持续、偏离垂直方向的小范围运动。所有人都会针对姿势摆动进行自身的校正运动。静息状态下站立，姿势摆动的幅度会随着环境情况、睁眼还是闭眼甚至是呼吸的深度进行调整。姿势摆动也会随着脚的摆放位置以及支撑面的宽窄而变化。通常情况下，老年人和小孩的姿势摆动幅度最大。

2. 自主运动时的平衡

预备性的肌肉活动是整合活动中必不可少的一部分，可防止肢体或躯干运动所造成的重心不稳。当人体抬起足跟做垫脚动作时，小腿三头肌为主动肌。但胫前肌、股四头肌和股二头肌的预备性活动将先于小腿三头肌。如果没有预备性活动配合，小腿三头肌的激活可能会导致重心后移，人体将会向后跌倒。只有通过胫前肌前移重心和股四头肌在足跟抬起前维持伸膝的条件下，这个动作才可以完成。

3. 步行

步行过程中需要进行不断的姿势调整以维持身体平衡。步行时恰当的节律和速度实际上只需要少量的肌肉收缩参与。若迈步过程中突然停止运动，则很容易发生身体的失平衡状态。步行状态对身体的稳定性要求比静息站立更加苛刻。步行是一项不稳定的运动，在80%步态周期中重力线都处于支撑面边界外。

4. 坐位

相较于站立，坐位时双足放于地面，臀部和双足构成相对大的支撑面，所以身体更容易保持平衡和稳定。但是在双足悬空的情况下，身体很快就会达到稳定极限。

一般情况下，在坐位下进行上肢参与的活动时，躯干肌仅仅作为一种稳定肌群。但坐位下够取超过臂长的目标物体时，髋部的屈伸运动组成够取运动的必需成分，够取的距离也受到臀部支撑范围的影响。

因为侧向够取物体会将体重转移到另一条腿上，身体会较快到达稳定极限，比向前够物更加不稳定。坐位下执行侧方够物有困难会对许多功能性任务产生负面的影响，比如穿衣、拾起物体等。

5. 站起和坐下

站起是经常涉及的日常活动，也是许多任务和功能的前提。站起和坐下通过位于髋部的大角度位移来完成。在站起过程中，运动的第一阶段是从身体处于坐位且相对稳定开始，启动特征是躯干和髋部之间产生角动量。躯干的角位移必须达到足够的幅度和速度才能使身体从起始阶段加速向前运动。在快到达站立时，这种前移运动将会被限制，避免身体过度前移而失去平衡。而对于坐下这一过程，所需要的髋部成角位移也同样具有潜在的不稳定性。难以启动坐下和控制重心后移会导致身体像跌倒一样快速下落至座位上。

6. 对于干扰的姿势反应

对于非预期干扰，身体会做出相应的姿势调整。即使任务不断发生变化，身体也可以通过同样的经验和视觉信息来预测即将发生的外在干扰，给予相应调整。非预期干扰包括身体位于一个可移动的支撑面上、碰到障碍物、在湿滑的路面行走，以及突然被人群推搡。通过大脑对信息的收集，可以预测什么时候会失去平衡，并且进行相应的姿势反应。在遇到干扰的情况下，或在认为有潜在危险的环境下，我们会保持高度的警觉性。

在不同支撑面的干扰下，个体会采取三种与姿势有关的肌肉协同模式来保持站立的平衡。踝调节策略是对于支撑面前后向小摆动所做出的最常见的反应。在这个反应中，姿势调整主要发生在踝关节处。肌肉的激活顺序是由远端到近端。

若干扰更强或支撑面更窄，就需要髋调节策略，即使用更多的多关节运动来使重心回到支撑面内，这种情况下姿势的调整则主要发生在髋关节。

跨步反应以快速的跨步、单腿跳或翘趄为主要表现形式。跨步反应是因为踝调节策略或髋调节策略已经不能够弥补较大或较快的干扰，为了使身体重心重新处于支撑面内而做出的反应。代偿式的跨步和抓握反应通常会被快速启动或执行。人体对于侧向不稳做出的代偿反应要比前后向的反应更复杂，这是因为肌肉骨骼系统的特点限制了下肢侧向的运动。

（三）姿势控制障碍分析与分解训练

中枢神经系统损伤后，任何会干扰身体控制空间位置的变化都会影响姿势平衡。对平衡和移动能力有影响的躯体功能受损包括肌力下降、爆发力和耐力不足、协调能力差、感知觉处理紊乱及认知功能障碍。这些损伤都引起跌倒发生率的上升。当大脑发生损伤后，这些功能都有可能受损，会导致诸如风险决策能力和选择性注意受损等问题的出现。

平衡的分解训练如下。

1. 仰卧位训练

（1）臀桥。双脚与肩宽，前脚掌抬起，大小腿成90°夹角为开始姿势，将腰部抬高与大腿成一条直线。

（2）单脚臀桥。双脚与肩宽，前脚掌抬起，大小腿成90°夹角为开始姿势，单脚支撑将腰部抬高与大腿成一条直线。

2. 肘膝跪位训练

（1）跪姿肘屈伸。身体跪姿，俯身向前直臂撑起身体，腹部收紧，腰背挺直形成开始姿势，做肘屈伸运动。

（2）四点支撑伸展。身体呈四点支撑姿势，抬起左侧手臂与肩等高，抬起右侧腿与髋等高。两侧交替进行。

3. 双膝跪位和半跪位训练

（1）平衡垫跪姿旋转训练：跪于平衡垫，两侧旋转训练。

（2）半跪位转体训练：身体半跪位，跪于平衡垫，向两侧转体。

4. 坐位训练

（1）坐姿转体训练：坐于瑜伽球上，双脚与肩同宽，脚踩平衡垫，向两侧转体。

（2）单脚坐姿转体训练：坐于瑜伽球上，双脚与肩同宽，单脚踩平衡垫，向两侧转体。

5. 站立训练

（1）双脚站立训练：双脚站于波速球之上，核心收紧。

（2）单脚站立前后与左右摆动：单脚站立前后或左右摆动，后期可脚踩平衡垫或闭眼增加难度。

（四）任务导向性训练

训练身体的重心控制力和稳定性应该具体到所参与的每项任务和所进行动作的环境中。身体的移动能力需要准确的平衡感和良好的下肢肌肉状况。这些肌肉需要具备足以支撑和转移体重的力量，可以在恰当的时间对预期和非预期的干扰做出相应反应。治疗过程中应该强调功能性的肌力改善，即任务相关性的肌力训练。训练计划必须包括需要肌肉快速启动和产生突然的爆发力的相关内容。

下肢负重训练对于激活肌肉活性十分关键。重心从一条腿到另一条腿的转移是功能活动（如行走和上下楼梯）的前提。脑卒中患者并不能将全部的重心转移到患侧腿上。从坐到站过程中，患侧腿负重减少也是普遍存在的一个问题。

使用一些具体的目标进行功能再训练的简单方法可以将患者的注意力从抽象的目标转移到注意活动本身。这对于脑卒中早期阶段害怕摔倒的患者十分有效，可以有效地转移他们想要维持平衡的注意力。

这些活动在站立和坐位的姿势下都可以进行练习，并且活动应该以患者的具体问题作为靶点：

站立下向上看天花板时，小腿肌肉预见性的激活以保持重心在头后仰时不向后移动（图14-2-1）。在不移动身体的情况下，站立下转头看一侧肩的后方，观察环境以找到目标（图14-2-2）。

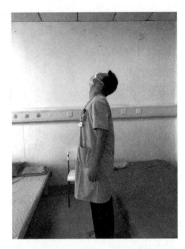 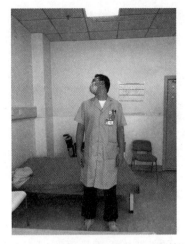

图14-2-1　站立下向上看天花板　　图14-2-2　站立下转头看一侧肩的后方

坐位下向前方、侧方（图14-2-3）、后方、上方、下方进行够物运动。

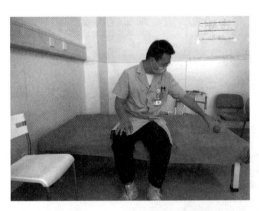 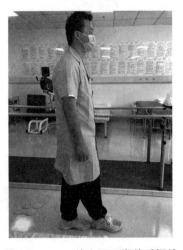

图14-2-3　坐位下向侧方够物　　图14-2-4　站立下双脚前后摆放

任务可以从运动的速度、任务可预见性、姿势稳定性、坐位和站立时肌肉力量和协调性等方面，将难度渐进性提高。

（1）改变支撑面的形状，如双脚前后摆放（图14-2-4）、一只脚放在台阶上或单脚站立。

（2）通过闭眼训练改变感觉输入。

（3）增加或变换够取物体的重量，以及距离的远近。

（4）加大物体的体积，诱发并强化双手操作时姿势的调整能力。

（5）改变目标物体的位置（侧向够物要比前向够物更难）。

（6）下蹲捡起物体（图14-2-5）。

（7）用脚趾碰地板上的障碍物或画出的标记，以训练内收外展的稳定性。

（8）坐位或站立的抛接球训练。

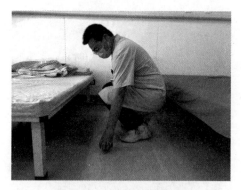

图 14-2-5　下蹲捡起物体

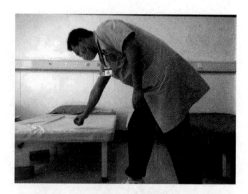

图 14-2-6　迈步拾起稳定极限外的物体

　　在训练过程中应该使患者的注意力放在具体任务上，而不是在维持平衡上。平衡是运动所产生的效应，而不是平衡训练本身。通过这种训练方式，可以培养患者独立的调整能力和姿势控制能力。

（五）优化技巧

治疗师可以在活动中增加更为复杂的环境和更多不可预知的命令。

（1）迈步拾起稳定极限外的物体，这会强迫患者迈步来完成任务（图 14-2-6）。

（2）按地板上的标示进行交叉式跨步。

（3）随着音乐的节奏准确地踏步或跳舞。

（4）玩需要在短时间内快速反应和必须跨步的游戏，如接球或抛球（图 14-2-7）、拍球、踢球及站立下玩手机游戏。

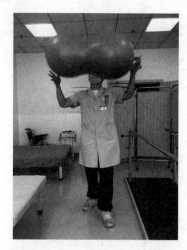

图 14-2-7　站立下的抛接球游戏

第三节 临床应用示例（站起训练）

一、正常运动成分分析

站起分为伸展前期和伸展期，两个阶段的分界点为臀部离开座位的时间点，即臀抬离点。

（一）伸展前期

双足向后移动以保证踝关节在膝关节的后方，通过屈髋和踝背屈使上半身向前转动，上半身运动的角速度所造成的反作用力会使踝关节在膝关节前移时发生足背屈。

（二）伸展期

跨过髋关节、膝关节、踝关节的伸肌肌群会使身体在垂直方向上进行加速运动。

二、异常运动成分分析

（1）站起过程中负重不对称（健侧足部自动后移而患肢不动；健侧下肢自发负重，体重移向健侧；臀部抬离时，体重移动到健侧；患侧肢体不能踩稳地面，站起时，患肢前移）。

（2）用上肢支撑，以保持平衡和获得向上的助力。

（3）伸展前期，身体上部前移过程中伴有停顿。

（4）双足间距加宽以维持平衡。

（5）运动过程缓慢。

三、缺失运动成分分解训练

（一）患侧下肢负重

（1）将健侧足置于患侧足前方，迫使患侧下肢负重。

（2）站起和坐下过程中强调将重心放在双足之间，上下肢均匀负重。

（3）让患者进行超过臂长的前伸够物训练。

（二）正确的足的摆放位置

（1）双足放置于膝关节后方约 10cm 处。

（2）若患者不能主动将双足后置，治疗师可以辅助。

（3）若患侧足不能踩稳地面，治疗师沿胫骨方向施加辅助。

（三）调整座位高度

（1）调高座位高度：帮助下肢力弱的患者，使动作变得更加容易。

（2）调低座位高度：增加下肢伸肌抗重力离心收缩和向心收缩的难度。

（四）躯干向前转动

（1）指令："向前移动你的肩膀，然后双脚蹬起。"
（2）让患者将向前和向上的动量融合。
（3）鼓励患者加快速度。

四、任务导向性训练

（1）从伸展前期开始让患者完成连续的站起动作。
（2）提示患者不能辅助扶手或撑床面。
（3）提示患者将双脚放在合适的位置。
（4）提示患者"向前摆动身体，足部蹬地，然后站起"。
（5）可给予加速的口令。
（6）眼睛盯着坐位下可平视的物体。
（7）如果姿势出现异常且不能自发调整，应指示停止。
（8）动作结束后给予患者当次动作完成质量的反馈。

五、优化技巧

（1）训练患者站起的控制能力。训练患者停在其运动范围的不同位置，治疗师可调整变化方向和速度。
（2）训练从不同的平台站起、持物负重站起及交谈中站起等。重点将患者注意力从动作本身转移出去。
（3）在日常生活中反复完成任务活动，如从家中的沙发上站起和坐下。
（4）通过反复训练，提高站起、坐下的速度及流畅度。

（关敏）

参考文献

[1] Calautti C, Baron J C. Functional neuroimaging studies of motor recovery after stroke in adults：A review [J]. Stroke, 2003, 34 (6)：1553-1566.
[2] Greenough W T, Larson J R, Withers G S, et al. Effects of unilateral and bilateral training in a reaching task on dendritic branching of neurons in the rat motor-sensory forelimb cortex [J]. Behav Neural Biol, 1985, 44 (2)：301-314.
[3] Himmler B T, Bell H C, Horwood L, et al. The role of the medial prefrontal cortex in regulating interanimal coordination of movements [J]. Behav Neurosci, 2014, 128 (5)：603-613.
[4] Jenkins W M, Merzenich M M, Ochs M T, et al. Functional reorganization of primary somatosensory cortex in adult owl monkeys after behaviorally controlled tactile stimulation [J]. J Neurophysiol, 1990, 63 (1)：82-104.

［5］ Liepert J，Tegenthoff M，Malin J P. Changes of cortical motor area size during immobilization ［J］. Electroencephalogr Clin Neurophysiol，1995，97（6）：382－386.

［6］ Rutherford O M，Jones D A. The role of learning and coordination in strength training ［J］. Eur J Appl Physiol Occup Physiol，1986，55（1）：100－105.

［7］ Shepherd R B，Gentile A M. Sit－to－stand：Functional relationship between upper body and lower limb segments ［J］. Hum Mov Sci，1994，13（6）：817－840.

［8］ Weiller C. Imaging recovery from stroke ［J］. Exp Brain Res，1998，123（1）：13－17.

第十五章　神经调控技术

第一节　经颅磁刺激

一、概述

经颅磁刺激（transcranial magnetic stimulation，TMS）是一种非侵入性神经调控技术，是一种无疼痛、无创伤、安全可靠的中枢神经和外周神经刺激技术。TMS 主要利用强电流通过线圈产生变化的磁场，磁力线以非侵入性的方式透过颅骨作用于大脑皮质表面的局部区域，并在颅内产生微弱的感应电流以刺激脑组织。当感应电流强度超过神经组织兴奋阈值时，就会引起局部神经元细胞去极化，引起兴奋性动作电位，激活较大的椎体神经元，进而产生一系列的电生理和功能变化。TMS 通过改变频率实现兴奋或抑制局部大脑皮质功能，双向调节大脑兴奋与抑制功能之间的平衡，进而治疗疾病。

作为一种无创并能探究大脑内在功能联系的技术，TMS 既能作为检查技术用于临床中枢神经系统疾病的诊断，也可作为治疗技术调控大脑中枢神经系统，促进恢复。

二、经颅磁刺激仪的组成

（一）主机

经颅磁刺激仪主要由主机和刺激线圈组成。不管外形如何，经颅磁刺激仪的主机电路都是由充电电路、储能电容、脉冲控制电路及可控开关构成。简化的经颅磁刺激仪主机电路图如图 15-1-1 所示。

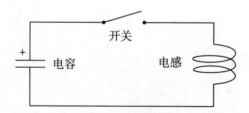

图 15-1-1　简化的经颅磁刺激仪主机电路图

（二）刺激线圈

刺激线圈是经颅磁刺激仪的关键部件，磁刺激的强度、作用深度、范围、聚焦特性都与刺激线圈有很大的关系。由于磁场强度随距离呈指数衰减，所以穿透深度受物理定律的限制。常用"8"字形线圈的刺激深度可达 1.5~2.0cm。刺激深度也与刺激量有关，刺激量加大，刺激范围和深度会增加。

各种刺激线圈是为了达到不同刺激范围及深度，满足科研和临床诊断治疗的需要（图 15-1-2）。

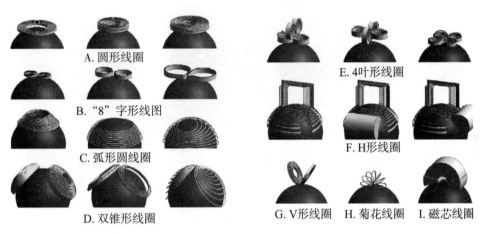

A. 圆形线圈
B. "8" 字形线图
C. 弧形圆线圈
D. 双锥形线圈
E. 4叶形线圈
F. H形线圈
G. V形线圈　H. 菊花线圈　I. 磁芯线圈

图 15-1-2　**各种刺激线圈**

1. "8" 字形线圈

"8"字形线圈（图 15-1-3）是在一个平面上把两个圆形线圈相靠放置，一个线圈的电流方向为顺时针，另一个为逆时针。两个线圈中间连接处的电流方向一致，线圈的匝数相加，磁场强度与方向也叠加在一起，所以中间连接处的磁感应强度最大、刺激面积小、刺激深度比较浅，有空间聚焦的作用。

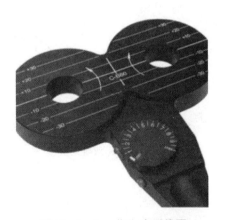

图 15-1-3　**"8" 字形线圈**

2. 圆形线圈

圆形线圈（图15-1-4）刺激面积大，同等输出的刺激作用强，很容易诱发运动诱发电位（motor evoked potential，MEP），也适合于刺激外周神经，或用于常规检查和治疗。但圆形线圈空间聚焦作用不如"8"字形线圈。

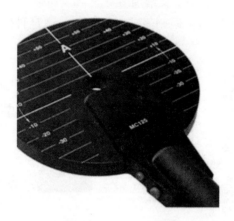

图15-1-4　圆形线圈

3. 双锥形线圈

双锥形线圈（图15-1-5）由两个电流方向相反的圆形线圈大约成90°靠在一起，中间点的磁场向量叠加后大于"8"字形线圈，局部刺激强度高，空间聚焦作用不如"8"字形线圈。双锥形线圈最大特点是刺激深度大，适合于直接刺激支配盆底肌、下肢肌肉的运动皮质。

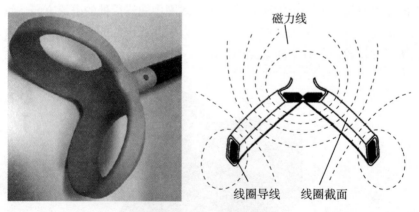

图15-1-5　双锥形线圈

4. H形线圈

H形线圈（图15-1-6）也称为深部刺激线圈，利用感应电场矢量叠加的原理，让环绕导线的磁场向量在三维空间向需要刺激的部位重叠相加，部分导线呈一定的间隔分布，减少了对浅层皮质的刺激强度，而不同位置的导线在深部产生的磁场相叠加，形成一个较高的电场，加强在深部靶组织中的感应电场，同时减少在非靶组织中的刺激强度，从而达到深部刺激的目的。H 形线圈刺激最大深度大约为 6cm，可高效刺激大脑深部核团。

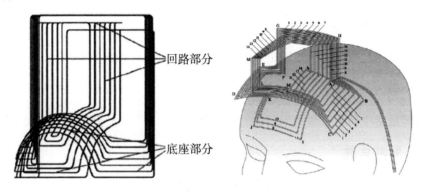

图 15-1-6　H 形线圈

三、刺激参数

TMS 有 6 个主要参数（图 15-1-7）：刺激强度、刺激频率、串刺激时间、串间歇时间、总时间和脉冲总数。当刺激强度足够时，刺激频率决定着大脑皮质兴奋性的调制方向，通常高于 1Hz 的刺激频率可增加大脑皮质兴奋性，不超过 1Hz 的刺激频率可降低大脑皮质兴奋性。

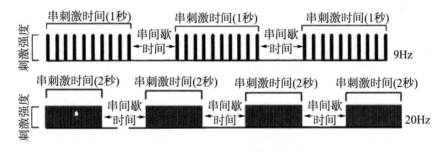

图 15-1-7　TMS 的基本参数

（一）刺激强度

刺激强度是指刺激线圈表面产生的磁感应强度，在实际应用中，以对神经的刺激作用作为个体化的刺激强度，以运动阈值（motor threshold，MT）作为 100％的基本单位，在此基础上加减来决定相对刺激强度。科研和临床上用得最多的刺激强度为80％～120％MT。

（二）刺激频率

刺激频率是指每秒钟通过线圈输出的脉冲数，分为高频和低频。

(1) 高频：频率>1Hz，可易化神经元，对大脑皮质有兴奋作用。

(2) 低频：频率≤1Hz，可抑制神经元，对大脑皮质兴奋性有降低作用。

（三）串刺激时间

串刺激时间是指刺激输出脉冲或脉冲串从始至终的时间。

（四）串间歇时间

串间歇时间是指两段刺激输出脉冲或脉冲串之间没有输出的时间。

（五）总时间

总时间是指串刺激时间和串间歇时间的总和。

（六）脉冲总数

脉冲总数是指1次治疗中刺激输出的总脉冲数。

四、刺激模式

（一）单脉冲 TMS

单脉冲 TMS（single-pulse TMS，sTMS）每次输出一个刺激脉冲。常为单相波输出，单相波的脉冲波形上升快、下降慢，上升期有较大的磁场强度变化率，可以保证电流的上升引起刺激作用。

sTMS 主要用于电生理检查，如测量 MT、MEP 和中枢运动传导时间（central motor conduction time，CMCT）等，还可应用于刺激外周神经根、神经干，测量外周神经传导速度和神经反射等。

（二）成对 TMS

成对 TMS（paired-pulse TMS，pTMS）每次成对输出两个脉冲，两个脉冲间歇0~50ms，可以调节。这两个脉冲可以输出到同一个刺激线圈，成对刺激同一个部位；也可以分别输出到两个刺激线圈，同步或成对相继刺激不同的部位，第一个刺激为条件刺激（conditioning stimulus，CS），第二个刺激为实验刺激（test stimulus，TS）。

pTMS 主要用于检测大脑皮质神经的兴奋性和抑制性、大脑皮质之间的传导与功能完整性。

（三）rTMS

rTMS（图15-1-8）表示一种有规律、有节奏的重复刺激，刺激频率≤1Hz 称为低频 rTMS 或慢速 rTMS，刺激频率>1Hz 称为高频 rTMS。

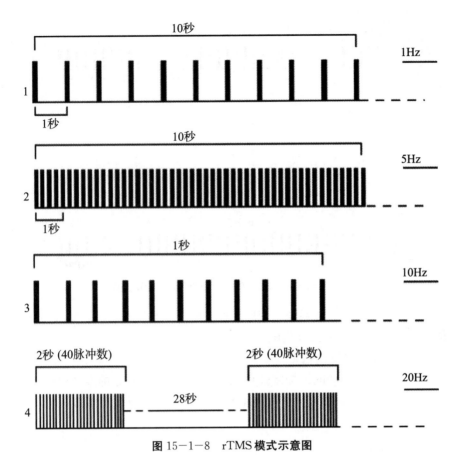

图 15-1-8　rTMS 模式示意图

　　单次指令后可以连续释放刺激，可以在同一个部位给出低频（≤1Hz）或高频（>1Hz）磁刺激。最快的速度可以达到每秒 100 次，也就是 100Hz，单序列最长的连续刺激时间可以达 10 秒。

（四）θ 爆发式刺激

　　θ 爆发式刺激（theta burst stimulation，TBS）是另一种 rTMS 刺激模式。TBS 模式把以前的单脉冲提升为多脉冲、爆发式脉冲，增加了丛内频率、丛内脉冲数、丛间脉冲频率等参数。在 TBS 模式中，基本频率（也称丛外频率）为 5Hz，每 200ms 给 1 串刺激，在串刺激脉冲中又埋藏有 3 个频率为 50Hz 的单脉冲（也称丛内频率），TBS 模式包括间断 TBS（intermittent TBS，iTBS）和连续 TBS（continuous TBS，cTBS）（图 15-1-9）。

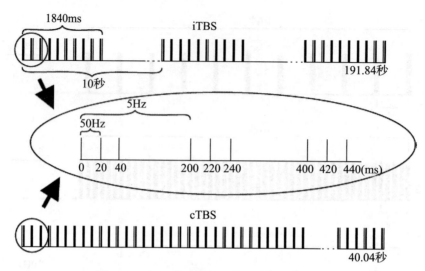

图 15-1-9 iTBS **和** cTBS **的刺激模式示意图**

爆发式刺激模拟中枢神经系统生理性动作电位爆发性放电模式，如海马部位神经活动常见的 5Hz 的簇状、爆发式动作电位模式。

cTBS 模式虽然是 5Hz 内携带 50Hz 的高频连续刺激，但不是引起神经功能兴奋性增加，而是快速引出神经功能的抑制性作用。iTBS 模式可诱导神经功能产生长时程兴奋性增加。TBS 模式的显著优点是刺激强度低、刺激时间短、刺激效果好，是一种优化的刺激模式。

五、作用机制

TMS 作用大脑皮质的原理主要基于法拉第电磁感应定律。电流在线圈内流动时，会产生垂直于线圈平面的磁场，并穿过软组织和颅骨后到达大脑皮质。大脑皮质、灰质细胞周围的脑脊液阻抗很小，感应电场所产生的感应电流是影响细神经元胞膜电位变化的主要原因，所以 TMS 对颅内神经元有选择性刺激作用。TMS 通过颅内感应电流对皮质神经元的刺激作用可以影响细胞膜电位、动作电位、神经递质、受体、突触、神经可塑性的变化（图 15-1-10）。

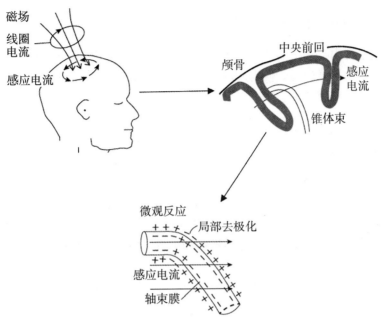

图 15-1-10　TMS 作用机制

　　近年来，TMS 广泛地应用于神经系统疾病的康复治疗。TMS 对中枢神经系统兴奋性的影响具有频率依赖性，高频和低频产生完全相反的作用效应，即高频 TMS 有易化局部神经元活动的作用，使大脑皮质的兴奋性增加。低频 TMS 有抑制局部神经元活动的作用，可使皮质的兴奋性下降。神经系统疾病存在皮质与皮质脊髓束功能的异常，TMS 可通过颅内感应电流对皮质神经元产生刺激作用，改变神经元的兴奋性与大脑神经活动，从而双向调控中枢神经系统功能与皮质兴奋度，以达到治疗疾病的目的。TMS 除影响兴奋性以外，不同频率的 TMS 对大脑局部血流也产生影响。TMS 不仅影响受刺激的大脑皮质局部兴奋性和血流，还可通过神经网络调节远隔区域（如基底节、纹状体、海马、丘脑、小脑及边缘叶等）神经功能的兴奋性。除了以上作用，TMS 还可引起脑内神经递质与神经营养物质的改变，从而发挥调节神经可塑性的作用。TMS 还可影响大脑皮质产生可塑性现象，主要表现为突触可塑性的变化，如长时程增强（long-term potentiation，LTP）或长时程抑制（long-term depression，LTD），使神经突触结构发生变化，增强或减弱突触间的传递效能。

　　TMS 采取不同的刺激频率、刺激模式，刺激不同的大脑区域，以及通过与之相连的神经网络调节与功能相关的远隔区域神经功能的兴奋性，双向调节突触传递的 LTP 或 LTD，影响神经功能可塑性。TMS 从分子水平、突触水平、细胞水平、神经网络水平甚至大脑控制的行为学水平调节神经可塑性，促进大脑重组，治疗不同神经系统疾病的功能障碍。此外，将传统康复训练疗法与 TMS 相结合，让 TMS 弥补传统康复训练疗法的缺点，以更好地提升神经障碍的康复效果，提高康复训练的成功率。这种创新的治疗新模式"经颅磁联合康复训练疗法"已越来越多地被应用在临床康复治疗中。

（一）TMS对神经递质的调节

中枢神经系统内存在很多用于突触间信号传递的化学物质，称为神经递质。TMS可通过调节脑内的神经递质，使失调的内环境趋向正常。神经递质种类较多，主要包括单胺类、氨基酸类和肽类。

（二）TMS对脑内神经营养因子的影响

TMS对神经可塑性的影响与诱导中枢神经系统神经营养因子（brain－derived neurotrophic factor，BDNF）的表达密切相关。BDNF可直接影响细胞内信号传导，调节突触传递，易化LTP及LTD的维持。BDNF还与中枢神经系统神经元受损后的存活和再生密切相关，BDNF对细胞存活的作用是通过激活MAP激酶途径产生的。因此，BNDF对神经元有多种生物效应，包括维持和促进中枢神经元的生长、分化和存活，影响神经元形态等。

另外，BDNF还是一种与大脑回路中神经元活性相关的因子，参与调解情感、记忆、学习、睡眠和食欲。

（三）TMS对神经可塑性的影响

TMS可影响神经系统对信息的处理过程，包括神经元的突触兴奋、突触抑制和突触的可塑性。突触是神经系统内进行信息传递和神经可塑性的基础，而突触可塑性表现为突触传递功能的增强和减弱。神经元具有活动依赖性的可塑性变化，突触传递功能的可塑性是突触前神经元的反复活动，导致突触传递功能产生改变。不同频率的TMS，可诱导靶神经元的突触可塑性和连接性发生不同的改变，影响神经元自身重塑和恢复功能连接的能力，其主要表现为LTP和LTD效应。一般在高频TMS刺激下，可诱导突触传递功能的LTP效应，使皮质兴奋性增高。而低频TMS刺激时产生突触传递功能的LTD效应，引起皮质兴奋性降低。

（四）TMS对脑血流的影响

不同频率的TMS对大脑局部脑血流及血氧水平的影响与对皮质的影响是一致的，即高频TMS刺激时局部脑血流及血氧水平增高，低频TMS刺激时局部脑血流及血氧水平降低。

（五）TMS对远隔脑区的调节

不同频率和强度的TMS可影响局部和功能相关的远隔脑区的功能，通过神经网络实现皮质功能的区域性重组。正常状态下，大脑双侧半球皮质存在一种经胼胝体的相互抑制，即半球间竞争模型，表现为一侧半球对另一侧半球的抑制，可能是由发出抑制的皮质区通过兴奋性神经元经胼胝体与对侧的抑制性酪氨酸能中间神经元形成突触实现的。因此，TMS的作用并不局限于受刺激侧大脑半球，可通过胼胝体传导通路达到对侧半球。虽然TMS的刺激深度还不能直接达到大脑深部，但TMS能刺激到大脑皮质和小脑皮质，而皮质细胞既有皮质柱内的局部神经网络，又与整个神经网络系统相互联系。因此，刺激产生的神经兴奋可通过神经网络、神经轴索、神经纤维和突触传递将刺激部位的信息传到远隔的皮质区域或非皮质区域。

六、在临床和康复中的应用

（一）检测

TMS 最早是作为一种检测技术用于临床，利用神经组织刺激兴奋后的不应期和超常期，进行成对刺激以评估皮质兴奋性、连接性，以及大脑半球之间的联系。常进行经颅磁 MEP 检测，也被称为 TMS-MEP。

TMS-MEP 是应用瞬时高压电或高通量磁场刺激皮质运动区，此电流刺激大脑运动皮质后产生神经冲动向下传导，可在对侧肢体记录到 MEP。TMS-MEP 可客观反映运动皮质的兴奋性，定量评估中枢运动传导功能（图 15-1-11）。

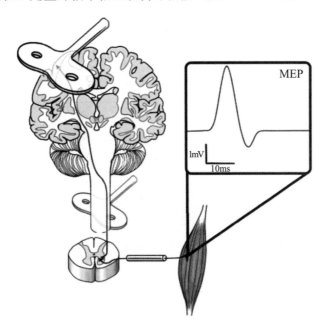

图 15-1-11　TMS-MEP 原理

MEP 的传导路径是皮质脊髓束，刺激皮质运动区，在对侧鱼际肌、小鱼际肌及下肢胫前肌等靶肌处记录 MEP。潜伏期是从刺激开始到 MEP 出现的时间，潜伏期的长短反映神经传导速度，可用于评估运动神经冲动在中枢神经系统和周围神经系统的传导情况。脑卒中后皮质脊髓束损伤，不仅传导结构受到损害，其电生理特性也受到不同程度的损伤，会表现为 MEP 潜伏期的延长或消失。

（1）MEP 波幅：波幅反映放电神经元的数量，MEP 波幅常用峰-峰值记录。脑卒中患者患侧的大脑皮质 MEP 波幅一般比健侧低。

（2）MT：用表面电极记录手部靶肌，肌肉放松，用 TMS 刺激对侧皮质相应 M1

成人神经障碍的物理治疗管理 理论与实践

区，刺激 10 次起码有 5 次的 MEP 波幅超过 $50\mu V$ 的最小刺激强度，即为 MT。因为手部肌肉，特别是拇短展肌、第一背侧骨间肌所需要的刺激强度最小，最容易、最方便引出 MEP，所以常将这两块肌肉作为 MT 测试的靶肌。MT 可反映皮质脊髓束的兴奋性，脑卒中患者的脑损害侧大脑皮质的 MT 高于健侧。

（3）CMCT：从大脑皮质到脊髓 α 前角运动神经元的传导时间，即磁刺激运动皮质在靶肌记录的皮质潜伏期与刺激颈段或腰段脊髓神经根记录的脊髓潜伏期之差，CMCT ＝MEP（皮质）－MEP（脊髓神经根）。CMCT 常被用来定量评价皮质脊髓束功能（图 15－1－12）。

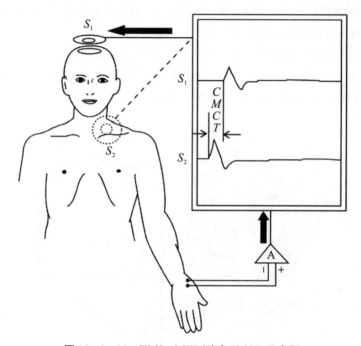

图 15－1－12　TMS－MEP 测试 CMCT 示意图

（二）治疗

TMS 可根据刺激参数、刺激模式和被刺激区域功能状态的不同，引起不同的生物学效应，从而达到调控中枢神经系统、改变大脑活动的目的。

1. 帕金森病

帕金森病是一种神经变性疾病，临床主要症状为全身性肌紧张增强、肌肉强直、随意运动启动困难、活动减少、动作迟缓和静止性震颤。该病主要是中脑黑质病变所致，引起多巴胺缺乏，使姿势调节和运动发生障碍。随着病情的发展，逐渐出现运动波动、异动症等运动功能障碍并发症，以及其他的非运动症状，如精神障碍、自主神经功能紊乱、睡眠障碍等。

TMS 治疗帕金森病功能障碍的机制可能与调节大脑运动皮质的兴奋性有关。TMS

刺激作用于皮质抑制环路，通过激活初级运动皮质区（M1区）的神经元，诱导皮质间抑制的短期改变，从而改善帕金森病患者的动作迟缓。基底节－丘脑－额叶皮质运动神经环路的功能障碍也是导致帕金森病患者运动症状的主要原因，而基底节－丘脑－额叶皮质运动神经环路的神经纤维最终会投射到额叶皮质运动前区（premotor area，PMA）与辅助运动区（supplementary motor area，SMA）。TMS可将基底节－丘脑－额叶皮质运动神经环路作为目标来调节帕金森病患者运动功能障碍，而SMA、M1区和前额叶背外侧（dorsolateral prefrontal cortex，DLPFC）区均有可能是改善帕金森病患者运动功能障碍的TMS刺激靶区。此外，小脑是一个多功能的复杂结构，直接或间接与整个中枢神经系统联系。TMS作用于小脑结构，影响小脑－丘脑－皮质神经传导通路的持久兴奋性，调节运动控制、认知功能、感情和情绪。因此小脑传导通路的长效改变可能有益于改善帕金森病和脑卒中等疾病患者的功能障碍。

　　TMS改善帕金森病运动功能障碍的另一机制可能与多巴胺递质的调节相关。单一序列的TMS刺激额叶激活多巴胺系统，诱导皮质下多巴胺的释放，并可抑制大脑内神经系统多巴胺的分解，使尾状核周围的多巴胺水平增高，同时调节纹状体、苍白球直接环路和间接环路的兴奋性，从而改善运动功能障碍等。这可能是因为TMS脉冲使皮质纹状体受到刺激而引发的突触前活动，导致了从皮质到脑干多巴胺神经元的输入增加，升高了多巴胺水平。除此之外，TMS还能改善脑内包括基底节区的血液循环，同样有利于黑质纹状体处的血供，改善帕金森病患者运动功能障碍。已报道的TMS治疗帕金森病的刺激部位选择如下：M1区、DLPFC、SMA和小脑等。

　　2. 脑卒中

　　脑卒中患者的功能障碍主要包括运动、感觉、吞咽、认知、言语和语言功能障碍及二便障碍。TMS能够影响局部脑血流和离子平衡，调节脑内神经递质表达，从而在脑卒中患者各种功能障碍的康复治疗中发挥积极作用。TMS改善脑卒中患者功能障碍的主要机制有以下几个方面。

　　（1）TMS调节双侧大脑半球兴奋性的平衡：不同频率和强度的TMS可影响局部和功能相关的远隔脑区的功能，实现皮质功能的区域性重组。脑卒中后，受损半球对未受损半球兴奋性的抑制减弱，造成未受损半球通过胼胝体通路对受损半球发挥较强的抑制作用。低频TMS可降低未受损半球的兴奋性，削弱未受损半球对受损半球的抑制作用，常用于健侧皮质。而高频TMS可提高受损半球的兴奋性，重新激活受损半球，从而使双侧半球皮质兴奋性达到平衡，促进功能恢复，常用于患侧皮质（图15-1-13）。

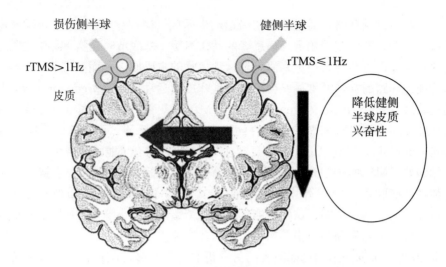

图 15-1-13　重建双侧跨胼胝体抑制的平衡

注："一"代表脑功能下降。

（2）TMS 升高脑血流的作用：TMS 的生物学效应较为复杂，其对脑内血流动力学和代谢也有一定的影响。低频 rTMS 可在短期内影响脑血流量，表现为刺激的同侧大脑中动脉脑血流量减少，同时对侧脑血流量增加。例如，高频 rTMS 可以使急性缺血性脑梗死刺激侧和刺激对侧大脑中动脉血流速度增加。有研究发现，对脑梗死患者进行 TMS 治疗，患者的额叶、扣带回、左杏仁核、双侧岛叶、基底部、海马、丘脑和小脑均出现持续的脑血流增高。因此，TMS 有可能通过局部脑血流的增加促进神经元的生长，形成新的树突和轴突，以此来调控中枢神经系统功能，促进脑功能的恢复。

（3）TMS 对脑内神经递质的调节：在急性脑卒中时，神经组织受损的程度与单胺类递质的释放密切相关。神经组织受损后，可使大量单胺类递质，如儿茶酚胺从突触释放进入突触间隙和脑组织内，过量释放的单胺类递质会引起脑血管痉挛，进而使脑血流下降，氧和葡萄糖消耗量增加，微血管通透性增加和组织坏死，从而加重缺血后继发性脑损害。低频 TMS 刺激抑制皮质兴奋性，抑制单胺类神经递质的过量释放，从而减轻单胺类神经递质对神经元的毒性作用，保护脑组织。同时也可使多巴胺水平降低、乙酰胆碱水平升高，而乙酰胆碱的增加可促进运动功能的恢复。

综上所述，TMS 作用于皮质运动区可直接兴奋大脑皮质运动中枢，也可兴奋皮质脊髓束甚至肌肉的整个运动系统，促进脑梗死后运动功能的恢复。此外，脑卒中后很多患者会出现脑卒中后抑郁，对脑卒中后的恢复和死亡率有显著的影响。TMS 可以通过调控神经网络，改善脑卒中患者的抑郁症状。脑卒中后失语症可能为病变直接破坏了大脑半球内的语言功能区或病变本身虽不在大脑半球语言功能区，但由于远隔效应间接影响了语言功能区。而对于脑卒中后失语的患者，脑功能显像研究发现非流利失语患者存在右侧半球同种语言皮质功能激活或过度激活，这种激活可能会干扰语言功能的恢复，是一种错误的代偿。因此，应用低频 TMS 刺激可降低皮质的兴奋性，抑制其过度激活从而调整语言神经网络的分布，改善语言功能。已报道的 TMS 治疗脑卒中各种功能障碍的刺激点选择如下：M1 区、DLPFC、运动性言语中枢（Broca 区）、感觉性言语中枢（Wernicke 区）、顶叶、SMA 和小脑等。

3. 慢性疼痛

慢性疼痛是指引起伤害性刺激的损伤痊愈而疼痛依然存在的一种状态，常伴随不愉快的情绪体验和躯体反应，并且与应激和抑郁状态显著相关。慢性疼痛中最常见的是神经病理性疼痛，是神经系统如传入神经、脊髓或中枢神经系统等部分功能异常或结构损伤所导致的疼痛。大脑内多个皮质结构参与疼痛的调控，包括初级感觉皮质和次级感觉皮质、岛叶和前扣带回皮质、运动皮质、中脑导水管周围灰质及延脑头端腹内侧核群等。TMS 可通过影响这些参与疼痛调控的大脑皮质区域产生镇痛效果。

（1）改变大脑皮质的兴奋性：慢性疼痛伴随着中枢神经系统的过度兴奋和阶段性下行抑制通路的丧失。对运动感觉皮质进行 TMS 刺激，可广泛兴奋初级和次级运动区，包括 M1 区、运动副区、背侧运动前区皮质、角回运动区、壳核和丘脑。丘脑是最重要的疼痛整合中枢，将感觉信息传递到额叶皮质区域，高级中枢对疼痛的调节也是通过丘脑腹后外侧核与腹后内侧核之间的相互抑制完成的。TMS 可通过皮质-丘脑投射直接兴奋丘脑，从而抑制感觉信息经脊髓-丘脑通路的传递。所以，TMS 可能通过影响疼痛传递神经环路，改变大脑皮质的兴奋性而减轻疼痛。

（2）调节脑部血流和神经递质：慢性疼痛常常伴随着丘脑及其他部位血流灌注的减少，TMS 的镇痛作用与大脑内血流改变密切相关。低频 rTMS 短时影响局部脑血流动力，使刺激同侧脑血流减少，随后对侧脑血流代偿性增加，从而加速代谢与疼痛相关的神经因子，减轻疼痛。此外，TMS 可通过影响体内多种与疼痛相关的神经递质而减轻疼痛。

（3）改变神经可塑性：TMS 对大脑皮质兴奋性的影响可在刺激停止后仍持续一定的时间。大脑皮质兴奋性长期改变与突触效应的长期改变，特别是长时程增强和长时程抑制有关。此外，TMS 还可能通过影响大脑边缘系统（情感中枢）调节伴随疼痛的情绪问题，以及通过影响脊髓下行抑制通路而间接产生镇痛作用。

综上所述，TMS 作为一种无创性神经调控手段，可通过不同频率刺激参与疼痛调节的相关大脑皮质区域，产生兴奋或抑制作用，从而减轻慢性疼痛。已报道的 TMS 治疗慢性疼痛的刺激部位选择如下：M1 区、额叶背外侧、前额叶背外侧、枕叶视觉皮质。

4. 抑郁症

抑郁症是一种具有高患病率、高复发率、高致残率、高自杀率和疾病负担重等特征的精神疾病。抑郁症存在额叶结构及功能的改变，如皮质厚度、神经元、血流量及神经纤维等的改变，最终导致额叶体积减小，广泛额叶背外侧区、前扣带回膝下部皮质厚度减小，神经元体积减小。额叶在解剖位置上和前扣带回相邻，该部位和边缘系统有着大量的纤维连接。情绪是由脑区网络调整的，包括前额叶、扣带回、顶叶、颞叶皮质区、纹状体、丘脑和下丘脑，抑郁症存在与情感认知加工相关的神经环路的异常，主要包括边缘系统-皮质-纹状体-苍白球-丘脑环路。另外，起源于前额叶的神经纤维会投射至纹状体（壳核和尾状核）和丘脑，再返回前额叶皮质，该条神经环路也与情绪的调节密切相关。综上所述，左中央前额叶皮质和扣带回等功能的异常可能是抑郁症的发病基础，该条环路功能的异常影响边缘系统的调节作用。

前额叶皮质主要划分为 DLPFC 和腹内侧前额叶皮质（ventromedial prefrontal cortex，VMPFC）。DLPFC 主要包括额叶外侧部分中部（额中回）及额上回，主要接受感觉皮质的信号，与额叶的运动前区、动眼区及顶叶外侧皮质紧密相连。因此，DLPFC 主要负责认知、执行功能，使抑郁症患者表现出认知控制功能不足。VMPFC 主要包含前额叶皮质腹侧内面、胼胝体膝部以下的部分、眼眶表面的中间部分，主要负责与自我有关的情绪信息的加工。VMPFC 主要将信号转导至下丘脑、大脑导水管周围的灰质以及腹侧纹状体。

抑郁症的脑功能障碍是大脑皮质与皮质下核团的交互作用问题的具体表现。左右侧 DLPFC 在情绪加工过程中存在功能不对称性的现象，大脑皮质左侧 DLPFC 参与正性情绪的产生和调节，右侧 DLPFC 参与负性情绪的产生和调节。在抑郁症患者中，往往左侧 DLPFC 功能异常减弱，而右侧 DLPFC 功能异常增强。因此，可通过调控患者的左右侧 DLPFC 功能，改善患者的情绪障碍。因此，目前认为 DLPFC 是 TMS 治疗抑郁症的最常用靶位，TMS 高频刺激左侧 DLPFC，使局部神经元活动增强，低频刺激右侧 DLPFC，使局部神经元活动减弱。

已报道的 rTMS 治疗抑郁症的刺激部位选择如下：DLPFC。

七、禁忌证与不良反应

（一）禁忌证

（1）电磁感应产生的涡旋电流有热效应，感应电流对金属导体有热作用。因此颅内金属植入物是绝对禁忌证，如脑电图记录电极、脑深部的动脉瘤夹、支架和颅内刺激电极等。但修补颅骨的镍钛合金片导电率低、发热少，比较安全。

（2）TMS 线圈产生的脉冲磁场对所有铁磁性物体有吸引作用，对非磁性物体有排斥作用，所以 TMS 治疗会造成颅内植入物的位移。耳蜗内的植入物，如人造电子耳蜗可能被 TMS 脉冲磁场吸引产生位移或铁磁部件消磁。因此，靠近线圈刺激部位有金属或电子仪器，如电子耳蜗、脉冲发生器、医疗泵等体内植入物，是 TMS 的绝对禁忌证。

（3）颅内恶性肿瘤或颅内高压患者禁用。

（二）不良反应

1. 听觉影响

TMS 强大的电流通过刺激线圈使内部导线受到磁力的作用互相吸引，产生振动和声音。建议患者在接受 TMS 治疗时佩戴耳塞。

2. 癫痫发作

癫痫发作是 TMS 最严重的急性不良反应。高频、高强度的 rTMS 或脉冲串之间的间歇时间过短容易诱发癫痫发作。但 TMS 诱发癫痫发作的概率还是很低的。

3. 晕厥

晕厥是脑血流一过性降低导致脑部缺血性综合征，主要症状是"虚证"而不是刺激症状，意识丧失前常表现为面色苍白、出冷汗，发作时迅速跌倒，肌张力降低，突发短暂的意识丧失。TMS 及 TBS 过程都可见晕厥，一般不超过 1 分钟。

4. 疼痛和不适

疼痛是 rTMS 的一种较常见的不良反应，与个人的耐受性、刺激部位、线圈类型、刺激频率和刺激强度有关。TMS 引起疼痛和不适可能是刺激头部三叉神经引起的，肌肉随着刺激抽动、线圈对头部的压力和震动及颈部衬垫不稳都可能引起疼痛和不适。在治疗前需告知患者 TMS 可能会引起疼痛和不适。

第二节 经颅直流电刺激

一、概述

经颅电刺激（transcranial electrical stimulation，TES）是一种针对大脑皮质神经元的新型无创性脑刺激治疗技术，主要包括经颅直流电刺激（transcranial direct current electrical stimulation，tDCS）、经颅交流电刺激、经颅脉冲电刺激、经颅随机噪声刺激及电痉挛治疗等多种形式。其中，tDCS 通过两片或更多电极片对大脑施加连续、微弱的电流，从而调节大脑皮质兴奋性，对中枢神经系统进行调控，在临床成人神经障碍康复治疗中得到广泛应用。

随着经颅直流电科学的不断发展，为了提高颅内电场强度与电刺激有效性，近些年还衍生出一些新的 tDCS 技术，例如，高精度经颅直流电刺激（high - definition transcranial direct current electrical stimulation，HD-tDCS）。与传统 tDCS 治疗中应用面积较大的海绵电极不同，HD-tDCS 使用多个（2~5 个通道）小电极，旨在集中电流在大脑中的分布，以针对特定靶区进行更多、更精确的局部刺激。

二、作用机制

tDCS 对中枢神经系统的调制作用与直流电在颅内产生的电场有关，放置在头皮表面的阴、阳电极产生直流电，两个电极之间的电压差始终为正。tDCS 利用 2mA 以下低强度电流作用于特定大脑皮质区域，调节大脑皮质神经元兴奋性和神经震荡节律。

tDCS 主要是通过表面电极对大脑皮质神经元进行持续直流电刺激，部分直流电在穿透颅骨和脑脊液时会被分流吸收，但仍有部分直流电能到达大脑皮质对神经元进行刺激，在颅内大概每毫安直流电能产生大约 0.3V/m 的峰值电场。相较于 TMS 能在颅内产生 100V/m 的电场强度，tDCS 所产生的电场强度较低，但 tDCS 能够生成持续稳定的直流电电场，使神经元去极化，调节神经元的放电率，使神经元的兴奋性改变，起到兴奋或抑制神经元活动的作用，双向调控中枢神经系统功能与皮质兴奋度，从而产生脑功能的变化。

（一）tDCS 调节皮质兴奋性

tDCS 主要是通过阈下刺激，改变大脑神经元膜内外电位差，调节动作电位阈值，从而影响刺激区域的神经元兴奋性。根据直流电刺激的极性不同，引起的静息膜电位超极化或者去极化改变，从而调节自发性神经元活动。当 tDCS 产生的直流电穿过神经元细胞膜时，大脑皮质神经元周围的电流会导致细胞膜极化。其中阳极刺激通常会在大脑皮质神经元细胞膜产生向内的电流，使皮质锥体神经元去极化，降低神经元产生动作电位的阈值，增加皮质兴奋性，使皮质神经组织得到易化。而阴极刺激通常会在大脑皮质神经元细胞膜产生向外的电流，使皮质椎体神经元超极化，提高神经元产生动作电位的阈值，降低皮质兴奋性，对过度兴奋的皮质细胞起到抑制作用。因此，神经元膜电位的极化改变是 tDCS 刺激后改变大脑兴奋性即刻作用的主要机制。

（二）tDCS 改变神经可塑性

tDCS 作用于大脑皮质对中枢神经能产生一定时长的后效应，该效应与 LTP 和 LTD 作用密切相关。tDCS 刺激皮质神经元后引起的神经可塑性改变可能与神经元的离子通道改变及神经递质有关，如改变电压门控钙离子通道、γ-氨基丁酸（GABA）以及 N-甲基-天冬氨酸（NMDA）受体活性与释放。这些效应在刺激结束后仍存在，并且被描述为 LTP 或 LTD 的突触可塑性改变，LTP/LTD 对突触间连接起着持久的功能性促进/抑制作用。阳极和阴极的 tDCS 均能使 GABA 的释放减少，从而使谷氨酸盐系统发挥重要作用。因此，tDCS 调控大脑的作用机制可能同时与神经元细胞膜的极化和突触的可塑性调节有关。

BDNF 的生成和释放能够促进病灶周围皮质神经的再生，是脑卒中后恢复的重要机制。tDCS 能够促进 BDNF 的释放，其机制可能是通过 TrκB 通道调节 NMDA 依赖的 LTP/LTD 作用，从而改变突触可塑性。

（三）tDCS 的神经网络效应

tDCS 不仅影响刺激局部或大脑同侧皮质的兴奋性，还能够对大脑造成广泛的、网络层级的影响，即远隔效应。远隔效应与刺激部位密切相关，产生于与刺激部位所对应的脑网络通路方向相同或相反的远隔区域。tDCS 刺激左侧 DLPFC 可以使下游结构释放谷氨酸，并通过皮质-纹状体-谷氨酸通路调节基底节的功能。阳极 tDCS 作用于前运动皮质区，同时影响连接的远隔皮质区域的兴奋性变化。例如，tDCS 刺激顶叶皮质，阳极 tDCS 增强了运动皮质 MEP 的波幅，而阴极 tDCS 降低了运动皮质 MEP 的波幅，这间接证明了 tDCS 可通过顶叶－额叶神经网络环路调节 M1 区的兴奋性。刺激左半球 M1 区不仅影响参与产生 MEP 的皮质脊髓环路，还可通过抑制性中间神经元调节对侧半球的经胼胝体抑制。因此，tDCS 不局限于刺激局部，还可通过神经网络将刺激部位的信息传到远隔的皮质或非皮质区域，发挥远隔效应。

（四）tDCS 改变脑血流灌注

阳极 tDCS 能够使局部脑血流量增加，而阴极 tDCS 能够使局部脑血流量降低，其作用机制可能是通过调节神经－血管耦合或脑血管反应性，从而改善缺血性脑卒中后损伤侧大脑血供，促进损伤功能恢复。

三、治疗技术和方法

（一）刺激参数

tDCS 的主要参数包括刺激极性、刺激强度、刺激时间。

（1）刺激极性：阳极 tDCS 通常增强刺激部位神经元的兴奋性，阴极 tDCS 则降低神经元的兴奋性。

（2）刺激强度：表面电极产生的直流电强度。

（3）刺激时间：直流电强度处于恒定的目标刺激强度的持续时间。

（二）刺激方式

刺激方式主要包括 2 通道 tDCS 与多通道的 HD－tDCS。

1. 2 通道 tDCS

电极放置在两个大的海绵垫片（5cm×7cm）内。一个刺激电极放置在靶刺激区，大脑皮质区域的颅骨上方，另外一个放置在参考区域，常为对侧眶额或肩部，以保证两个刺激电极之间相互干扰最小（图 15－2－1）。

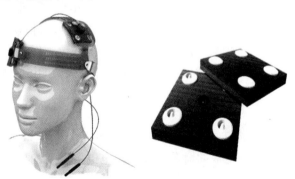

图 15－2－1　传统 2 通道 tDCS

2. 多通道的 HD-tDCS

采用直径在 12mm 以内的 2 个或多个环形电极。安放刺激电极时，一个中心电极放置在刺激区内，其余 4 个相反极性的电极环绕其四周放置，这样的目的是将产生的电流限制在所围绕的皮质区域内，以对大脑进行更集中的刺激。若中心电极为阳极，那么围绕中心电极环绕的 4 个电极则为阴极。电极放置如图 15-2-2 所示。

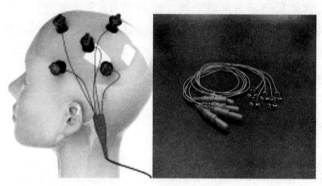

图 15-2-2　多通道的 HD-tDCS

（三）电极放置定位

准确放置 tDCS 电极是保证直流电刺激作用效果的前提。tDCS 的刺激部位选择要根据大脑皮质的解剖定位、功能区部位、神经网络连接、健侧与患侧等多因素确定。这些因素都有个体化差异，可根据实际情况选择。目前常用的定位方法有以下几种。

1. 根据功能反应定位

临床实际操作中常采用 TMS 诱导相应的皮质区域产生 MEP 来定位，譬如手持 TMS 刺激线圈来寻找拇展短肌所对应的皮质 M1 区。此种定位法适用于功能明确、易于检测到靶区刺激效果的刺激部位定位。通过 TMS 刺激不同部位的运动皮质，在上肢、下肢及面部所对应的靶肌能够明显观察到靶肌的收缩或者抽动，或者在不同部位上记录 MEP，根据 MEP 波幅和阈值能够准确判定刺激部位。但是对刺激反应不明显的高级中枢部位，如情绪、学习、记忆、计算、决策等高级功能区，则难以定位。

2. 参照 10~20 系统定位

国际临床神经电生理联盟（International Federation of Clinical Neurophysiology，IFCN）为了统一脑电图头皮电极的命名，确定脑电电极放置的标准位置，推出了 10~20 系统。

用 10~20 系统定位 tDCS 刺激电极的刺激部位，简单易行、可重复性高。在行 tDCS 治疗时，患者戴一个绘制有电极位置分布标记的弹性帽子，治疗师事先在帽子上标记刺激部位，治疗时对照标记放置电极（图 15-2-3）。

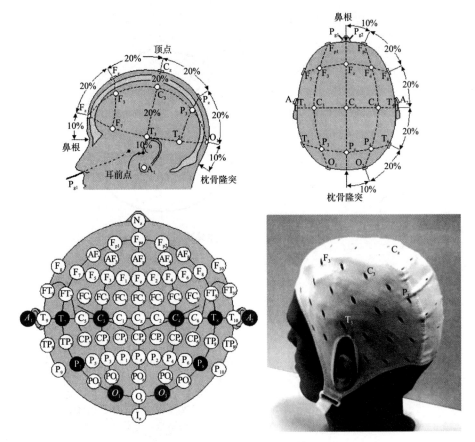

图 15-2-3　10~20 **系统**

3. 根据功能与解剖坐标的结合定位

（1）DLPFC：是许多疾病的常选刺激部位。在临床上，常先定位拇展短肌运动皮质 M1 区，再以 M1 区为起点向前移动 5cm 来定位 DLPFC。也可用脑电图的 F_3 点、F_4 点分别定位左右 DLPFC（图 15-2-4）。

（2）Broca 区：从左侧目外眦与耳屏连线的中点做垂线，该垂线与外侧裂交点上方 1cm 处即为 Broca 区体外定位点（图 15-2-5）。

（3）Wernicke 区：沿乳突向上做垂线，该垂线与外侧裂交点处，即为 Wernicke 区体外定位点（图 15-2-6）。该点是治疗感觉性失语的 tDCS 刺激点。

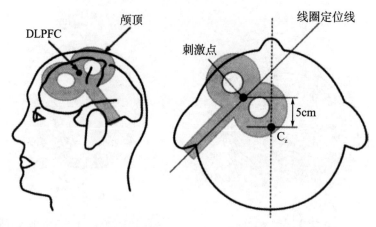

图 15-2-4　DLPFC 体外定位点

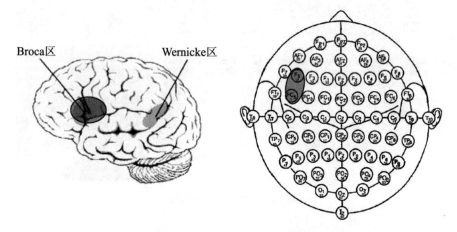

图 15-2-5　Broca 区体外定位点

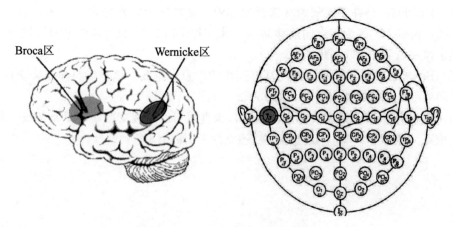

图 15-2-6　Wernicke 区体外定位点

四、在临床和康复中的应用

tDCS 被广泛应用于治疗各种神经和精神疾病，如偏头痛、神经病理性疼痛、脑卒中、认知功能障碍和抑郁症等。在应用时，应根据疾病的不同类型和个体差异来制订治疗方案。

（一）脑卒中

tDCS 能通过抑制健侧半球运动区兴奋或提高患侧半球运动区兴奋，促使患侧半球与健侧半球兴奋性重新达到平衡。

tDCS 用于健侧半球更具有治疗优势，主要是因为健侧半球没有电流密度的分布扩散，其具有正常的脑部结构、完整的皮质内联系和较低的引发癫痫的风险。脑卒中患者受损半球会有解剖学上的改变，如瘢痕组织的形成和脑脊液空间增大，这些因素均可能干扰 tDCS 产生的直流电流作用。因此与刺激健侧半球相比，刺激患侧半球有更大的不可预测性。

tDCS 改善脑卒中后运动功能障碍的主要机制可能与 NMDA 受体的激活有关，因此 tDCS 刺激还可联合运动训练来提高神经可塑性与行为改变。这是因为在运动治疗中的动作学习和 tDCS 所诱导的神经可塑性后效应改变有着相似的作用机制。动作学习过程伴随着皮质兴奋性的变化和突触效率的改变，而 tDCS 的后效应与膜极化和神经元 NMDA 受体有关。因此，两者的相互作用可用来强化与学习有关的 NMAD 受体。物理治疗时皮质所处的兴奋状态能够加强动作学习所诱导的长期效应，在脑卒中患者的 tDCS 刺激后结合某种运动疗法，加强这种神经可塑性后效应，以改善脑卒中患者的运动功能。

脑卒中后认知功能障碍（post-stroke cognitive impairment，PSCI）属于血管性认知功能障碍，特指血管病变所致的各种不同程度的认知功能障碍。血管性认知功能障碍的症状主要为执行功能障碍。因此，PSCI 通常选用与执行功能密切相关的 DLPFC 作为治疗靶点。tDCS 改善脑卒中后认知功能障碍的主要机制可能与潜在神经通路被激活有关。当大脑兴奋性被调控后，易化或加强局部神经元活性并与其他部位脑组织发生联系，有助于再学习能力改善，从而提高认知功能。

tDCS 治疗脑卒中的刺激部位选择如下。①脑卒中后运动功能障碍：tDCS 作用电极置于 M1 区，非作用电极置于对侧眶上区（OS）。②脑卒中后认知功能障碍：阳极置于 DLPFC、后顶叶、额颞叶等脑区，阴极置于对侧 OS。③脑卒中后语言障碍：阳极置于语言优势半球 Broca 区或 Wernicke 区，阴极置于对侧 OS。④脑卒中后吞咽障碍：阳极置于患侧吞咽运动皮质区，阴极置于对侧 OS。

（二）抑郁症

通过调整左右半球 DLPFC 皮质功能，恢复两侧额叶背外侧皮质神经元活性和连接性的平衡，以改善抑郁症患者的情绪障碍。因此，提高左侧 DLPFC 皮质的活动以增加左侧大脑半球兴奋性，并抑制右侧 DLPFC 皮质活动降低右侧大脑半球兴奋性是 tDCS

治疗抑郁症的机制所在。

tDCS 治疗抑郁症的刺激部位选择如下：阳极置于左侧 DLPFC，阴极置于右侧 DLPFC；或阳极置于左侧 DLPFC，阴极置于对侧 OS。

（三）神经痛

导致神经痛的病因多种多样，包括从物理性损伤到代谢性的复合性神经病变，因此神经痛的发病机制较为复杂。多种分子或细胞机制单独或联合作用于外周或中枢神经系统导致了不同形式的神经痛，这些机制包括外周神经系统的改变、脊髓的改变、脑干和大脑的改变。以下归纳总结了神经痛的可能中枢发病机制。

1. 脊髓的解剖重构

正常情况下，低阈值的 Aβ 纤维－触摸感觉纤维存在于脊髓胶质区的第Ⅲ层和第Ⅳ层，高阈值的 C 纤维－痛觉神经元存在于脊髓后角的第Ⅱ层。外周神经损伤引起 C 纤维轴突末梢从第Ⅱ层消失，而 Aβ 纤维可异常芽生进入 C 纤维终止的部位来支配此区域，这样正常接受高阈值感觉传入的第Ⅱ层神经元，开始接受来自 Aβ 纤维低阈值受体传来的感觉传入，结果正常的触觉刺激被误认为是疼痛刺激，即出现痛觉过敏现象。

2. 中枢敏化

持久的炎症和神经损伤引起的刺激导致脊髓背角神经元敏化和随之而来的脊髓兴奋性增高。中枢敏化的特点是存在上扬现象和 LTP，这样短暂的疼痛刺激可引起突触后电位长时间的增加，该机制与 NMDA 受体、抑制性中间神经元、细胞因子、胶质细胞的作用有关。

脊髓疼痛传导通路存在两种主要的抑制通路：脊髓背角抑制性中间神经元和脑干下行抑制系统。外周组织损伤引起脊髓背角神经元的 GABA 和甘氨酸受体发生磷酸化，使其抑制作用减弱，结果增强了这些神经元的兴奋性。同时，脊髓背角神经元的 GABA 产量降低，导致 GABA 对疼痛传递的抑制作用降低。

中枢去抑制：中枢的调控机制在痛觉过敏产生和维持中发挥着重要作用，疼痛下行抑制系统的削弱和下行易化系统的增强可能在中枢敏化的发生中具有一定的作用，直接或间接地削弱疼痛下行抑制系统，可易化脊髓背角神经元的敏感化状态。

抑制机制调控感觉信息在脊髓背角的传递，抑制作用主要通过脊髓中间神经元、脑干下行通路及一些抑制性递质完成。当内源性抑制机制被阻断时，则表现出兴奋性增强的效应。部分神经损伤导致了 GABA 能神经元的凋亡，从而降低了抑制作用。一些营养因子如 BDNF 对纹状体中的 GABA 能神经元有营养作用，从而发挥了镇痛作用。

综上，tDCS 可通过不同极性的直流电刺激对大脑皮质产生兴奋或抑制作用，从而起到治疗慢性疼痛的作用。tDCS 治疗疼痛的刺激部位选择如下：阳极置于疼痛对侧 M1 区，阴极置于疼痛侧 OS。

五、禁忌证与不良反应

禁忌证：颅内有金属植入物（如血管支架和动脉夹）、电子耳蜗植入物、心脏起搏器、植入性除颤仪、颅内刺激装置和神经刺激器、颅内压升高与脑恶性肿瘤。注意，婴幼儿和不能正确表达自己感觉的患者慎用高电流强度刺激。

tDCS 的不良反应：相较于 TMS，tDCS 治疗几乎不会引起严重的不良反应。通常认为 tDCS 不良反应风险是随着治疗电流强度或治疗持续时间的增加而增加的，最常见的不良反应为治疗过程中电极片下有轻微麻刺感、疼痛感及刺激区域皮肤红斑等，但持续时间较短，一般数小时内即消散。其他罕见的不良反应包括轻度瘙痒、头痛、恶心及失眠等。

（何琳）

参考文献

［1］ 王学义，陆林. 经颅磁刺激与神经精神疾病［M］. 北京：北京大学医学出版社，2014.

［2］ Platz T. Therapeutic RTMS in neurology：Principles，evidence and practice recommendations［M］. Berlin：Springer，2015.

［3］ Abo M，Kakuda W. Rehabilitation with RTMS［M］. Berlin：Springer，2015.

［4］ Rotenberg A，Horvath J C，Pascual－Leone A. Transcranial magnetic stimulation［M］. Berlin：Springer，2015.

［5］ Bae E H，Schrader L M，Machii K，et al. Safety and tolerability of repetitive transcranial magnetic stimulation in patients with epilepsy：A review of the literature［J］. Epilepsy Behav，2007，10（4）：521－528.

［6］ Gilio F，Conte A，Vanacore N，et al. Excitatory and inhibitory after－effects after repetitive magnetic transcranial stimulation（rTMS）in normal subjects［J］. Exp Brain Res，2007，176（4）：588－593.

［7］ Narayanan R，Johnston D. The h current is a candidate mechanism for regulating the sliding modification threshold in a BCM－like synaptic learning rule［J］. J Neurophysiol，2010，104（2）：1020－1033.

［8］ 宋新光. 运动诱发电位－经颅大脑皮层与脊髓电磁刺激法［J］. 现代电生理学杂志，2010，17（2）：113－123.

［9］ Brunoni A R，Amadera J，Berbel B，et al. A systematic review on reporting and assessment of adverse effects associated with transcranial direct current stimulation［J］. Int J Neuropsychopharmacol，2011，14（8）：1133－1145.

［10］ Cárdenas－Morales L，Nowak D A，Kammer T，et al. Mechanisms and applications of theta－burst rTMS on the human motor cortex［J］. Brain Topogr，2010，22（4）：294－306.

第十六章　智能康复技术

随着人工智能技术的进步与发展，其已广泛应用于人们日常生活的各个领域，为人们的生活带来了极大的便利。医学人工智能是人工智能的一个重要发展方向，为许多临床及康复问题带来新的诊疗方式。尤其在康复治疗方面，人工智能让以前难以治疗的功能障碍获得了新的干预措施，如虚拟现实（virtual reality，VR）技术、康复机器人、远程康复等。其治疗效果也得到越来越多的研究证实。本章将对康复治疗领域常用的人工智能技术进行简要介绍。

第一节　虚拟现实技术

一、概述

VR 技术通过计算机软件对真实环境进行模拟，允许用户通过人机界面与模拟设置中的某些元素进行沉浸式交互，对促进患者进行主动运动具有积极的意义。VR 技术目前已广泛应用于康复评估与治疗领域，在改善神经功能障碍患者的肢体功能、认知功能和日常生活活动能力方面均有积极的疗效。

VR 技术是一项综合性集成技术，涉及计算机图形学、人机交互技术、传感技术、人工智能等多个领域（图 16-1-1），在多个医学领域（虚拟人体、虚拟外科手术和远程外科手术、医学图像学、康复医疗、虚拟实验室等）中均具有广泛的应用前景。VR 技术可通过计算机生成逼真的视觉、听觉、触觉等感觉。

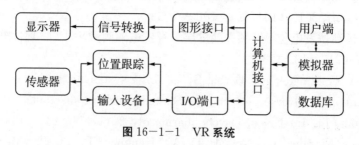

图 16-1-1　VR 系统

（一）VR 系统的组成

VR 系统的组成主要包括高性能计算机系统、虚拟环境生成器、计算机网络、三维图像生成及显示系统、音响系统、力反馈触觉系统、人体追踪测量系统、人机交互设备、软件支撑环境。

（二）VR技术的特点

（1）真实性：患者对虚拟世界的感受是近乎真实的，这种真实可以使患者达到身临其境的状态，患者甚至可能难以分辨这是由计算机生成的虚拟环境。在相对固定和有限的空间内就能为患者提供接近真实生活的各种环境。同时，可以让患者在更加安全的状态下去完成一些在现实环境中存在安全风险的训练动作。

（2）交互性：通过一些辅助设备，可以让患者对虚拟环境中的物体进行操作。

（3）构想性：患者在虚拟世界的多维信息空间中依靠自身的感知和认知能力全方位获取信息，提高患者解决问题的主动性和积极性，促进患者身体功能的全面恢复。

（三）VR技术的分类

（1）非沉浸式VR：又称为桌面式VR，其主要借助计算机及其他辅助设备，通过三维成像在屏幕上生成窗口式虚拟环境；或者通过计算机－摄像技术，将真实的环境加工后生成并投射出虚拟环境。

（2）沉浸式VR：利用图像加工系统和各种可操控设备接口，在计算机上生成可交互和具有沉浸感觉的现实世界的模拟仿真，从而产生一个虚拟的三维世界。使用者通常需要佩戴VR眼镜、头盔等辅助设备，在虚拟环境中获得关于视觉、听觉、触觉等感觉的模拟体验。

（四）VR技术的优势

1. 反馈－激励

可视化虚拟治疗计划可向患者提供持续而迅速的反馈，这些反馈增强了患者的治疗积极性。患者可以在完成治疗计划的同时感受到病情在长期治疗中得到的改善，从而有助于为患者设定合适的治疗目标并理解治疗过程。VR技术为制订治疗计划提供了重复练习、成绩反馈和维持动机3个关键要素。VR能为接受康复治疗的患者提供两种反馈，包括当次练习结果的实时反馈和一组或一段时间练习后的总体效果反馈，提高患者对治疗效果的知晓率。这有助于患者对自我状态和治疗过程建立认同感，维持并提高患者的自信心。

2. 注意力引导

研究显示，双重或多重任务可以更好地引导患者的注意力，从而带来更积极的治疗效果。VR技术可以按照患者既往日常生活中的经历或角色设定一些双重或多重功能性任务，如复杂或特定环境下的防摔倒训练，这可以将患者的注意力从单个肌肉、单个肢体的活动转移到具体任务目标中。如此，患者为了完成虚拟任务目标，会试图发掘支持该目标的综合性运动策略，而非仅仅强化某几个独立的肌群。同时，VR技术可以使患者只将注意力集中在当前训练所要求的任务中，而不会受到非任务要求的环境干扰。

3. 促进生活技能转化

VR 技术有助于患者将通过虚拟环境学会的运动技能迁移到现实世界中。一方面，VR 技术可以对患者在训练中的环境感受产生强烈暗示，让患者认为这就是真实的日常生活感受，而单纯治疗室内的治疗通常缺少日常环境的体验。另一方面，日常生活中常常存在一些难以预测的意外情况，VR 技术能通过计算机模拟各种意外情况的发生，促进患者提升应对意外情况的应急反应能力。有研究表明，在运动期间提供的非预期干扰，能对日常生活环境中所需要技能产生有效的转化。

二、临床应用

（一）上肢功能康复

脑卒中后上肢功能的恢复通常较差，严重影响患者的生活质量和自理能力。针对上肢及手功能的康复是脑卒中后康复治疗的一大难点。VR 技术可用于上肢及手的精细功能训练，通过动作模拟，针对上肢功能性动作进行强化训练。通过与 VR 相连接的辅助手套（如患侧手控制的气压联动手套）对患者进行手功能训练，可使患者更好地体验虚拟任务；通过适当的虚拟任务设计（如驱动虚拟手完成弹琴、捏豆子、端水杯等），可有效改善患者的手指分离运动、拇-示指对指能力、握持能力等精细活动能力。

（二）下肢功能康复

有些患者在康复中心已经恢复了独立步行能力，却难以适应真实生活环境的复杂情况，如跨越障碍物对于患者的步行能力具有较高要求。VR 技术可以通过营造类似的真实生活训练场景，让患者实现从训练到生活的良好过渡。有研究采用 VR 技术模拟障碍物训练与真实障碍物训练进行对比，结果显示 VR 组的独立步行速度明显优于真实训练组。脑卒中患者常伴有站立姿势异常和步态不协调，通过 VR 设备联合固定的脚踏板，按照正常人行走的轨迹和步幅交替运动，向患者的双腿传递正常行走时的本体感觉，同时用显示屏提供各种虚拟地形环境的视觉信息；患者的行走速度、步幅、持续行走距离、步行节奏等时空参数以及 Berg 平衡量表评分、起立-行走计时测试等功能评估结果均能得到明显改善，并且通过随访发现其治疗效果具较好的长期效应。

帕金森病患者的下肢功能也可通过 VR 系统进行训练。帕金森病患者下肢运动功能障碍主要表现为启动困难，很难迈出第一步，患者往往要借助外部线索才能启动步行程序。利用 VR 视觉呈现技术，在步行训练的虚拟道路上提供视觉线索，可以有效引导患者迈出第一步；在步行过程中，该视觉线索始终位于患者脚前方指示前进方向，有助于患者持续步行。视觉线索越真实，对患者步行能力的康复越有利。

（三）平衡和协调功能训练

最早用于平衡训练的 VR 系统，包括一辆固定的自行车和提供视觉虚拟环境的 VR

平面显示器，患者可通过虚拟的骑行训练，提高姿势平衡的控制能力。目前，已经有越来越多的用于平衡和协调功能训练的 VR 程序，可涵盖多种训练任务形式。常规平衡、协调功能训练中，患者可能只是被动和机械地重复着简单的躯干或肢体动作，并且在意识里始终关注着这些动作，可能导致患者在整体运动的姿势控制和协调功能方面改善效果较差。而使用 VR 系统，患者关注的是可视化虚拟任务（双重或多重任务），患者还可以在保证安全的情况下，做多轴向、多角度的运动，适当的 VR 任务设计可以使患者在运动的所有平面和方向获得姿势稳定及协调功能的改善。

（四）认知功能康复

研究显示，中枢神经损伤患者常存在以下 4 个方面的认知领域损害：空间认知、执行能力、注意力和记忆力。并且这些领域之间存在关联性，导致患者解决问题和任务规划能力的全面下降。认知功能障碍严重影响患者运动学习的能力和参与康复训练的主动性，是导致康复预后不良的主要因素之一。因此，准确地评估认知功能，早期干预认知功能障碍，是康复训练成功的关键。认知功能康复训练是目前主流的非药物治疗手段，对于伴有轻中度认知功能障碍的患者，尽早开始认知功能康复训练能够显著改善患者的预后。常规认知功能康复训练耗时费力，并且在治疗中缺乏日常生活真实环境反馈，患者在治疗和真实生活环境转换中存在一定的困难，很难在短时间内达到最佳的治疗效果。VR 技术以个体交互的娱乐活动，在患者的训练过程中为患者提供真实环境的交互性和沉浸性，从而更好地将训练效果融入以后的真实生活环境。

VR 系统可模拟多种日常生活中对认知功能有一定要求的任务场景（如工作记忆任务、视觉空间定向任务、选择性注意任务、识别记忆任务和计算任务等），并能根据患者执行情况实时反馈和精细化调节任务难度，还可以避免在常规认知功能康复训练过程中可能出现的人为干扰因素。在提升患者记忆力和注意力方面，VR 技术较常规认知功能康复训练具有更明显优势。

（五）日常生活活动能力训练

日常生活活动能力的成功康复需要精确有效的评估和训练。大量研究已经强调康复方法的重要性，这些方法应该与患者的现实生活环境相关，并能将其转化到日常生活任务中。VR 技术在模拟真实生活场景、提供日常生活技能训练方面具有优越性，并具有非常丰富的开发前景和潜力。在虚拟环境中跟随计算机程序学习诸如倒茶、烹饪、打扫、购物等日常行为，可以保证训练指导跨条件的一致性，并降低错误操作导致危险的可能性。将 VR 技术和康复机器人相结合，还可以为虚拟任务的设计和实施提供更多的可能性，既可以让患者有全方位的感觉体验，又能在必要时通过康复机器人提供必要辅助和动作修正，为日常生活活动能力任务难度的调整提供更高的自由度。

第二节　康复机器人

一、概述

康复机器人（rehabilitation robotics）属于医疗机器人范畴，是医疗机器人的一个重要分支，即利用智能化、自动化技术，通过器械辅助患者进行功能康复的高科技产品。其研究范围涉及康复医学、生物力学、机械学、机械力学、电子学、材料学、计算机科学及机器人学等诸多领域，已经成为国际机器人领域的研究热点之一。目前，康复机器人已经广泛地应用到康复护理、康复治疗和假肢矫形等方面。

（一）康复机器人的发展趋势

现阶段康复机器人还处于起步阶段，当前最先进的机器人也可能存在硬件或软件缺陷。在面对具体患者时，由康复机器人执行的训练水平还很难超过治疗师。随着科学技术的进步及康复治疗领域的需求增加，康复机器人有以下发展趋势。

1. 人机互动

在康复治疗过程中，加强患者与机器人的互动性，可以帮助患者快速熟悉并适应训练动作。

2. 趣味性

训练过程中增加游戏环节，可以使原本枯燥的过程变得趣味化，提高患者的兴趣，有助于提高康复效率。

3. 智能化

提高机器人的适应性和灵活性，使其能够针对不同情况的患者提供相应的康复训练内容，制订合理的康复方案。

4. 与智能设备相结合

将康复机器人与智能设备结合起来，如平板电脑和智能手机，可以使设备操作更加便捷，容易在医院和个人用户中推广。智能设备能够记录并归纳分析训练参数，对患者进行定量的康复评估，用户可以随时查看并分享康复信息。

（二）康复机器人的优点

1. 评估与训练相结合

康复机器人由计算机控制，并配有相应的传感器和安全系统，可以自动评估康复训练效果，根据患者的实际情况自动调节运动参数，找出最佳训练方案。具有运动状态测量系统的康复机器人可以实现运动状态下的实时测量，对患者动作的运动学、动力学或肌电参数进行采集和反馈，为训练过程提供必要的参考信息，进而促进患者运动感觉的整合。同时康复机器人可以提供患者准确的运动信息，作为患者客观观察自身运动状态的工具。

2. 增加患者参与度

康复机器人在康复早期给患者更多的正确运动感觉刺激，可以在早期就将训练动作与日常生活中功能性动作相结合，有助于患者日常生活活动能力的恢复。将 VR 技术与康复机器人相结合，可以为患者提供全方位的刺激，有助于患者实时主动参与训练过程，以促进中枢神经的重组和代偿。

3. 多种运动模式组合

不同患者的病情可能千差万别，在不同的康复时期也可能需要不同的运动模式（如单纯重复性训练或任务特异性训练）。治疗型康复机器人通过智能化的机器辅助，可以根据患者自身情况，选择性采用主动、被动、抗阻或助动等不同运动模式，并可以通过实时检测患者与机器人之间的相互作用力，在患者主动能力不足时及时提供辅助，而在患者有能力完成动作时，适当减小辅助甚至施加阻力，以便充分发挥患者残存的功能。康复机器人在训练过程中还能针对性地设计不同的运动学和动力学参数，以适应患者当前功能状态。

（三）康复机器人的分类

根据康复机器人的功能用途，参考国际标准对康复辅助器具的分类方法，将康复机器人分为功能治疗类康复机器人和生活辅助类康复机器人两大类。

1. 功能治疗类康复机器人

功能治疗类康复机器人作为医疗用康复机器人的主要类型，可以帮助功能障碍患者通过主被动的康复训练模式完成各种运动功能的康复训练，如上肢康复机器人、下肢康复机器人等。此外，一些功能治疗类康复机器人还兼具诊断、评估等功能，并结合 VR 技术以提高功能适用性。功能治疗类康复机器人按作用类型不同又可分为功能恢复型康复机器人和功能增强型康复机器人两个次类。

2. 生活辅助类康复机器人

生活辅助类康复机器人可以为行动不便的老年人或残疾人提供各种生活辅助，补偿其弱化的机体功能，如智能假肢、智能轮椅、智能辅助机械臂等。一些生活辅助类康复机器人还具有生理信息检测及反馈技术，为使用者提供全面的生活保障。生活辅助类康复机器人按功能不同可分为功能代偿型康复机器人和功能辅助型康复机器人两个次类。

二、上肢康复机器人

上肢康复机器人的临床应用如下。

（一）被动训练

当患者的肢体功能较差时，可以通过机器人带动肢体进行被动训练，增加患者的运动觉输入，并可以通过运动想象帮助患者激发主动运动意识。在神经系统疾病患者中，如严重的脑卒中患者或脊髓损伤患者，早期运动功能完全丧失，可以通过康复机器人来帮助患者完成肢体活动，并且可以有效预防活动减少带来的并发症，如肢体挛缩、关节僵硬、深静脉血栓形成等。

（二）助动训练

患者仅能完成部分主动运动时，康复机器人在患者触发运动后可协助患者完成剩余的运动。不同的康复机器人有不同的触发方式，包括单点触发、多点触发、连续触发等。例如，美国 Motorika 公司研制的 ReoGo 上肢康复机器人具有六种运动轨迹，助动运动轨迹含有目标导向下的单点触发、多点触发、连续运动 3 种不同难度训练模式，每种训练模式下可根据患者情况设置不同的活动范围、阻力、运动速度等参数。在患者训练过程中，系统可针对患者不同的功能水平进行评估，如患者主动参与程度、动作平滑程度、主被动关节活动度、目标追踪准确性等，循序渐进地为患者提供适当的挑战难度，提高患者主动参与兴趣，让患者时刻主动参与到训练当中。

（三）主动训练

当患者可以完全主动运动后，治疗师可以根据患者的具体情况，选择适当的训练模式。

（1）主动运动控制训练：当患者上肢功能能够主动完成整个轨迹的训练，有了一定的主动控制能力时，可由患者带动机械臂进行主动运动控制训练。

（2）抗阻训练：患者在进行主动运动训练时，机械臂本身可以提供大小可调的持续性阻力，患者需要克服阻力才能完成轨迹训练，通过抗阻训练可以提高患者上肢的肌力和耐力。

（3）干扰训练：患者在进行主动运动时会受到机械臂不同方向、不同大小的外力干扰，通过这样的干扰训练来提高患者上肢功能的协调性和稳定性。

（四）联合其他技术的应用

上肢康复机器人与其他设备联合使用可以产生更好的治疗效果。基于表面肌电信号的上肢康复机器人技术，在治疗过程中可将肌电信号转化为机器人运动控制的指令，驱动机器人执行相关的动作，带动患者上肢进行康复训练。这有助于患者保持正确的运动感觉，激发患者的运动积极性，并可以提供很好的人机互动。采用 VR 技术联合上肢康复机器人技术，将训练任务引入虚拟环境，或将训练任务与游戏结合，可以激发患者训练的积极性和主动性。

三、下肢康复机器人

（一）分类

1. 坐卧式下肢康复机器人

坐卧式下肢康复机器人使患者可以在坐位或躺卧的体位下进行下肢功能训练。坐卧式下肢康复机器人还可通过调整座椅倾斜角度为患者提供最佳的体位，减缓肌肉疲劳，提高康复训练的舒适度。根据患者的不同康复阶段可以选择被动训练模式或主动训练模式。例如，美国的 Nustep 四肢联动训练机器人，患者以坐姿通过手脚配合运动实现四肢关节的训练，通过髋膝关节支撑架来维持下肢运动体位。为了适应不同身高和腿长的患者，其基座的长度可以自由调节。Nustep 多采用主动训练模式，患者主动参与，为患者提供助力或阻力，并能根据患者的情况和目标设置训练模式，提高训练的针对性。

2. 直立式下肢康复机器人

直立式下肢康复机器人可以让患者在康复治疗过程中以接近日常生活中的下肢活动模式进行训练，提高患者下肢的负重和步行能力。由瑞士 Hocoma 医疗器械公司和瑞士苏黎世 Balgrist 医学院康复中心合作研制的 Lokomat 下肢康复机器人，属于悬挂减重直立式机器人，由下肢步态矫正驱动装置、智能减重系统、医用训练跑台及控制系统和软件等组成。目前，Lokomat 下肢康复机器人实现了被动训练及主动辅助等多种训练策略。Lokomat 下肢康复机器人训练效果的临床测试表明其对脑卒中、脊髓损伤患者的下肢运动能力、肌力、心肺功能等具有良好的康复疗效。

3. 可穿戴下肢外骨骼康复机器人

日本筑波大学研制的可穿戴下肢外骨骼康复机器人 HAL（hybird assistive limb）在 2013 年成为世界首个获得全球安全认证的外骨骼康复机器人，该机器人旨在帮助下肢运动功能障碍患者完成直立行走、站起、坐下及上下楼梯的日常活动（图 16-2-1）。HAL 控制策略的最大特点是利用肌电信号实现主动训练。机器人辅助行走过程中利用贴附于皮肤表面的肌电传感器采集生物电信号，通过处理器分析判断穿戴者的运动意图，发出运动指令，驱动肢体活动，同时将行走这一动作的响应状态持续反馈回大脑，通过刺激神经回路重建脑部的行走指令及肌肉运动关联，使患者恢复自主行走能力。

我国在可穿戴下肢外骨骼康复机器人领域的研究相对较晚。中国科学院合肥智能机械研究所在 2004 年研制出第一代实体样机 WPAL，采用电动机驱动，其对人体刚体动力学模型进行修正，对速度-力量控制模型进行改进，实现柔顺控制，穿戴舒适，且可减少肌肉疲劳。我国已经出现了一批专注研究可穿戴下肢外骨骼康复机器人的机构，并且将所研发的产品投入临床使用。

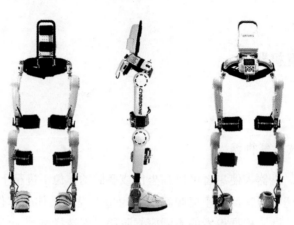

图 16-2-1　可穿戴下肢外骨骼康复机器人

（二）临床应用

1. 控制训练强度

有研究显示，亚急性期脑卒中患者利用下肢康复机器人进行减重跑台步行训练，可以比常规训练获得更好的独立行走能力。相比常规步行训练，机器人减重跑台步行训练可在单位时间内重复更多的步态周期，通过大量的同质化重复运动，达到更好的训练效果。需要注意的是，存在下肢功能障碍的患者在步行时的能量消耗是正常人的 1.5~2.0 倍。而长期瘫痪的患者在心肺耐力方面可能存在不同程度的退化。比如，正常情况下，维持缓慢步行时的耗氧量即已达到 10mL/（kg·min），而慢性期脑卒中患者的最大耗氧量平均为 13.7mL/（kg·min），仅为正常对照的 50％。也就意味着维持缓慢步行时耗氧量已超过慢性期脑卒中患者最大耗氧量的 70％。因此，实际操作中，应监测患者训练时的心率，以不超过 70％~85％最大心率为度。对服用 β 受体阻滞剂的患者，应根据患者情况设定靶心率。年老体弱，或伴有其他较严重慢性病需限制运动强度者，以低负荷训练为宜。有运动治疗绝对禁忌的患者不宜参加训练。

2. 任务导向性训练

任务导向性训练要求当一个目标实现后，应适时地提出更高的目标，以便进入新的任务导向过程。下肢康复机器人训练可以将训练动机始终维持在较高的水平，使患者保持一种积极的状态。下肢康复机器人可以结合不同的智能化设备，对患者的训练目标和训练难度进行个体化的设定与调整，是进行任务导向性训练良好的辅助工具。

3. 主动参与性

患者应在下肢康复机器人的辅助下尽可能完成主动训练。在下肢康复机器人辅助的情况下，治疗师应尽量不给予额外的辅助。下肢康复机器人减重跑台步行训练时应关注患者体能情况，注意调节减重程度和跑台速度，跑台的速度一般不超过 3.5km/h，过快的速度可能导致患者难以主动配合。同时应关注患者心理状况，安慰患者对穿戴辅助设备的练习不必心生畏惧。如患者存在消极、注意力分散等问题,则需积极鼓励和提醒,使患者明白机器人辅助不能代替自我的主动参与。

4. 反馈

结合智能设备的下肢康复机器人可以在患者运动过程中有更多的本体感觉、视觉或触压觉的反馈形式。但由于机器人的反馈未必全面,且患者的运动异常可能不仅仅只在下肢,因此,在条件允许的情况下,应用下肢康复机器人进行训练时仍然需要结合治疗师的监督与指导,适时给予口头反馈。由于患者此时存在下肢康复机器人的辅助,因此并不需要对所有动作细节均给予不间断的提示。治疗师可以尝试让患者有更多自我思考的余地,启动其内在的运动感觉整合程序,以恢复独立的运动控制能力。需注意由机械装置问题导致的异常步态,其原因可能是机械放置不当、机器人硬件设计缺陷或不当的训练模式、强度等。

第三节　远程康复

一、概述

医师和患者"面对面"完成问诊查体是传统的医疗活动常见模式。随着医疗技术的发展,传统的医疗模式逐渐被打破,依托高科技及网络技术的远程医疗应运而生。远程康复(telerehabilitation)是近几年发展起来的新兴技术(图 16-3-1)。远程康复能够让优质的康复医疗资源辐射更广的范围,是解决基层和边远地区优质康复医疗资源不足问题的有效方法,是未来康复服务的重要发展方向之一。远程康复既可以对传统康复模式中的许多不足进行优化和补充,又可以促进康复模式理念的改变,推动现代康复服务的发展。

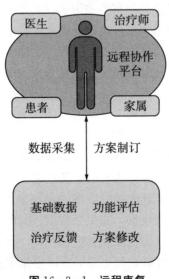

图 16-3-1　远程康复

（一）远程康复特点

1. 数据采集

远程康复系统所采集、处理、显示的数据包含二维、三维或多维数据，包括视觉数据、触觉数据和声音数据等。例如，为患者设计轮椅时，需要综合收集患者的人体三维运动图像、身体局部（特别是臀部）的压力分布情况、患者的居室及工作场所图像，从而确定轮椅的最佳设计方案。

2. 互联网兼容性

在不同的时间、地点，患者和治疗师都可能采用不同的方式接入网络。远程康复系统应具备这样的能力：根据通信带宽的变化、网络拥挤程度及康复服务的内容，动态调整数据采集、压缩、传送和显示分辨率。

3. 设备兼容性

远程康复系统所对应的设备类型繁多，技术标准问题显得尤为重要。康复服务对象数量众多，不同患者间个性化特征较强。每个患者所使用的通信设备、辅助器具、计算机操作系统、微传感器等可能各不相同。在同一个远程康复系统中，可能存在着大量非医疗领域专用的设备。这些设备均遵循着各自领域的通用技术标准，而如果强制要求厂商为这些设备实现医疗标准的接口，则产品成本会大幅上升，使康复服务的成本显著增加。因此，在远程康复系统的设计过程中必须以用户为中心，尽量支持各类通用技术标准，以降低系统的使用成本。

（二）远程康复价值

远程康复技术为解决康复资源分布不均匀造成的康复成本提高和患者不能享受康复服务等问题提供了一种新的途径。在传统康复模式中，一个患者如果想要得到高质量的康复评定，就必须到大医院或康复中心去，或者一个康复团队必须到这个患者的住所或社区去。然而，康复资源与康复服务对象在地理分布上非常不平衡。康复服务的医疗技术资源、医疗设备资源和人才资源主要集中在富裕地区和大中城市的医院及康复机构中。而大部分患者居住在相对偏远和不发达的地区，尤其是发展中国家，大部分患者居住在农村，加之他们通常都存在着各种各样的功能障碍，经济收入也相对较低。这就大大增加了患者接受康复服务的成本，甚至经常出现交通费用超过诊治费用，或因出行过于困难而放弃就医的现象，导致部分患者很少甚至完全不能获得个性化的康复服务。

远程康复使我们能够跨越地理区域的限制，实现康复团队与患者之间的信息交互，同时不产生大量附加的康复服务成本，如交通费用、时间消耗等。远程康复的价值还体现在它可以使现有的康复服务人力资源配置更加优化，可以很容易实现医患之间跨越国界、跨越具体康复机构的优势互补，使更多的人能够享受到过去可望而不可及的高质量康复服务。

远程康复可以使康复处方拥有更广泛的信息依据。由于个性化的康复服务需要综合考虑患者的生理状况、病理状况、家居环境、工作环境、职业特点、个人爱好、经济状况等多个方面的数据，传统的康复服务在这方面难以胜任。而通过计算机网络及各类管理部门之间的协调，充分发挥远程康复系统的信息管理优势，就有可能获得大量与康复服务相关的信息。在此基础上，建立和更新康复服务数据库及知识库，一方面可以使康复团队更准确地掌握患者的个性化特征，另一方面也可以降低康复团队进行信息收集、更新和处理的劳动强度，提高其工作效率。

远程康复还可以提供更加及时、有效的康复服务。传统的康复服务通常是患者每隔一段时间做一次康复评估，康复团队根据前一段时间患者的综合状况开出康复处方，确定相应的康复治疗计划等。传统的康复模式不足之处在于两次康复评估的间隔时间可能相当长，因而无法及时发现这期间出现的问题，从而丧失最佳的干预机会。康复评估所处的环境与患者的实际生活环境有差异，对患者的评估及对辅助设备进行检测的持续时间也比较短，可能造成康复团队所得到的数据不够准确和完整。

当采用远程康复时，通过患者随身佩戴或安装在辅助设备上的一系列智能化传感器，康复治疗师可以在患者的日常生活中随时采集和记录相关的数据，及时得到患者的反馈信息，经过对数据分析处理，随时调整康复方案，或直接通过智能化设备进行远程干预。此外，远程康复在康复教育、康复咨询等方面也有良好的应用前景。

综上所述，远程康复的价值主要体现在：①解决或缓解康复资源分布不平衡造成的康复服务成本上升问题；②实现康复资源的优化配置；③建立更广泛的信息支持，提高康复服务的质量和效率；④利用远程传感设备，使康复团队更准确、全面和及时地掌握患者的康复数据和需求，提供更个体化的康复服务。

二、临床应用

（一）康复评估

远程康复评估主要包含功能评估和环境评估，前者是对患者的生理、病理、心理状况和活动能力的评估和诊断，后者是对患者的居家环境和工作场所环境的评估。

远程康复评估的基本构成要素包括患者或患者家属、治疗师、远程康复专家、网络设备。患者是远程康复评估的服务对象，每个患者的功能障碍和环境条件不尽相同，具有很强的个性化，通过远程康复系统可以为每个患者提供个性化评估服务。实施具体康复评估任务的操作者，这个角色既可以是专业的治疗师，也可以是有医学背景的医务人员，甚至可以是患者的家属或照护者，他们在远程康复专家的指导下完成对患者的康复评估，收集相关的数据，并汇总至终端，帮助远程康复专家获得第一手资料，制订合理的康复方案。远程康复专家则由多种康复专业技术人员组成，包括康复专科医师、物理治疗师、作业治疗师、言语治疗师、假肢矫形师、心理治疗师、康复专科护士等。由康复专科医师牵头，大家共同完成患者的远程评估，并制订合理的康复方案。网络设备包括多种视觉、听觉、触觉传感器，用于采集患者的评估信息。

1. 数据采集

常规康复评估更加注重患者的视觉观察、触觉感受、主观反应等。为了达到和常规康复评估等效的评估效果，远程康复系统需要做到在多角度、多方式的评估过程中尽可能不失真地获取患者功能障碍的特征，如肌肉萎缩及损伤特征、肢体的活动范围及方向特征、肢体的运动速度及稳定性特征、肌力随运动和时间的变化特征，以及患者肢体运动中的不协调元素、颤抖及主观感受等信息。

2. 数据综合及分析

采集到的各种信息需要被综合，并生成形象直观的二维、三维或多维图像，量化的数据描述和相关的说明文字。系统应具备一定程度的智能化，具有学习功能，能够生成常用的针对各类患者的评估方案，且能够自动检查数据的完备性和合理性，必要时需提醒康复团队重新采集或详细分析某个数据。

3. 康复方案讨论

根据综合数据，远程康复团队成员从各自的专业角度出发对康复方案进行分析，对患者的身体能力和其他综合因素（如年龄、经济承受力等）进行讨论，确定康复治疗方案及使用适当的辅助器具，最后根据所制订个性化方案，对患者进行远程治疗或远程指导。

4. 远程环境评估

进行远程环境评估时，可以采用与功能评估类似的方法，实时地观察和评价患者的居家环境和工作场所环境，提出相应的改进措施。康复团队对患者的环境评估可通过终端摄像装置实时进行，或者由患者的家属或照护者摄制一段录像，并使用传感器记录一些环境信息，上传至远程康复系统，康复团队再根据具体情况进行评定。

（二）康复治疗

作为医院康复治疗的延续，远程康复可以指导患者出院后居家自我训练。远程康复可以利用各种互联网平台，通过在线语音、视频等方法，为存在功能障碍的患者提供各种康复咨询、功能诊断、训练指导，让患者可以更加方便、快捷、准确地获得个性化的康复指导。远程康复还可以及时发现患者在真实日常生活中的错误运动模式，除了指导患者本人外，还可以指导患者家属或照护者学习训练方法和护理知识。

1. 床上活动

当患者的功能情况较差时，可以通过远程指导患者或家属，及时指导患者训练，降低可能的并发症风险。例如，结合患者病情及居家环境设计体位管理的具体细节，个体化指导患者在床上完成翻身的动作要领和安全注意事项。例如，偏瘫患者常进行健侧带动患侧上肢的运动，仅通过单次康复宣教可能很难让患者或家属记下所有细节，通过远程康复系统可以监督患者是否存在错误的辅助方式，及时提示和消除患者存在的损伤风险，避免患者独自在家训练时因动作不标准或活动过度而拉伤自己的患侧肩关节。在进行下肢锻炼时，可通过视频观察患者床上的环境，为家属设计辅助患者运动的适当方式和细节。

2. 床边坐与床边站

在进行床上更复杂的活动训练过程中，远程康复可为患者或家属提供更详细的讲解和更细化的监督。例如，指导家属根据患者所处环境，以适当的方式转变为床边坐位（如评估患者双足应支撑于地面还是垫适当高度的脚垫）。站立训练时，康复团队可根据家庭环境和家属操作习惯针对性地指导辅助患者的具体方式，并重点监督家属可能忽略的重要细节（如有无膝过伸）。

3. 坐位重心转移训练

坐位重心转移训练对患者或家属的能力要求更高。刚开始，当患者或家属对训练方法理解不足时，可以提供远程视频演练或进行同步讲解，帮助患者和家属理解如何训练。当患者或家属逐步掌握了训练方法后，可教会患者或家属利用家庭环境中适当的物体，将重心转移训练结合到患者真实的日常生活活动能力训练中，如调节床边的桌椅位置，作为患者在重心转移训练过程中伸手触摸的目标。

4. 步行活动

可通过远程视频，直观地评估患者居家或社区内具体环境，个体化地为患者提供步行训练时机、步行策略及家属辅助方式的建议。必要时可根据患者功能需求提供室内改造（如改造照明条件，增加扶手，合理摆放地毯、家具等）和辅助器具的选择策略。如患者存在上下楼梯的需求，可通过远程视频评估楼道的具体情况（如扶手方向、扶手高度、单级台阶高度、台阶层数等），给予患者个体化的上下楼梯训练策略和训练重点。

第四节　脑-机接口技术

一、概述

脑-机接口（brian-computer interface，BCI）是一种新型人机交互方式。BCI技术是通过脑电采集设备采集脑电信号，并对提取的脑电信号进行特征分类，通过计算机加工和运行，将抽象的思维活动转换为具体的运动或语言指令，实现人脑直接与外部设备的链接通信，达到预想操作目的或实现与外界进行信息交流的技术（图16-4-1）。BCI技术的实用性和安全性在理论上已经得到论证，国内外一些研究机构也在实验室中研制出了一些相关的实验设备，如用脑电控制计算机光标移动。

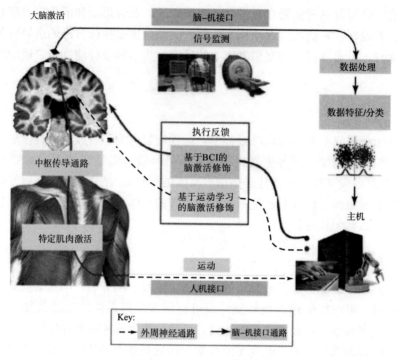

图 16-4-1　BCI 技术

目前，许多国家的实验室开始探索和开发 BCI 技术，旨在帮助那些因神经肌肉损伤出现不可逆功能障碍的患者，使他们不需要依靠自身的周围神经传导，而是利用脑电信号来达到独立地与外界进行沟通交流、信息传递，或通过交互设备完成自主活动以及完成自我照顾。BCI 技术的发展，有望让瘫痪患者完成独立行动，为交流障碍（如闭锁综合征）患者建立与外界沟通的桥梁，提高患者的生活质量，减轻患者及其家庭的痛苦，减少社会照顾负担，具有较大的经济效益和社会效益。

由于神经系统损伤，中枢神经到周围神经的传导通路中断，患者出现运动功能障碍甚至完全瘫痪。BCI 技术可以从大脑皮质直接提取信号，实现大脑与外界的直接通路联系。这种通路跳过正常的神经传导过程，直接激活效应设备，实现功能的重建。BCI 技术为有运动功能障碍或言语功能障碍的患者提供了一种全新的手段，以实现患者与外界环境的交互。

随着 BCI 技术水平的提高和康复医学对脑损伤后神经可塑性变化研究的深入，这种技术引起了康复医学和康复工程领域研究者的高度重视。实际上可以将 BCI 技术理解为借助辅助设备的运动想象疗法。与传统运动想象疗法相比，BCI 技术既可以通过检测大脑脑电信号来探察患者对运动任务进行运动想象时的注意力集中程度，又可以使运动想象有一个反馈途径，同时还能让治疗师监测验证患者是否想象成功。传统运动想象疗法的另一个不足之处是在运动想象过程中，虽然可以通过功能成像方式观察到大脑神经兴奋性的增强，但缺少对外周肌肉的实际刺激效应，这在一定程度上限制了该方法的治疗效果。而 BCI 技术为运动想象结合外周实时刺激的康复方式提供了一种可能。例如，将 BCI 技术与功能性电刺激（functional electrical stimulation，FES）技术相结合的 BCI-FES 治疗，将 BCI 技术与康复机器人相结合等，对严重瘫痪的患者具有巨大的应用潜力。

二、BCI 系统组成

BCI 系统一般具备信号采集、信号分析和控制器三个模块。

（一）信号采集

信号采集主要通过电极帽采集 EEG 信号，传送至放大器，放大后的 EEG 信号再经过专业设备进行处理和转换，形成数字信息储存在计算机中。

（二）信号分析

信号分析是指利用傅里叶变换、独立向量分析、小波分析等方法提取 EEG 信号中与患者意图相关的特征量（如频率变化、幅度变化等），特征量提取后传输至分类器，分类器的输出信号即作为控制器的输入信号。

（三）控制器

控制器可将已经分类的特征量信号转换为实际的动作，从而完成对机器的操控，如移动光标、机器手活动、轮椅驱动等。有些 BCI 系统还设置反馈环节，不仅能让患者清楚自己的思维产生的控制结果，同时还可以帮助患者根据结果来调整脑电信号，以期达到预期结果。

三、康复应用

（一）辅助性 BCI

通过 BCI 技术直接对假肢的控制代替患者受损的肢体完成日常活动，提高生活自理能力。研究发现，采用 BCI 技术控制的机械手能够实现抓握圆柱体、捏钥匙、双手指夹取纸片、三手指抓取鸡蛋等动作，实现了手部的简单动作和操作。Fok 等研制的 BCI 系统，可控制手部矫正器进行功能活动，实现了脑卒中患者的手部精细运动康复。该研究团队还考虑到患侧大脑运动皮质可能损伤而影响到正常运动脑电模式，因此他们利用健侧的 EEG 信息进行质量控制，显示了较好的训练效果。基于稳态视觉诱发电位的 BCI 技术，能够使假肢做到倒水时动作连贯，即握住水杯、倒水、将水杯放回原位以及假肢复位。由于中枢神经系统损伤患者下肢功能恢复总体好于上肢，因此 BCI 技术用于下肢康复的研究相对较少。另外，现有的辅助性 BCI 系统对 EEG 信号的识别成功率和识别速度还有待进一步提升，这也是目前限制辅助性 BCI 应用推广的重要原因之一。

（二）治疗性 BCI

BCI 技术促进患者运动功能康复的内在机制主要是中枢神经系统的可塑性。神经功能重塑的过程与运动学习密切相关，通过对大脑进行反复刺激，获得足够的刺激反馈，可以使患者神经结构与功能发生改变。BCI 系统可通过大脑与外界环境之间的交互实现功能替代，或患者通过运动想象等思维作业促进中枢神经的重塑，实现功能代偿。由于运动想象易于重复，可为相关大脑运动皮质提供足够高频的反复刺激，提高损伤脑区的激活状态；同时，BCI 系统可以将动作情况以不同形式反馈给大脑，形成了神经系统重塑所需要的输出－反馈闭环。研究显示，越早将 BCI 技术用于康复治疗，患者的运动想象思维与所执行任务之间的匹配正确率越高，可塑性改变就越明显。

另外，结合其他技术的治疗性 BCI 也具有较好的治疗效果。如 BCI 技术结合 VR 技术可以提高患者参与训练的积极性和趣味性，患者可以通过 VR 的视觉反馈来实时调整脑电活动模式。BCI－FES 可利用 BCI 系统发出的命令控制功能性电刺激开关，患者通过运动想象激活相应脑区，BCI 系统在接收到脑电信号后，触发功能性电刺激，进而刺激相应肢体运动。这使电刺激所产生的肌肉运动被等效为运动想象的直接效应，患者可以感受到"想象"所带来的"真实"运动，从而强化中枢神经的可塑性变化和功能重组，提升运动训练效果。

四、未来趋势

BCI 技术是一个新领域，对其应用有待进一步研究。BCI 技术有望从根本上改变人们控制外部设备的方式。随着 BCI 技术研究的深入，数据采集通道不断的优化，结合神经电生理学、神经心理学、认知科学等众多领域，BCI 系统的构建方式将出现越来越多的形式。综合考虑诱发范式、脑电特征分布与识别技术，建立同时具有快速诱发和高特异性特征的任务刺激方案，突破目前传输速度慢、识别效率不稳定的局限，才可使 BCI 系统真正地走向临床应用并进而拥有更广泛的使用场景。

（李宝金）

参考文献

[1] Lin D J, Finklestein S P, Cramer S C. New directions in treatments targeting stroke recovery [J]. Stroke, 2018, 49 (12): 3107-3114.

[2] 刘崇进, 吴应良, 贺佐成, 等. 沉浸式虚拟现实的发展概况及发展趋势 [J]. 计算机系统应用, 2019, 28 (3): 18-27.

[3] Calabrò R S, Naro A, Russo M, et al. The role of virtual reality in improving motor performance as revealed by EEG: A randomized clinical trial [J]. J Neuroeng Rehabil, 2017, 14 (1): 53.

[4] 喻洪流, 石萍. 康复器械技术及路线图规划 [M]. 南京: 东南大学出版社, 2014.

[5] Norouzi-Gheidari N, Archambault P S, Monte-Silva K, et al. Feasibility and preliminary efficacy of a combined virtual reality, robotics and electrical stimulation intervention in upper extremity stroke rehabilitation [J]. J Neuroeng Rehabil, 2021, 18 (1): 61.

[6] 孙长城, 王春方, 丁晓晶, 等. 上肢康复机器人辅助训练对脑卒中偏瘫患者上肢运动功能的影响 [J]. 中国康复医学杂志, 2018, 33 (10): 1162-1167.

［7］ Singh N，Saini M，Kumar N，et al. Evidence of neuroplasticity with robotic hand exoskeleton for post－stroke rehabilitation：A randomized controlled trial ［J］. J Neuroeng Rehabil，2021，18（1）：76.

［8］ 王珏. 康复工程基础辅助技术 ［M］. 西安：西安交通大学出版社，2008.

［9］ Duncan P W，Bernhardt J. Telerehabilitation：has its time come? ［J］. Stroke，2021，52（8）：2694－2696.

［10］ 姜月，邹任玲. 基于脑机接口技术的肢体康复研究进展 ［J］. 生物医学工程研究，2018，37（4）：536－540.

［11］ Camargo－Vargas D，Callejas－Cuervo M，Mazzoleni S. Brain－computer interfaces systems for upper and lower limb rehabilitation：A systematic review ［J］. Sensors（Basel），2021，21（13）：4312.

［12］ Baniqued P D E，Stanyer E C，Awais M，et al. Brain－computer interface robotics for hand rehabilitation after stroke：A systematic review ［J］. J Neuroeng Rehabil，2021，18（1）：15.

第四篇　案例分析

第十七章　临床案例分析

第一节　脑卒中

一、病例资料

（一）一般信息

患者，吴某，男，55岁，因"脑卒中后右侧偏瘫"入院。

（二）现病史

患者于1周前因右侧肢体无力到急诊就诊，被诊断为左侧基底节区出血后右侧偏瘫。在急诊住院期间，患者并发右侧胫骨后深静脉血栓形成，并植入下腔静脉滤器。病情稳定后患者被转到住院部进行康复治疗，以解决步态异常、平衡缺陷及日常生活活动能力受限等问题。

（三）既往史

患者既往有高血压、高血脂和慢性肾功能不全。

（四）社会工作史

卡车司机，每周要值3~4个持续12小时的夜班。家住二楼，有12级台阶。

（五）服药情况

（1）入院前：辛伐他汀、卡维地洛、美托洛尔。
（2）入院后：拉贝洛尔、氢氯噻嗪、氨氯地平、埃索美拉唑（胃药）、唑吡坦（安眠药）。

（六）查体

1. 生命体征

心率68次/分，血压108/76mmHg，呼吸18次/分。

2. 认知与交流

神清合作，定向准确，能服从多步指令；能独立进行沟通交流；语言流畅，命名完整；长短期记忆、数字技能、注意力、听觉理解和处理有轻度困难。

3. 视觉

右上睑轻度下垂；眼球运动完整，双侧瞳孔等圆，对光反射正常；无视力丧失、模糊或复视；需戴近视眼镜。

4. 骨骼肌肉系统

整体 ROM：右侧下肢轻度受限，伸髋和踝背屈明显受限。整体肌力：右侧髋膝肌力轻度下降，踝关节肌力下降最明显。身高：196cm。体重：104kg。

5. 神经肌肉系统

运动起始困难，协调能力和运动速度下降。右侧肢体肌张力低下。

6. 其他系统

无异常发现。无显著抑郁症状，无精神病史。

（七）诊断

脑出血、右侧肢体瘫痪、高血压、肾功能不全、静脉血栓形成。

二、辅助检查

头颅 CT 显示：左侧基底节区出血伴少量占位病变（中线移位），无脑室内出血。MRI 显示：左侧基底节区、左侧丘脑和左侧内囊内出血。

三、物理治疗评估

（一）结构与功能评估

1. 感觉

右侧下肢远端轻触觉、针刺觉减弱。右侧腘绳肌于站立或牵拉时疼痛（VAS 5/10）。

2. 协调性

右前臂旋前旋后、双足叩击等轮替运动困难。

3. 姿势

（1）坐位：头向前，呈圆肩，胸部后凸增加，腰椎前凸减少，骨盆后倾。右侧肩向下倾斜，右侧躯干肌肉组织缩短，呈典型左侧过度倾斜状态和负重增加。

（2）站立：右侧髋膝关节伸展减少。如无辅助器具，患者站立呈轻度前屈，并需少量帮助。

（二）活动能力评估

1. 活动能力

（1）轮椅：推动轮椅时需中等帮助。

（2）翻身：向两侧翻身及从仰卧位到俯卧位转换都需监护。向左侧翻身运动起始困难。

（3）仰卧－侧卧－坐位转移：仰卧－侧卧需密切监护，侧卧－坐位需少量帮助。

（4）坐－站转移：需少量帮助。

（5）床－椅转移：需少量帮助。

（6）平衡：静态、动态坐位需监护，静态、动态站立需少量帮助。

（7）行走：行走 1.5m，需中等帮助。胸部躯干伸展减少，过度向左侧倾，左侧下肢负重更多。在摆动相，右侧髋膝屈曲和踝关节背屈不足（足部间隙减少）。在站立时，右侧髋膝关节伸展不足。双侧步长均减少。站立和行走耐力下降。不能上下楼梯。

2. 患者期望

实现独立行走及返回工作岗位。

四、临床问题清单、治疗目标与治疗方案

（一）临床问题清单

（1）残损水平：运动起始困难，协调能力和运动速度下降。右侧肢体肌张力低下。

（2）活动水平：翻身需监护，转移需少量帮助，不能独立行走。

（3）参与水平：不能工作。

（二）治疗目标

（1）短期目标：①坐－站转移，FIM 5（1 周），FIM 6（2 周）。②床－椅转移，FIM 5（1 周），FIM 6（2 周）。③步行，FIM 4，步行 50m（1 周）；FIM 5，步行 50m（2 周）；FIM 6，步行 500m（4 周）。④上楼梯，FIM 4，上 1 层（2 周）；FIM 5，上 2 层（4 周）。

（2）长期目标：实现独立行走及重返工作岗位。

（三）治疗方案

在住院康复环境中，患者每天接受 3 小时的治疗，每周 5 天。

（1）右侧踝关节 ROM 受限和力量下降，将会影响患者行走时足跟触地期和摆动前

期，可采用的治疗措施：弹力带训练、浅蹲、踩斜板、功能性电刺激、冰刺激等。如果这些治疗不能改善右侧踝关节功能，可考虑的代偿策略/辅具：拐杖、踝足矫形器。

（2）根据患者重返司机岗位的目标，可强化患者眼手协调训练（采用 VR）和下肢敏捷度训练（采用绳梯）。

（3）根据患者实现独立行走的目标，可增加患者行走耐力（跑台训练）和独立上下楼梯训练。

（4）患者现在仍不能爬楼梯，而对爬楼梯能力至关重要的三组肌群及其训练方案分别为伸髋肌群（弹力带训练）、伸膝肌群（浅蹲训练）、踝跖屈肌群（垫足尖训练）。爬楼梯的功能性训练及其进阶方法：患侧下肢踩小台阶，缓慢上下台阶→连续上下多个小台阶→上下真实楼梯。

（杨磊）

第二节　颅脑损伤

一、病例资料

（一）一般信息

患者，赵某，男，79 岁，右利手，因"头部受到外部撞击 7 小时后"入院。

（二）现病史

患者 7 小时前被人撞击头部（具体受伤机制不详），当即意识模糊、二便失禁，由救护车送入当地某医院。行头颅 CT 示：颅骨骨折、脑挫裂伤。患者为求进一步治疗来院就诊，急诊以"重型颅脑损伤"收入住院。入院时，患者嗜睡、躁动、呕吐少量咖啡样物、鼻道内有少量淡血性液流出、肢体抽搐、二便失禁、未进食午餐。

（三）既往史

既往有高血压病史 10 余年，受伤前规律进行降压治疗；前列腺增生病史；3 年前因下肢活动不利，于某医院行脊椎手术；有胃食管反流病史。

（四）查体

专科情况：嗜睡，刺激可睁眼，双侧瞳孔等大等圆，直径约为 2mm，直接、间接对光反射灵敏。额纹对称，双侧鼻唇沟对称，伸舌动作无法检查，鼓腮、龇牙等动作不能按指示完成，双侧肢体痛觉、触觉较减退，四肢肌张力正常。双侧角膜反射、腹壁反射、肱二头肌反射、肱三头肌反射、膝腱反射、跟腱反射等生理反射对称存在，双侧 Babinski 征阳性，颈软无抵抗，Kerning 征阴性，Brudzinski 征阴性。

（五）诊断与鉴别诊断

1. 入院诊断

重型颅脑损伤（多发性大脑挫裂伤、双侧顶骨骨折、硬膜下出血、硬膜外出血、蛛网膜下腔出血、头皮血肿）、继发性癫痫、前列腺增生、高血压3级（极高危组）、应激性溃疡伴出血。

2. 鉴别诊断

与脑外伤后神经反应相鉴别，脑外伤后神经反应表现为一过性的脑功能障碍，无肉眼可见的神经病理改变，主要症状是受伤后立即出现短暂的意识障碍，可为神志不清或完全昏迷，常为数秒或数分钟，一般不超过半小时。清醒后多出现逆行性遗忘，此后可能出现头痛、头晕、恶心、呕吐等症状，短期内可自行好转。神经系统检查示无阳性体征，CT检查示颅内无异常发现。结合头颅CT，本例患者可排除脑外伤后神经反应。

二、辅助检查

（一）头部CT

多发脑挫裂伤，左侧部分硬膜下、硬膜外出血，蛛网膜下腔出血，右侧脑室积血；左侧脑室受压改变；双侧顶骨骨折、帽状腱膜下血肿；腔隙性脑梗死；脑白质脱髓鞘；脑萎缩改变（图17-2-1）。

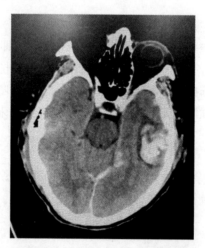

图17-2-1　头部CT检查结果

（二）胸部CT

双肺间质性病变；双肺纤维条索状改变，双肺上叶小结节；气管旁见气体密度影，心影增大，心包少量积液，冠脉硬化。

三、物理治疗评估

（一）结构与功能评估

1. GCS

睁眼反应：呼唤会睁眼，3分；言语反应：无言语反应，1分；运动反应：刺痛肢体有屈曲反应，3分。总分为7分（E3V1M3）。

2. CRS－R

总分5分，其中听觉功能得分1分、视觉功能得分1分、运动功能得分2分、言语功能得分0分、交流能力得分0分、唤醒度得分1分。

3. 肌张力检查

无肌张力增高。

4. 肌力检查

无法配合。

（二）活动能力评估

（1）Barthel指数评估：0/100，完全生活依赖。
（2）Fugl－Meyer功能评估：上肢基本运动功能，0分；腕和手功能，0分；上肢协调性，0分；下肢基本运动功能，0分；下肢协调性，0分；平衡功能，0分。
（3）四肢感觉评估：无法配合。
（4）Berg平衡功能评估：0分，坐位平衡0级。
（5）MMSE评估：无法配合。

四、治疗目标与治疗方案

患者存在的主要问题是意识障碍，肢体无任何主动运动；鼻饲饮食，不能自主饮食；心肺功能较差，咳痰费力，偶有呼吸急促现象，排痰困难；肢体处于软瘫期，在进行较强烈的疼痛刺激时，会出现疼痛躲避反应。

（一）治疗目标

1. 近期目标

（1）改善患者的意识状态，积极促醒。
（2）预防肺部感染，预防因长期卧床导致的压疮、下肢深静脉血栓形成、直立性低血压等并发症。

（3）预防肌肉萎缩及关节活动度受限。

（4）提高患者的平衡能力和移动能力。

2. 远期目标

（1）改善患者的意识状态，患者意识水平有所好转，能够与外界进行简单的日常交流。

（2）维持患者的关节活动度和肌肉延展性，预防长期卧床出现的关节粘连及肌肉萎缩。

（3）改善患者的心肺功能，辅助患者进行呼吸肌的主动收缩，辅助患者排痰。

（二）治疗方案

1. 促醒治疗

患者 GCS 评估结果为 7 分、CRS-R 评分为 5 分，重度意识障碍，当其生命体征平稳后，特别是 24 小时内颅内压维持在 2.7kPa（20mmHg），即可开展早期促醒治疗。

（1）多重感觉刺激。

①听觉刺激：利用声音刺激促进患者苏醒，每天安排家属进行一定时间的对话交流，刺激患者产生主动反应，每天至少 2 次，每次 30 分钟；另外，可进行音乐刺激，让患者听自己喜欢的音乐、新闻等节目，每天 2~4 小时。

②视觉刺激：在房间放置不同颜色、色彩鲜艳的灯光，让患者观看曾经感兴趣的电视节目等，通过明显的灯光变化和画面刺激视网膜和大脑皮质，促进患者苏醒。

③深感觉和浅感觉刺激：利用轻触觉（棉签、刷子等）、温度觉（冰块、温水）等，由远及近刺激肢体皮肤，促进大脑皮质出现反应；利用位置觉刺激，将各个关节功能位摆放、进行关节被动活动，促进大脑对关节位置的感知。

（2）神经调控治疗。患者目前尚处于发病早期，颅内情况稳定性不足，暂不适合接受中枢神经调控治疗，宜采用外周神经调控治疗。

①正中神经电刺激：因患者是右利手，可将刺激电极放在右侧前臂腹侧腕横纹上 2cm 处和大鱼际，电流强度 5mA，频率 40Hz，每天 1 次，每次 4 小时。

②taVNS：于患者左侧外耳道入口耳屏中间内外侧放置刺激电极，电流强度 1mA，频率 20Hz，脉宽 250μs，脉冲刺激，每次 20 分钟。

上述两种周围神经调控治疗可任选其一进行。

（3）针灸治疗。根据针灸医师的意见，安排穴位（如内关穴、涌泉穴、神门穴、四神聪穴等穴位）针刺治疗，主要以健脾、补肾、理气化痰、活血化瘀、促醒为主。

（4）高压氧治疗。颅脑损伤后及时改善脑循环，保持脑血流量相对稳定，防止脑血流量灌注不足或过多，有利于改善脑缺氧所致的脑功能障碍，从而促进脑功能的恢复。高压氧治疗，可每天 1 次，每次 90 分钟，10 次为一个疗程，可连续数个疗程。

（5）精准化意识障碍评估。由于行为学评估存在误诊可能，在有条件的情况下，可进一步结合神经电生理学检查及神经影像学检查进行多模态综合评估，以便精准判断患者意识状态，并根据评估结果实时调整治疗方案。

2. 功能训练

（1）良肢位的摆放：上肢预防屈肌痉挛模式，双前臂旋后位；下肢预防伸肌痉挛模式。密切关注肢体的肌张力变化，保持各对拮抗肌的肌张力平衡。

（2）肢体各个关节被动活动训练：维持各个关节的活动度，由于患者四肢肌张力尚可，可对肢体进行缓慢的牵拉，预防肌张力增高，每天2次，每次40分钟（图17-2-2，图17-2-3）。

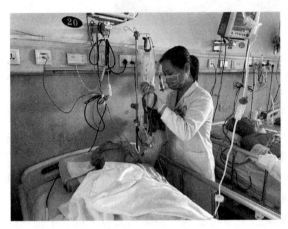 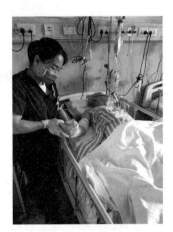

A. 肩关节、肘关节的训练   B. 腕关节及手指的训练

图17-2-2 上肢被动活动训练

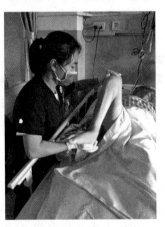 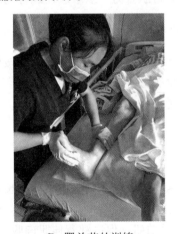

A. 髋关节、膝关节的训练   B. 踝关节的训练

图17-2-3 下肢被动活动训练

（3）下肢床上康复踏车训练：维持下肢关节活动度，促进双下肢的血液、淋巴液循环，每天2次，每次20分钟（图17-2-4）。

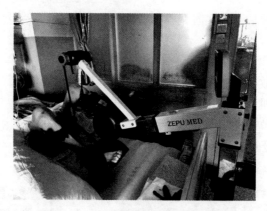

图 17－2－4　下肢床上康复踏车训练

（4）床上翻身、体位转移训练：每 2 小时变换一次体位，预防压疮，并密切观察皮肤颜色变化，避免皮肤破损。

（5）平衡训练（根据坐位平衡达到一级的近期目标制定）：要求患者在无支撑情况下在床边或椅子上取静坐位，髋关节、膝关节和踝关节均屈曲 90°，足踏地或放在支撑台，双足分开与肩同宽，双手置于膝上。治疗师协助患者调整躯干和头至中立位，当感到双手已不再用力时松开双手，此时患者可保持该位置数秒，然后慢慢地倒向一侧。随后治疗师要求患者自己调整身体至原位，必要时给予一定帮助。

（6）辅具的使用：双上肢使用腕掌指关节矫形器，预防腕关节下垂、手指屈曲；双下肢使用踝足矫形器，预防足下垂、足内翻、踝关节挛缩。矫形器的使用可降低抗重力肌痉挛，减低异常肌张力。双下肢使用弹力袜预防下肢深静脉血栓形成。

3. 呼吸功能训练

针对心肺功能进行训练，进行胸廓的按摩刺激及手法震动，辅助患者进行主动咳嗽和排痰训练。每次患者翻身时，治疗师用空掌从患者背部肺底部向上拍打至肺尖部，利用叩击帮助患者排痰，并指导患者做体位引流排痰，以保持呼吸道通畅，预防肺部感染。

4. 中频电疗

利用中频低中强度电疗刺激使肌肉等长收缩可防止肌肉萎缩，主要刺激部位包括肱三头肌（促进伸肘肌肉收缩）、腕背伸肌群（促进腕背伸肌肉收缩）、腘绳肌（促进屈膝肌肉收缩）、胫骨前肌（促进踝背伸肌肉收缩）。每天 1 次，每次 20 分钟。

5. 起立床训练

为防止患者出现直立性低血压，起立床角度应逐步增大，由 30°起始，每天增加5°，直到 90°，过程中注意监测患者心率、血压是否正常，每天 2 次，每次 20 分钟。

6. 其他治疗

如作业治疗、吞咽治疗、言语治疗、中医治疗等相关治疗方法。

7. 注意事项

(1) 嘱患者及家属回家后坚持训练。
(2) 指导照护者辅助患者进行一定的功能锻炼，辅助量应适度。
(3) 做好宣教。

（张艳明　刘四维）

第三节　脊髓损伤

一、病例资料

（一）一般信息

患者，韩某，男，55 岁，环卫工人，因"颈脊髓过伸性损伤伴不全四肢瘫"入院。

（二）现病史

2021 年 8 月 26 日，患者骑三轮车时因下雨视野模糊，撞上消防栓，伤后因四肢活动障碍伴感觉异常，通过急诊至骨科，完善相关检查后诊断为"颈脊髓过伸性损伤伴不全四肢瘫"，于 2021 年 8 月 30 日在全麻下行经后路 $C_{3\sim7}$ 单开门＋椎管扩大＋椎板成形＋脊神经减压＋centerpiece 内固定术，后转入康复科行康复治疗。运动功能好转后出院。现患者自觉四肢感觉异常，左侧肢体活动不利，为寻求康复治疗再次入康复科治疗。

（三）临床诊断

脊髓损伤（C5－AIS－D），$C_{3\sim7}$ 骨折内固定术后，$C_{3/4}$、$C_{4/5}$、$C_{5/6}$、$C_{6/7}$ 椎间盘突出，颈椎管狭窄，$C_{3\sim7}$ 双侧神经根卡压，2 型糖尿病，慢性乙型病毒性肝炎（小三阳），隐性梅毒。

二、辅助检查

2021 年 8 月 28 日 MRI 颈椎普通扫描：颈胸椎部分椎间盘变性，$C_{3\sim7}$ 间盘突出，以 $C_{4\sim5}$ 最显著，硬膜囊、脊髓受压，$C_{4\sim5}$ 层面脊髓见稍长 T2 信号，多系脊髓水肿。颈胸椎骨质增生、退行性变（图 17－3－1A）。2021 年 8 月 28 日 CT 普通扫描：胸段脊膜广泛钙化，以 $T_{6\sim12}$ 层面为著，请结合临床。颈胸腰椎骨质增生，$C_{3\sim7}$ 椎间盘突出可能，$L_{4\sim5}$ 椎间盘膨出。

成人神经障碍的物理治疗管理 理论与实践

2021年8月28日数字化X线颈椎正侧位摄影：颈椎生理曲度变直，颈椎骨质增生，项韧带钙化。

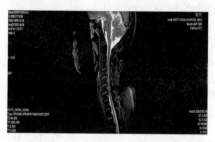

A. 2021年8月28日MRI颈椎普通扫描结果

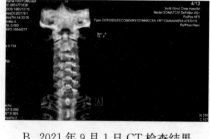

B. 2021年9月1日CT检查结果

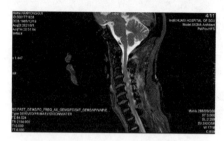

C. 2021年9月1日MRI检查结果

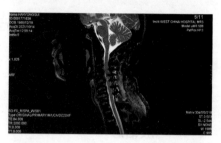

D. 2021年10月14日MRI检查结果

图17-3-1 辅助检查结果

2021年9月1日CT检查：$C_{3\sim7}$左侧附件区见内固定影，未见松脱或断裂征象，颈椎骨质增生，曲度变直（图17-3-1B）。

2021年9月1日MRI检查：$C_{3\sim7}$附件区见消磁伪影，周围软组织肿胀。颈椎退行性变，$C_{3\sim7}$椎间盘突出，以$C_{4/5}$为著；$C_{4/5}$椎间盘层面脊髓内水肿信号，对比2021年8月28日MRI图像，范围减小（图17-3-1C）。

2021年9月1日彩超：双下肢静脉未见异常。

2021年10月14日MRI检查：$C_{3\sim7}$左侧附件区见内固定影；颈椎退行性变，$C_{3\sim7}$椎间盘突出；$C_{4/5}$椎间隙水平脊髓区可见一小斑片状T2高信号影（图17-3-1D）。

三、物理治疗评估

（一）结构评估

$C_{3\sim7}$骨折内固定术后；$C_{3/4}$、$C_{4/5}$、$C_{5/6}$、$C_{6/7}$椎间盘突出；颈椎生理曲度变直，颈椎骨质增生；$C_{3\sim7}$双侧神经根卡压；颈椎管狭窄；$C_{4/5}$椎间盘层面脊髓内水肿信号。

（二）功能评估

1. 肌力

左侧：上下肢及躯干肌力均有不同程度的减退，其中肩周肌力、指间肌力、髋周肌力、膝关节屈伸肌力及踝关节肌力等级为 1~2 级。右侧：上肢伸肘肌力、肩周肌力、指间肌力、下肢屈髋肌力、髋周肌力不同程度减退。

2. 关节活动度

未见关节活动度受限。

3. 肌张力

上肢三角肌、肱三头肌和下肢内收肌、小腿三头肌的肌张力增高，Ashworth 分级 2 级。

4. 平衡

长坐位Ⅲ级，坐位Ⅲ级，站立Ⅱ级。

5. 感觉

C_5 平面以下轻触觉、针刺觉不同程度减退或消失，左侧深感觉减退。

6. 自立神经功能

小便潴留，排便困难。

7. 转移功能

能独立翻身、从卧到坐、床－椅转移，步行需监护，上下楼梯受限。

（三）活动与参与评估

Barthel 指数中 10 项功能活动均受限，工作、娱乐受限。Barthel 评分为 75 分，生活轻度依赖。

四、治疗目标与治疗方案

（一）治疗目标

1. 近期目标

提高四肢及躯干残余肌力，诱发缺失肌力；体位适应至 90°；增加深感觉、浅感觉输入；提高站立平衡能力达Ⅲ级；完成监护或少量辅助下步行；降低四肢肌张力；预防血栓、压疮等并发症。

2. 远期目标

佩戴左下肢踝足支具进行家庭性步行，生活大部分自理。

（二）治疗方案

1. 徒手肌力及耐力训练

强化左侧肩前屈肌力、肩后伸肌力、肩外展肌力、肩内收肌力、屈髋肌力、伸膝肌力、踝跖屈肌力，右侧伸肘肌力、屈指肌力、肩前屈肌力、肩后伸肌力、拇指屈伸肌力、伸指肌力，强化左侧躯干肌力，根据峰值指数阈值得出每组抗阻重复次数。该患者的运动处方为 12~20 个/组，3~5 组/次，组间间隔 30 秒，2 次/天，5~6 天/周。耐力训练选择功率自行车，运动试验后设定强度，30 分/次，2 次/天，5~6 天/周。

2. 浅感觉刺激

通过冰疗、触觉刺激、电疗、针灸治疗等方式增加浅感觉输入，通过感觉统合训练增加深感觉输入。每次 5~10 分钟，每天 2 次，每周 5~6 天。

3. 体位适应性训练

利用站立床进行体位适应，从 30°开始逐渐增加站立床角度。体位适应期间，间断监测患者血压及直立耐受情况，血压下降或直立不耐受时，予以升压处理及降低站立床角度。每天 1 次，每周 5~6 天。

4. 平衡训练

利用常见平衡器具如平衡木、平衡垫进行平衡训练，或在平衡大师训练仪上进行静态稳定、动态重心转移训练。每次 10~30 分钟，每天 1 次，每周 5~6 天。

5. 软组织牵伸训练

对肱三头肌、内收肌、小腿三头肌等高张力肌肉进行慢速牵伸，每组 20 次，每次 1 组，每天 2~3 次，每周 5~6 天。

6. 步行训练

建议患者左侧佩戴髋膝踝支具后再进行步行训练。对于左下肢迈步相，治疗师可对患者屈髋进行辅助，缩短两侧支撑相时间。每次 5 分钟，每天 2 次，每周 5~6 天。

7. 宣教

向家属及患者进行感觉减退区域的皮肤管理、体位管理等知识宣教。

8. 文体活动及职业技能模拟训练

针对患者意愿及功能情况选择 VR 技术等进行文体活动及职业技能模拟训练。每天 1 次，每周 5~6 天。

9. 膀胱、括约肌功能训练

进行生物反馈、低频脉冲电治疗，每次 30 分钟，每天 1 次，每周 5~6 天。

（尹琳 黄亚琴）

第四节　帕金森病

一、病例资料

（一）一般信息

患者，刘某，女，62 岁，因"肢体震颤 7^+ 年，行动迟缓伴肢体僵硬 6^+ 年"入院。

（二）现病史

7^+ 年前患者无明显诱因出现右侧上肢静止性震颤，逐渐加重，次年对侧上肢及双侧下肢出现静止性震颤，当时尚无肢体僵硬及行动迟缓，无构音障碍及吞咽困难，无大便干结、小便失禁，无睡眠障碍。就诊于我院，诊断为"帕金森病"，给予多巴丝肼 125mg，3 次/天，盐酸替扎尼 1mg，3 次/天，患者症状有所控制。3 年前患者开始出现身体僵硬、行动迟缓，包括起床、翻身、穿衣、站立及行走均较缓慢，但生活尚可自理。行走时步距减小、躯体前倾，并伴有夜间睡眠行为异常，表现为大吼大叫、手脚乱动，无构音及吞咽障碍，就诊于当地医院，予以多巴丝肼加量至 125mg，4 次/天，盐酸替扎尼加量至 1mg，4 次/天，患者症状有所控制，但仍有缓慢加重的趋势。1^+ 年前患者开始出现面部僵硬，说话声音减小，无吐词不清，不伴有明显吞咽困难及饮水呛咳；肢体僵硬感及行动迟缓较前加重，行走时呈小碎步及拖步，偶有启动困难、转弯困难，从未摔倒。现患者肢体震颤减轻，身体僵硬明显，动作迟缓，步态异常，无幻觉，为求进一步治疗入院。

（三）既往史

既往有支气管扩张病史。

（四）查体

一般内科查体无特殊。专科查体：神志清楚，理解正常，记忆力、计算力初测正常，余高级皮质功能基本正常，鼓腮有力，吹口哨不能合作，咽反射存在，伸舌居中，余脑神经查体阴性；四肢肌张力稍高，四肢肌力 5 级，四肢腱反射正常；双侧深浅感觉对称存在，双侧病理征阴性，脑膜刺激征阴性。可见双上肢轻微震颤。双侧指鼻试验稳准，跟－膝－胫动作较差，双手快速轮替试验尚可，闭目难立征阴性，一字步不稳。

（五）诊断与鉴别诊断

1. 诊断

定位：黑质纹状体系统；定性：变性；诊断：①帕金森病；②支气管扩张。

2. 鉴别诊断

（1）多系统萎缩：该病隐匿起病，主要表现为自主神经功能障碍、小脑性共济失调及帕金森综合征，有直立性低血压、尿频、尿急、大小便失禁、走路不稳、易跌倒、动作迟缓、肌强直等症状。该患者病程 7$^+$ 年，否认大小便失禁、直性低血压等表现，需进一步完善头颅 MRI、膀胱残余尿彩超、卧立位血压检测等检查予以鉴别。

（2）皮质基底节变性：该病为进行性病程，临床表现为肢体非对称性强直、动作迟缓或运动不能、失认、废用等。该患者暂不考虑。

（3）进行性核上性麻痹：表现为帕金森综合征、垂直凝视障碍、姿势不稳和痴呆，早期可出现吞咽困难和构音障碍，头颅 MRI 检查可见以中脑萎缩为主的特征性影像。该患者无眼肌麻痹及吞咽困难、构音障碍等体征，暂不考虑。

（4）继发性帕金森综合征：多种原因如感染、药物、脑动脉硬化等，可导致锥体外系受累表现。患者为老年女性，无高危药物使用病史，未接触可疑毒物化工产品，可进一步完善头颅 MRI 检查排除诊断。

二、辅助检查

头部 MRI 轴位面矢状面普通扫描：未见异常。

胸部 CT 检查：见支气管扩张改变。

膀胱残余尿彩超：膀胱未查见残余尿。

卧立位血压检测：阴性。

血常规、肝肾功能、心功能、甲功、肿瘤标志物、免疫全套等检查：未见明显异常。

三、物理治疗评估

（一）疾病严重程度评估

Hoehn－Yahr 分期 3 期。

（二）结构与功能评估

MDS－UPDRS Ⅲ：54/132 分。Berg 平衡量表：40/56 分。5 次坐立测试：23.67 秒。TUG：24.55 秒。卧立位血压检测：卧位，113/71mmHg；站立，101/69mmHg；站立 1 分钟，103/73mmHg；站立 3 分钟，99/68mmHg；站立 5 分钟，102/66mmHg。洼田饮水试验：1B 可疑。

（三）活动能力评估

改良 Barthel 指数：80/100 分。

四、治疗目标与治疗方案

现阶段患者主要问题为身体僵硬、动作迟缓、姿势异常、转移能力下降、平衡能力下降、步态异常；面部表情减少，有呛咳风险，语音量降低；运动后中度疲劳；生活自理能力降低，社会参与能力下降。

（一）治疗目标

1. 近期目标

（1）建立对疾病的正确认知，做到科学的自我管理与支持。
（2）预防僵硬，避免关节活动度受限，改善姿势异常。
（3）提高转移能力。
（4）提高平衡能力。
（5）改善异常步态。
（6）提高心肺运动耐力。
（7）改善面部表情，提高语音量，建立安全的饮水、进食习惯。
（8）预防跌倒。

2. 远期目标

（1）改善运动症状和非运动症状，延缓病程的进展。
（2）尽可能长久地保持功能独立性，尽可能多地远离床面及轮椅，鼓励正确的姿势和主动运动。减少活动和社会参与能力受限出现的时间。

（二）治疗方案

1. 宣教

家属与患者同时学习、了解帕金森病特点及预后；掌握用药注意事项；做好帕金森病日记，记录服药、起效、药物作用时间，有无药物运动并发症等；了解可选择的运动方式、有利于疾病康复的娱乐活动；保持良好的心理状况，采取积极的生活方式。

2. 躯干及大关节活动度维持训练

（1）躯干屈伸训练：患者平卧在床上，双上肢上举过头，双下肢伸直，类似于"伸懒腰"状，在上方手可触及的最远处放置目标物，每次运动均需要触碰到，以达到动作的标准幅度；伸展后双下肢屈髋屈膝做双手同时抱膝，可同时抬头做头部向膝关节方向运动的屈曲动作。运动过程中注意避免憋气。每组 10 个，每次 3 组，每天 1 次，每周

5天。

（2）躯干旋转训练：侧卧位下肢屈髋屈膝，治疗师辅助患者固定膝关节；患者上方上肢前屈90°，肘关节伸直，手掌伸直；治疗师引导患者尽可能向前将手放置最远处。然后患者下肢固定方向不动，上方上肢向身后伸展，同时躯干向后旋转，颈胸腰旋转到最大范围，依然保持上方上肢与躯干成90°，患者眼睛跟随手运动的方向，做到双下肢屈曲侧卧在床面，躯干平卧在床面，上方上肢平放在床面与躯干成90°，手掌朝上，头转向手运动的方向。可在手左右两方向运动最远处设置目标物，从而引导运动方向、提高运动完成标准度。反方向亦然。每组10个，左右侧卧各3组。

（3）姿势矫正训练：卧位，桥式运动，每组10个，每个10秒，每次3组；站立，靠墙站立，身体（头、双肩、臀、大腿、足跟）贴于墙面，双膝后可夹以毛巾卷，促进完成伸膝任务，面前可放置镜子，观察身体姿势，视觉反馈下调整倾斜及屈曲等不良姿势。

3. 转移训练

应用认知运动策略，提高患者的转移能力。

（1）床边坐起训练：患者翻身至侧卧位，双下肢屈髋屈膝垂在床边，上方手支撑，下方手向后缩用肘关节支撑，头面向枕头，双手交替推床坐起，直至身体坐直、躯干稳定，再将上方手移至躯干另一侧，保持躯干正直，双上肢在身体两侧。

（2）坐-站-坐训练：①坐-站转移，臀部左右交替前移，坐一半椅子，双脚与肩同宽，脚跟尽量后移，但不离地，足面与胫骨成锐角。患者目视前方，身体重心前移，鼻尖超过足尖时蹬地站起。身体前移时可通过任务引导重心前移，站起时保证足尖不向上翘起。②站-坐转移，降低重心（双手扶大腿顺势向下摸到膝关节），向前弯曲膝关节（此时臀部已经坐到椅子上），再将身体向后回正，保持正确的坐姿。

4. 平衡功能训练

调整双脚支撑面积的大小、身体的重心位置、支撑质地（地面与平衡垫等）综合训练，改善患者静态及动态平衡功能。

5. 步态训练

应用提示策略、注意力策略来改善异常步态。

（1）启动困难：应用视觉提示策略，可在双脚站立前方画一起始线，在患者可完成的一步远距离画一终点线，嘱患者通过视觉提示线向前迈出一步跨越目标线条，双下肢交替往复练习。熟悉后，在步行训练中，自我寻找"目标线"，跨越后正常行走以应对启动困难。

（2）小碎步：应用视觉提示策略，跨越目标线条连续行走，或者踩着地面瓷砖边际线行走（每块瓷砖长度50~60cm）。应用注意力策略，行走时把注意力集中在步态的某些成分上，如体会足跟先着地、踢足球似地向前走等，从而增加每一步的步长。

（3）拖步：应用视觉提示策略进行跨障碍物行走。根据患者步长，中间摆放安全障碍物（不是尖锐硬质的），连续跨越行走，或者踏台阶训练。应用注意力策略训练同小碎步训练方法。

（4）转弯困难：应用视觉提示策略进行斜向迈步训练；或者绕“8”字行走，两个椅子相距 2m 左右，做路线为“8”字形的连续向左转、向右转的转弯练习；应用内在提示策略，提醒自己尽量转大弯，绕大弧度，完成转弯任务。

6. 有氧训练

打太极拳、跳舞（探戈等），每周 2 次，每次 60 分钟。步行机上的行走、功率自行车骑行、北欧健步走、游泳、水中运动等也都是比较推荐的方式。

7. 言语相关训练

（1）面部表情训练：尽力闭眼、睁眼；尽力皱眉；交替眨眼；包一口气，交替进行鼓腮、凹腮运动；尽力噘嘴，同时可吹口哨或吹气；嘴角交替向左右移动；舌尖向左、向右顶腮；舌尖于牙齿外、唇内做环转运动；尽力伸舌于口外，向上下、左右运动。

（2）口型、发声训练：对着镜子大声发 a 、o 、e 、i 、u 、ü 、z 、c 、s、zhi、chi、shi 等拼音，或者大声朗读及唱歌。

（3）进食管理：避免吃饭时看电视或聊天，减少一口的进食量，控制吞咽速度，避免进食辛辣刺激性食物。喝水可选用吸管杯，低头位喝水，避免呛咳。

8. 预防跌倒

家居环境中有门槛的地方用色彩鲜明的彩条贴出，做好视觉提示，合理应用防滑垫、防滑鞋，避免穿拖鞋；沐浴选择坐位，沐浴椅紧挨墙，有很好的支撑及安全性；沐浴喷头低位放置（坐位即可拿到），避免站立够取时向后倾倒。

（李程）

第五节　阿尔茨海默病

一、病例资料

（一）一般信息

患者，张某，女，68 岁，退休教师，因“进行性记忆力下降 10^{+} 年”入院。

（二）现病史

10^{+} 年前，患者无明显诱因开始出现记忆力下降，曾出现过一次从熟悉的地方回家走错路，曾多次将天然气关到最小以为自己已经关闭天然气，变得懒散，不愿意做家务，未重视，未诊治。3^{+} 年前患者无明显诱因再次出现记忆力下降，如出现过一次从跳广场舞的地方回家走错路，兴趣爱好下降，如不再喜欢外出打牌（以前很喜欢），因为不能和朋友比较正常地交流，使用手机和人聊天频率下降，仍然喜欢跳广场舞，未重视，未诊治。1⁺年前患者开始出现记忆力下降明显，如不能马上记起或说出熟悉的人的名字或别人正在说的话，别人刚说过的话瞬间就会忘记，一天内多次询问当天的日期或星期几，回忆不起最近发生的事情，如经常忘记钥匙在哪里，刚吃了药就忘记了，要再次吃药，经常忘记关水、电、气；学习及生活能力下降，如学不会新电视遥控器的使用，花高价购买价值较低的东西，不能自行乘坐交通工具出行；行为异常，如反复收藏垃圾袋，患者可自行根据天气冷暖增减衣服，无幻视、幻听，无饮食习惯改变，无大小便失禁，无被害妄想等。入院前半年上述症状加重，别人刚说过的话瞬间忘记的频率较前明显升高，现求进一步诊治，门诊以"阿尔茨海默病"收治入院。

（三）查体

一般内科查体无特殊。专科查体：神清语晰，对答切题，查体合作，理解力、定向力正常（空间：知道自己在医院；时间：分得清白天、黑夜；人物：能认识自己的老伴及主管医师），判断力下降（认为1斤棉花比1斤铁更轻），远期记忆力正常（记得儿子的出生日期），近期记忆力下降（国旗、皮球、树木，可以复述，2分钟后不能回忆），计算力下降（100－7－7＝30、0），余高级神经活动查体未见明显异常。双侧瞳孔等大等圆，直径约3mm，对光反射灵敏，旋转及垂直均细微眼震，眼球运动到位，双侧额纹、鼻唇沟对称，口角无歪斜，咽反射正常，伸舌右偏，余脑神经查体未见异常。四肢肌张力正常，四肢肌力5级。四肢、躯干深浅感觉对称存在，四肢腱反射正常引出，双侧病理征阴性，脑膜刺激征阴性。指鼻试验欠稳准，闭目难立征阴性，右侧跟、膝、胫试验可疑阳性，左侧正常，一字步欠稳准。

（四）临床诊断

定位：大脑皮质；定性：变性；诊断：阿尔茨海默病。

二、辅助检查

（一）头部MRI

双侧海马萎缩，右侧为著；双侧额叶可见少许小斑点状稍长T1、T2信号，FLAIR呈高信号，脑室稍增宽，脑池稍增宽，中线结构无偏移，颅骨信号未见明显异常。

（二）脑脊液检查

腰穿后送检脑脊液提示脑脊液常规：无色，透明，无有核细胞。脑脊液生化：微量蛋白0.46g/L，葡萄糖3.36mmol/L（同步血糖11.76mmol/L），氯129mmol/L（同步血氯103.1mmol/L）。IgG合成率：脑脊液IgG 0.0411g/L。脑脊液涂片检查：真菌、细菌阴性。

三、物理治疗评估

（一）结构与功能评估

（1）严重程度评定：临床痴呆分级评分（CDR）1 分，轻度损害。

（2）认知功能评估：MoCA 6 分；MMSE 13 分；持续操作测验（CRT－IP）标准得分 32 分，处于异常边缘。

（3）空间广度测验：正序 0，逆序 0，低下；WMS。

（4）精神行为评估：NPI－Q 0 分（未见明显神经精神异常），抑郁症筛查量表（PHQ－9）6 分（可能轻微抑郁），广泛性焦虑障碍量表（GAD－7）10 分（中度焦虑）。

（5）运动功能评估：Berg 平衡量表 50 分（平衡功能较好），肌力、关节活动度正常。

（二）活动能力评估

1. 步行功能

10m 步行测试：平均自选速度 1.21m/s，平均快速速度 1.58m/s（无跌倒风险）。

2. 日常生活活动能力

日常生活活动能力评分 29 分（轻度功能下降），主要表现为吃药、打电话、处理财务能力受损。

四、治疗目标与治疗方案

患者存在的主要问题：认知功能障碍，主要表现为学习能力和记忆力减退、空间和执行功能受损、注意力障碍；精神行为异常，主要表现为轻微抑郁、中度焦虑；运动功能减退，平衡功能稍差；日常生活活动能力受限，主要表现为吃药、打电话、处理财务能力受损。

（一）治疗目标

1. 近期目标

（1）提高认知功能，提高学习能力和记忆力、空间和执行功能、注意力，能够完成日常生活中简单的记忆任务，如记忆亲属的姓名。

（2）改善情绪，保持心情愉悦。

（3）保持运动功能。

2. 远期目标

（1）延缓病情发展。

（2）防走失。

（3）提高日常生活活动能力，少量辅助下完成所有日常生活活动。

（4）长期看护照料。

（二）治疗方案

1. 认知功能训练

（1）学习能力和记忆力训练。①短时记忆训练：视觉和听觉词汇和图形记忆、故事的逻辑记忆；②长时记忆训练：让患者回忆最近来访的亲属或朋友姓名，回忆看过的电视内容，背诵诗歌和谜语等。每次 30 分钟，每天 1 次，每周 5~7 次。

（2）空间和执行功能训练。①拼图练习：从简单的二维图形开始到复杂的三维图形；②路线记忆：走患者常走的路，并让患者记忆；③运动执行能力训练：握拳、切、拍等连续变换动作训练，或先右手握拳左手伸展，再右手伸展左手握拳等交替动作训练。每次 30 分钟，每天 1 次，每周 5~7 次。

（3）注意力训练。①棋牌游戏和手工操作：和患者一起进行棋牌游戏，鼓励患者完成游戏；②多人或单人进行手工操作，如折纸、拈豆等，训练患者注意力，使其长时间专注并完成任务。每次 30 分钟到 1 小时，每天 1 次，每周 5~7 次。

2. 改善情绪

（1）光照疗法：多进行户外活动，接受自然光的照射。

（2）音乐疗法：唱歌，唱患者喜欢的歌；听音乐，听患者过去喜欢的广场舞曲等；玩乐器，和患者一起打鼓。音乐治疗多数为团体治疗。每次 30 分钟到 1 小时，每天 1 次，每周 5~7 次。

3. 运动训练

（1）抗阻运动：卧位，足踝处绑沙袋，直腿抬高；臀桥运动；坐位，双手抓握哑铃，上举上肢。每个动作每组 10 次，每次 3 组。

（2）有氧运动：蹬功率自行车，中等阻力，每次 30 分钟；或团体舞蹈，每次 30 分钟。

（3）平衡训练：在平衡板上静止站立、前后重心转移、左右重心转移。每次 15 分钟。

4. 改善日常生活活动能力

（1）作业治疗：练习打电话、起居、乘坐交通工具等。

（2）环境改造：起居环境整洁，去除复杂的物品；在容易忘记的地方贴上标识，如在厨房煤气灶旁贴上"关火"；设置提醒设备，如吃药闹钟。

（3）防走失：穿戴可定位设备，带上写有家属联系方式的手环。

5. 照护者宣教

进行疾病科普，让照护者了解阿尔茨海默病，理解患者和接受该疾病的患者需要长期照料。照护者在照顾患者起居的同时，让患者保持一定的独立性，进行简单的康复训练，规律服药，定期复诊随访。

（吴远）